汉竹编著·健康爱家系列

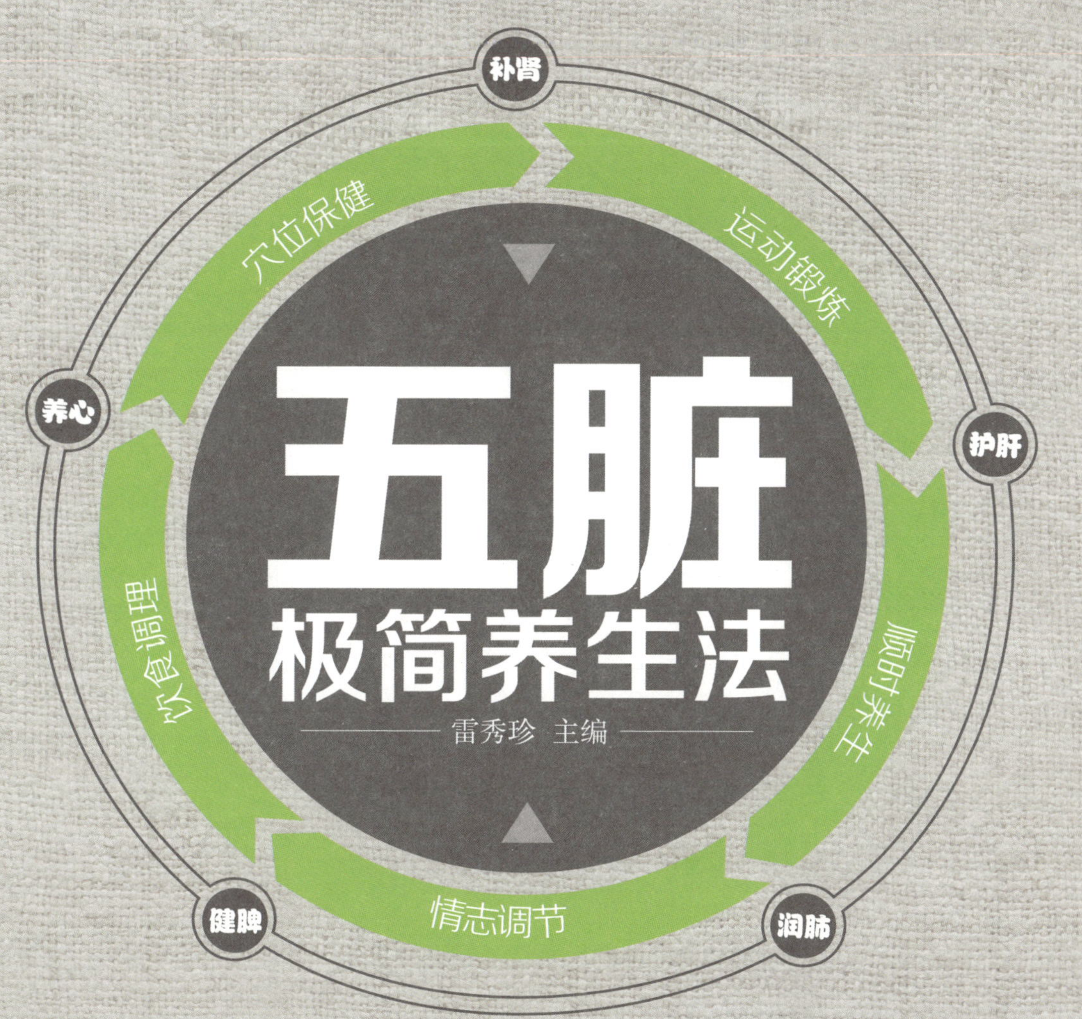

五脏极简养生法

雷秀珍 主编

江苏凤凰科学技术出版社
全国百佳图书出版单位
·南京·

图书在版编目（CIP）数据

五脏极简养生法 / 雷秀珍主编 . — 南京：江苏凤凰科学技术出版社，2021.01

（汉竹·健康爱家系列）

ISBN 978-7-5713-1486-6

Ⅰ . ①五… Ⅱ . ①雷… Ⅲ . ①五脏－养生(中医) Ⅳ . ① R212

中国版本图书馆 CIP 数据核字 (2020) 第 200714 号

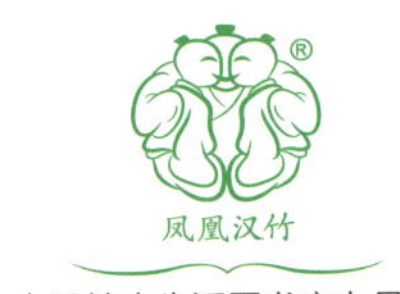

中国健康生活图书实力品牌

五脏极简养生法

主　　编　雷秀珍
编　　著　汉　竹
责任编辑　刘玉锋
特邀编辑　张　瑜　仇　双　薛莎莎
责任校对　杜秋宁
责任监制　刘文洋

出版发行　江苏凤凰科学技术出版社
出版社地址　南京市湖南路1号A楼，邮编：210009
出版社网址　http://www.pspress.cn
印　　刷　南京新世纪联盟印务有限公司

开　　本　720 mm × 1 000 mm　1/16
印　　张　13
字　　数　260 000
版　　次　2021年1月第1版
印　　次　2021年1月第1次印刷

标准书号　ISBN 978-7-5713-1486-6
定　　价　39.80元（附赠：《五脏排毒吃什么》口袋书）

目录

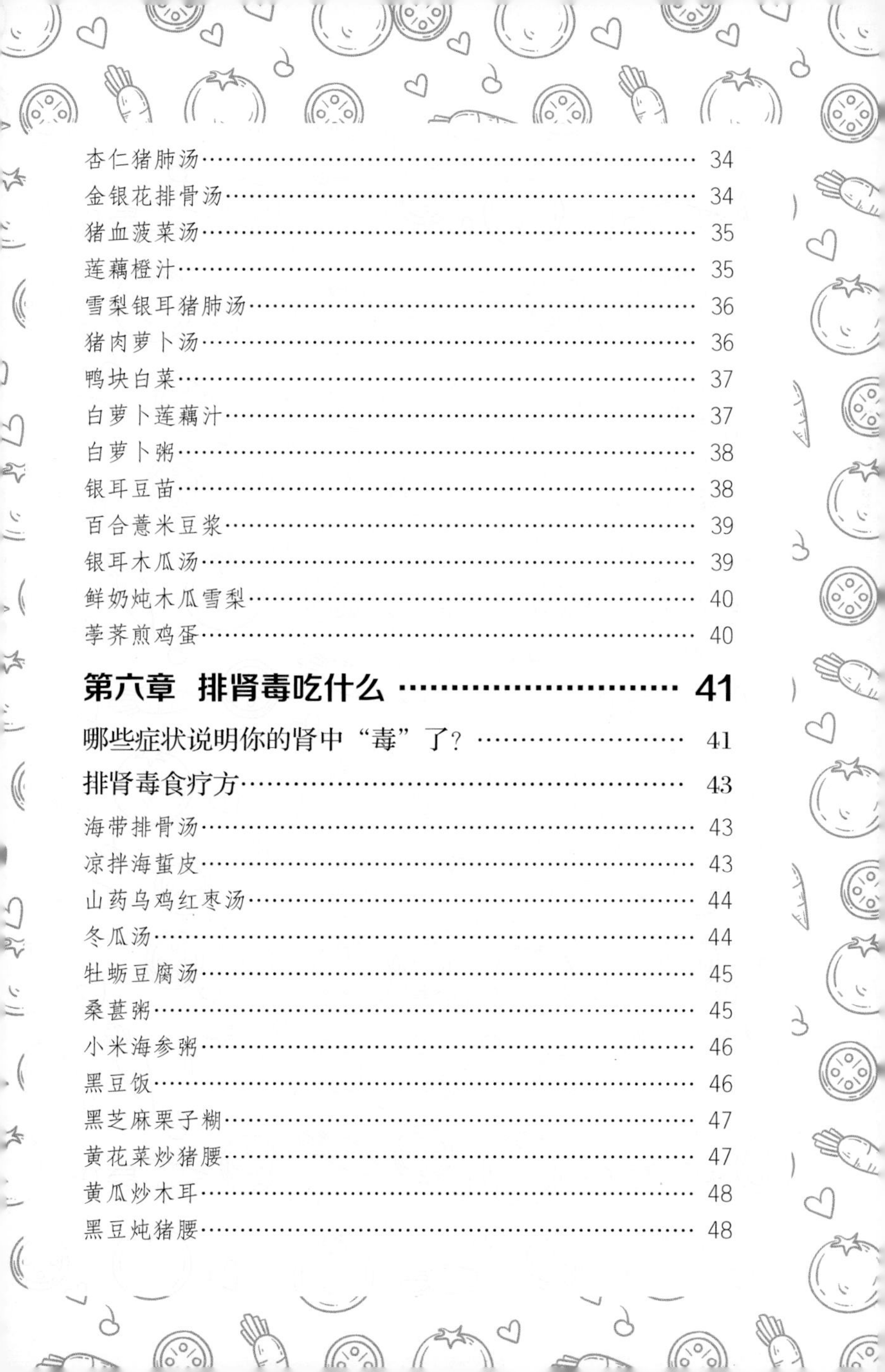

第一章 你的身体需要排毒吗

“毒”到底是什么

在中医看来，人体内有很多毒素，凡是不能及时排出体外并对我们的身体和精神会产生不良作用的物质皆可以称为“毒”，例如瘀血、痰湿、寒气、食积、气郁、上火。这些毒素堆积在五脏之内，就会加速五脏的衰老，然后由五脏供养的皮肤、筋骨、肌肉、神经也就跟着一起衰老了。

中医所说的“毒”

在中医理论中，广义的“毒”包括内生五邪（指脏腑阴阳气血失调所产生的内风、内寒、内湿、内燥、内热），外感六淫（是风、寒、暑、湿、燥、火六种外感病邪的统称），内伤七情（指喜、怒、忧、思、悲、恐、惊七种情志变化），以及饮食不节、过劳过逸等原因引起的阴阳失衡。简而言之，一切不正之邪皆可称之为“毒”。

热毒

阳气亢盛时，人体内就会产生热毒，如常见的“上火”，具体表现在口干、口苦、口臭、牙龈红肿出血、流鼻血、痤疮等。

寒毒

寒毒可以分为两种。由体外因素导致的风寒侵袭属于外寒，表现为感冒、关节疼痛等；内寒则是阳气虚衰、脏腑功能衰退导致的，表现以身寒肢冷、腰腹畏寒为特点。

火毒

“热极为火”，即热毒到了一定程度就是火毒。症状较轻的火毒表现为局部的红、肿、热、痛，严重一些的火毒表现为发热、烦躁、小便短赤、大便秘结，甚至是全身性感染。

湿毒

湿毒分为两种。外湿由气候环境、饮食不节、脾胃受伤引起，表现为胃肠型感冒、感染性过敏性皮肤病等；内湿是脾胃虚弱运化不力所导致，如食欲缺乏、腹泻、便溏、水肿等。

虫毒

虫毒多见于肠胃，如生食肉类后会出现腹痛、食欲亢进而身体消瘦、睡觉磨牙、喜食异物等症状。发于皮肤后可出现疥、癣、皮肤溃疡等症状。

食积之毒

脾胃掌管着食物的消化、吸收与输送，如果功能失调，就不能消化和利用食物，日积月累，就会酝酿成毒素，损伤脾胃，使人出现食欲缺乏、嗳气、泛酸、大便不畅、面生痤疮等。

瘀血之毒

瘀血之毒就是血液运行失常导致的病理产物。如果瘀血不消，阻滞经络，人体不能得到气血的滋养，会出现身体刺痛、痛处固定不移，身体异常出血、身体呈现青紫色瘀斑等。

药物之毒

俗话说“是药三分毒”。药物之毒的症状相对复杂，但都对肝脏有害。很多人知道西药有明显的毒副作用，却忽视了中药的毒性，尽量少服药是相对保险的做法。

情志之毒

情志泛指喜、怒、忧、思、悲、恐、惊七种情绪变化，简称七情，是人们对外界客观事物的心理反应。中医认为情志由五脏之气化生，若情志失调，则容易损伤脏腑气血，影响人体健康，如喜伤心、怒伤肝、思伤脾、悲伤肺、恐伤肾，情志一旦过度就会伤身。

一张图告诉你身体哪里中“毒”了

1区

额头长痘、红肿时，要注意情绪，因为这可能是心脏出问题了。少吃垃圾食品、肥肉，多吃降心火的食物，会让你更舒服。

2区

额头正中长痘、瘙痒往往代表心脏、肝脏出现问题。喝酒、熬夜、压力大都会加重症状。要少吃油腻的食物，注意休息。

3区

脸色灰暗、眼袋水肿、鱼尾纹加深等情况表明肾脏负担过重，要多吃一些清淡的食物，并适当补肝，多吃猪肝、豆制品等。

8区

下巴长痘、瘙痒，这是消化系统的问题。平时多吃一些养脾胃的食物，如小米、南瓜、山药等。

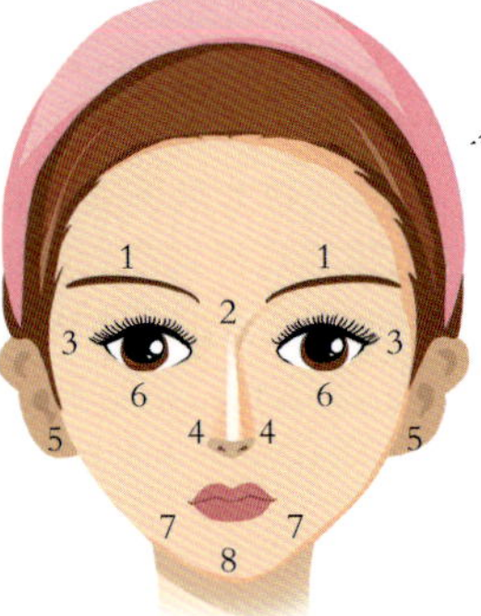

4区

鼻尖、鼻翼长痘，可能是吃了过多刺激性食物，或者是肠胃不好，消化功能较差。

7区

痘痘此起彼伏、出油多，这是激素水平异常在作怪。女性来月经的时候，还要注意保暖，充足的睡眠、水、蔬菜都不能少。

6区

脸颊发痒、红肿可能是呼吸系统出现问题了。平时多呼吸新鲜空气，吃些清咽利嗓、润肺生津的食物就能有所改善。

5区

耳朵代表了肾的状况，耳廓呈红色或紫色说明循环不好。要少饮酒，少吃精细食物，多运动，改善循环系统状况。

哪些症状说明你的心中“毒”了？

心脏在人体中的重要性不言而喻，需要重点关注。在没有感受到心脏需要排毒，没有明显的异样，没有去医院就诊之前，不妨先进行一番自我检测，从细节中看看你的“心中毒”有多深。

1. 舌头溃疡

人们一般称之为上火，舌头上的溃疡会有些灼烧的痛感。中医认为心开窍于舌，舌和心脏的关系最为密切，所以溃疡长在舌头上，通常认为是心脏有火，或是火毒。需要注意的是，有两个常见病与心火症状相似，嘴巴周围连成一串密密麻麻的小水疱是疱疹性口炎，而口角干裂是口腔溃疡的特殊症状。

口疮之火，不独责之于心

平时忧思恼怒、嗜好烟酒咖啡、过食肥甘厚腻，均可致心脾积热、肺胃郁热、肝胆蕴热，发为口疮多为实证。

2. 舌苔发生变化

舌头表面的那层像苔一样的物质就叫作舌苔。如果体内出现问题，舌苔的厚薄就会发生变化。身体健康情况下，舌苔是薄白苔，薄而均匀地平铺在舌面，在舌面中部、根部稍厚。如果舌头是红的，舌苔不明显，就是心有虚火；舌苔较厚，呈黄色，就是心有实火，并经常伴有尿黄的症状。

舌质红有人字纹，是邪初入心

舌质红而有裂纹，大量喝水还是口渴的，是上焦燥热，具体表现为喝得多吃得少，大便如常小便清利。食疗调理方法是清心肺为主，辅助清胃燥。

第二章 排心毒吃什么

3. 额头长痘

不是所有额头长痘的症状都是心脏有问题。脾气不好的人，额头也容易长痘。在夏天的时候，长痘的症状更明显。额头是心脏管辖的部位，心火旺盛成为火毒时，额头会出现很多痘痘。比如在考试季，学生们熬夜看书，过于劳心伤神，前额痘痘就长出来了。工作压力大的上班族也会经常在加班后额头出现痘痘。

额头易长痘，要注意调理身体

不要食用辛辣、油腻等刺激性食物。保持良好的生活习惯，不要熬夜，注意休息，保证充足的睡眠。

4. 失眠、心悸

导致失眠的原因有很多，比如白天喝咖啡提神，晚上则睡不着；或者是作息时间不规律，导致入睡困难；还有些人心理压力比较大，喜欢在临睡前回想、反思。心动过速、过慢或跳得不整齐时均可引起心悸，即人们所说的心慌。

5. 胸闷、刺痛

感觉自己喘不过气、呼吸急促，或者是感觉胸口有石头压着，这些都是胸闷的表现，而刺痛情况更严重一些。

有胸闷、刺痛症状的多数是女性，主要是由郁闷、心情不舒畅等不愉快的情绪引起的。女性往往情感细腻，遇到不顺心的事容易生闷气，因而感到胸闷、刺痛。

过度惊喜也会损伤心脏

过度惊喜可导致心神不安而心悸、失眠、烦躁、神志恍惚，甚至精神失常，出现哭笑无常、言语不休、狂躁妄动等症。

排心毒食疗方

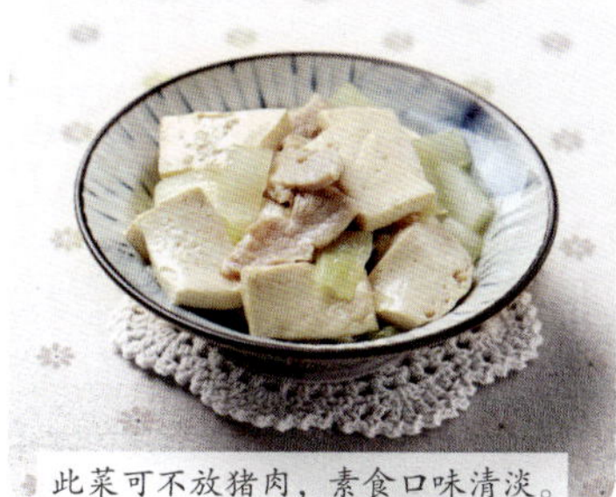

此菜可不放猪肉，素食口味清淡。

白菜豆腐

原料： 白菜150克，老豆腐100克，猪肉50克，油、酱油、盐各适量。

做法： 白菜洗净，切片；老豆腐切片；猪肉洗净，切薄片。油锅烧热，放入猪肉片炒至变色，再放入白菜片翻炒，最后放入老豆腐片轻轻翻炒至熟透，加盐、酱油调味即可。

营养与功效

- 有助于降低体内胆固醇含量。
- 有助于降血脂，预防心血管疾病。

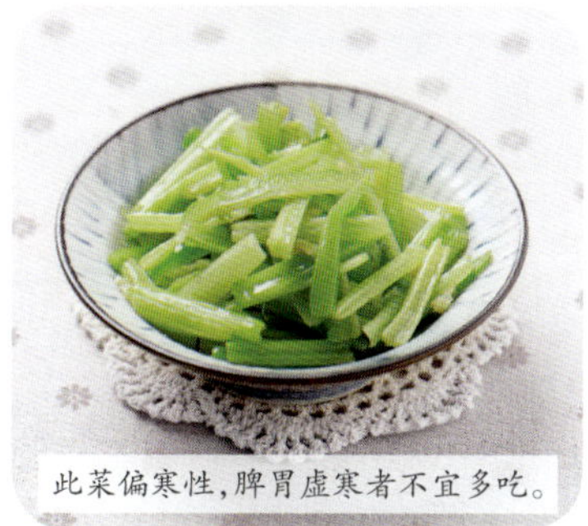

此菜偏寒性，脾胃虚寒者不宜多吃。

苦瓜炒芹菜

原料： 苦瓜50克，芹菜100克，油、酱油、醋、盐各适量。

做法： 苦瓜洗净，去瓤，切条；芹菜摘叶，洗净，切段。油锅烧热，将苦瓜条和芹菜段一同下锅，大火翻炒至熟透，最后加酱油、醋、盐调味即可。

营养与功效

- 有助于降血压、降血脂。
- 有健脾开胃、利尿排毒的功效。
- 可清热祛暑、清心火。

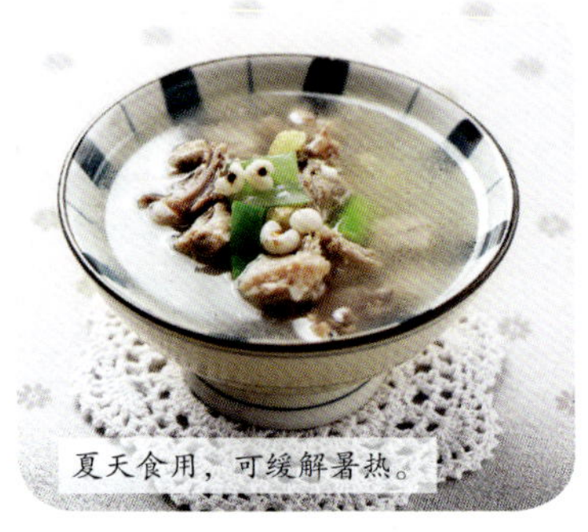
夏天食用，可缓解暑热。

薏米鸭肉煲

原料：鸭肉 100 克，薏米 30 克，大葱、生姜、料酒、盐、油各适量。

做法：鸭肉洗净，切块；大葱洗净，切段；生姜洗净，去皮，切片。油锅烧热，加鸭肉块、料酒，翻炒至变色。将葱段、生姜片、薏米、炒好的鸭肉块放入高压锅内，加入适量水，炖至熟透，加盐调味即可。

营养与功效

- 富含不饱和脂肪酸，有助于降低体内胆固醇含量。
- 健脾消肿，减少脂肪堆积。
- 薏米为白色食物，适当食用对肺脏有益。

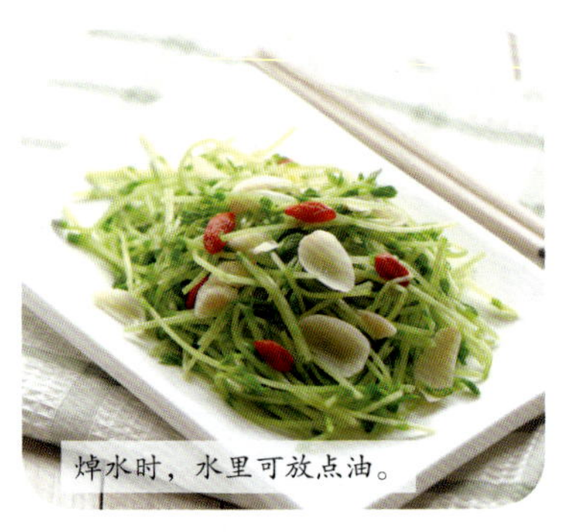
焯水时，水里可放点油。

百合炒豌豆苗

原料：豌豆苗 100 克，醋、百合、枸杞子、盐、油各适量。

做法：豌豆苗洗净，用开水焯烫，捞出。油锅烧热，放入豌豆苗、百合、枸杞子翻炒，再放盐、醋调味炒匀，盛盘即可。

营养与功效

- 百合养心安神、润肺。
- 可清肠排毒、通便。

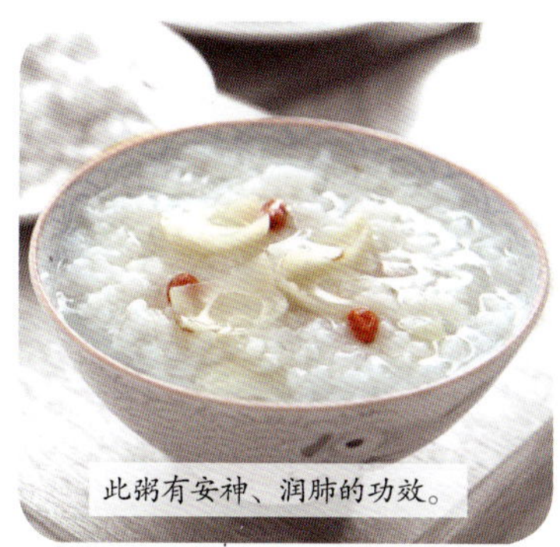

此粥有安神、润肺的功效。

百合枸杞粥

原料： 鲜百合 30 克，大米 50 克，枸杞子、冰糖各适量。

做法： 鲜百合掰瓣，洗净；大米淘洗干净。将粳米放入锅内，加适量水，大火烧开后转小火煮，快熟时放入鲜百合、枸杞子、冰糖，煮至百合熟即可。

营养与功效

- 可降火除燥。
- 食之使人心情舒畅，缓解负面情绪。

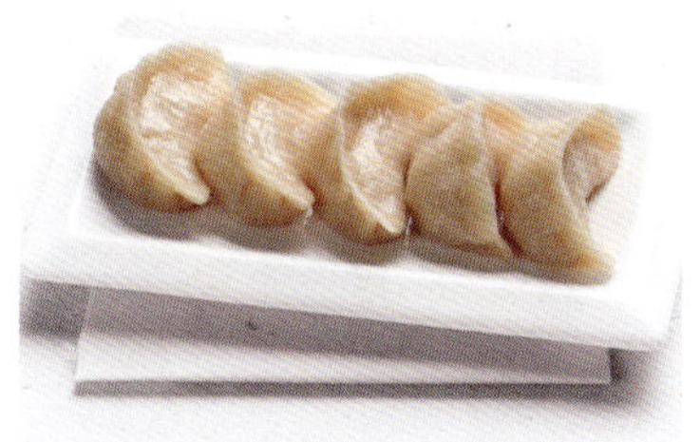

蒸时垫一些圆白菜，防止粘蒸笼。

洋葱牛肉蒸饺

原料： 洋葱 100 克，牛肉馅 200 克，饺子皮、盐、酱油、香油、料酒、姜末、五香粉各适量。

做法： 洋葱去皮洗净，剁成碎丁。将洋葱丁、姜末与牛肉馅一起搅拌均匀，再加入盐、酱油、香油、料酒、五香粉调味。将拌好的馅包入饺子皮中，捏成饺子，上笼蒸熟即可。

营养与功效

- 洋葱中的槲皮素，可维护心血管健康。
- 富含蛋白质，可增强免疫力。

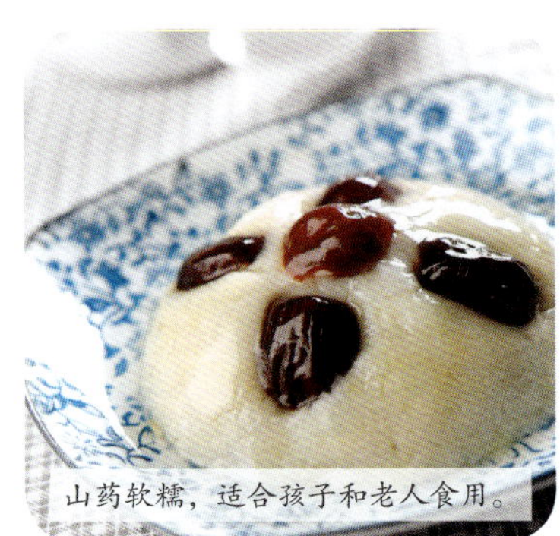
山药软糯，适合孩子和老人食用。

蜜枣扒山药

原料：山药300克，蜜枣5颗，橄榄油、白糖、桂花糖、水淀粉各适量。

做法：山药去皮洗净，隔水蒸熟，捣成泥。将白糖、桂花糖、水淀粉与山药泥搅匀，取一个大碗，碗内抹一层橄榄油，再抹一层山药泥，交替进行，抹完后倒扣入盘中，在顶部嵌入蜜枣即可。

营养与功效

- 可补肾养心、健脾胃。
- 可滋阴补阳、补血。

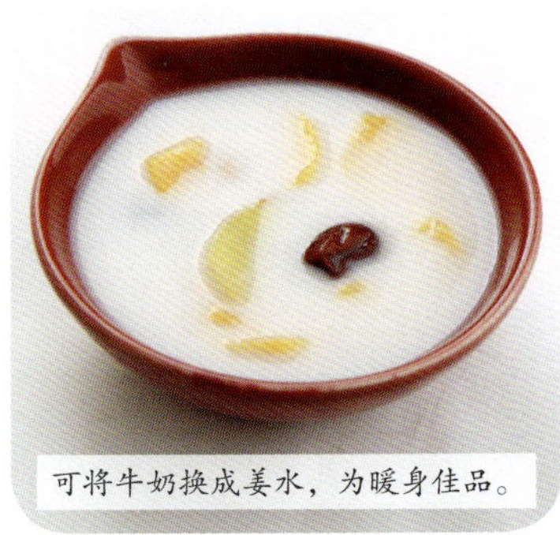
可将牛奶换成姜水，为暖身佳品。

花生红薯汤

原料：红薯200克，鲜牛奶300克，生姜片、红枣各适量。

做法：红枣洗净，用水浸泡30分钟；红薯洗净，去皮，切块。锅中放入生姜片、红薯块、红枣，加水没过食材2厘米。小火煮至红薯变软变熟，关火，盛出煮好的汤，加入鲜牛奶搅匀即可。

营养与功效

- 补气益血，增强免疫功能。
- 有助于预防动脉粥样硬化，降低心脑血管疾病的发病率。

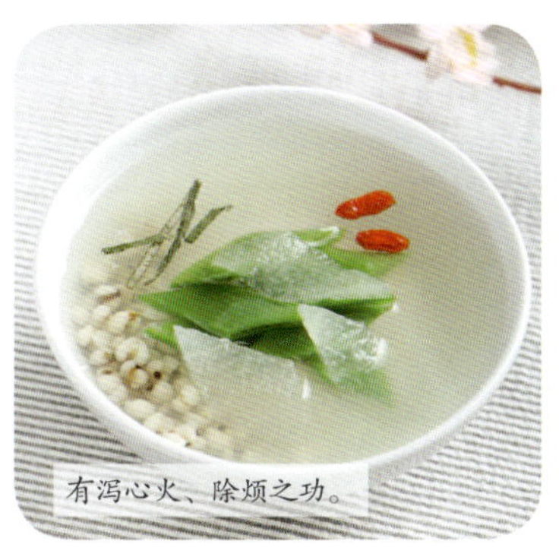
有泻心火、除烦之功。

冬瓜荷叶薏米汤

原料： 鲜荷叶半张，冬瓜 200 克，薏米 30 克，盐适量。

做法： 鲜荷叶洗净，撕块；薏米淘洗干净；冬瓜去皮、瓤，洗净，切成菱形薄片。将薏米、荷叶块、冬瓜片一同放入锅内，加适量水煮沸后，再转小火炖半小时左右，加盐调味即可。

营养与功效

- 可利水消肿、瘦身美容。
- 可消暑清热、祛湿健脾。
- 除湿气、利小便。

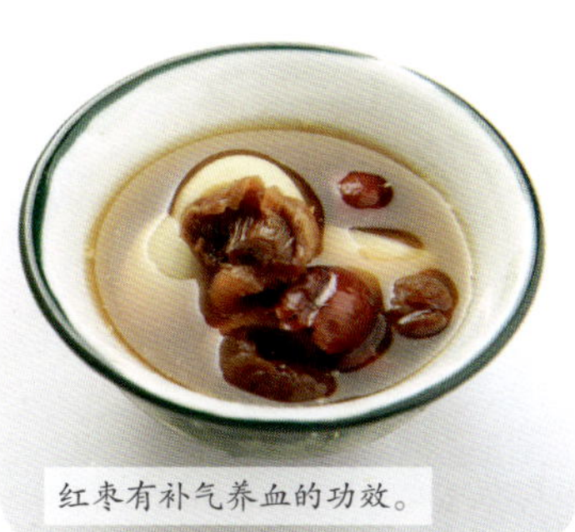
红枣有补气养血的功效。

桂圆红枣炖鹌鹑蛋

原料： 鹌鹑蛋 100 克，红枣、桂圆肉、白糖各适量。

做法： 鹌鹑蛋煮熟，去壳；红枣、桂圆肉洗净。将鹌鹑蛋、红枣、桂圆肉放入炖盅，倒入适量温开水，大火煮沸后转小火炖熟，加白糖调味即可。

营养与功效

- 可益气生津，安心神。
- 能够滋身健体、补养气血。

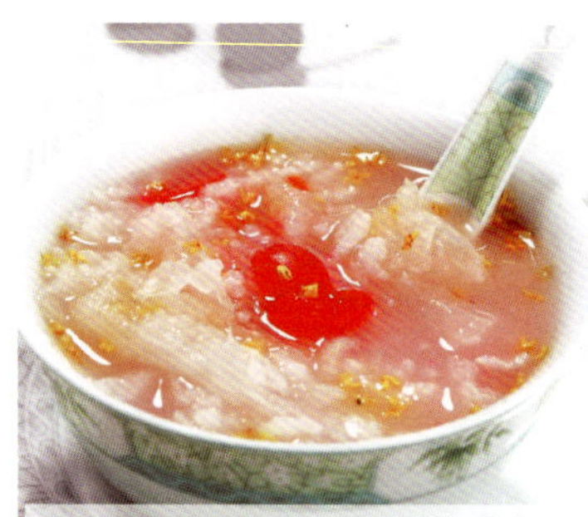
此粥可改善气血虚导致的面色苍白。

樱桃银耳粥

原料：银耳10克，樱桃30克，大米80克，桂花糖、冰糖各适量。

做法：银耳泡发，去蒂洗净，撕成小块；樱桃洗净；大米淘洗干净，浸泡30分钟。大米、银耳、樱桃加水煮沸，放入冰糖，转小火熬煮至米熟烂；再放入桂花糖略煮片刻后搅拌均匀即可。

营养与功效

- 樱桃补心气、养心血，温暖心阳。
- 补气养血，防治缺铁性贫血。

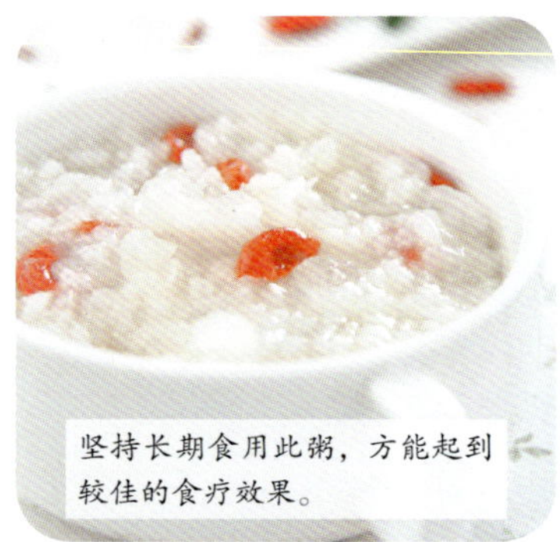
坚持长期食用此粥，方能起到较佳的食疗效果。

枸杞大米粥

原料：大米50克，枸杞子、白糖各适量。

做法：大米淘洗干净；枸杞子洗净。将大米放入锅内，加水，大火煮沸后转小火煮熟，加入枸杞子和白糖，略煮片刻即可。

营养与功效

- 能安神补虚、排心毒、补气血。
- 对更年期女性和情绪急躁的人有益。

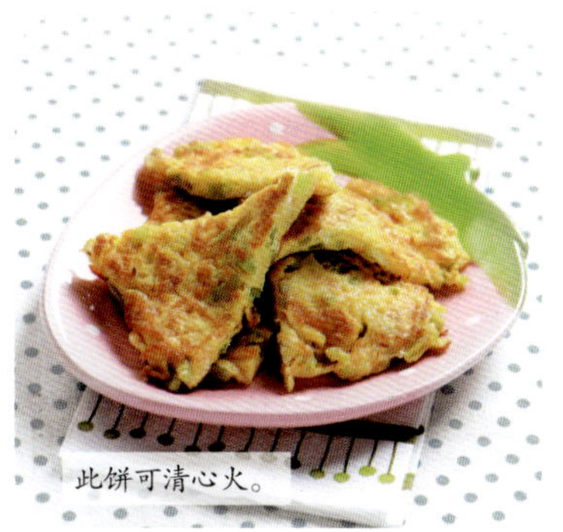

此饼可清心火。

苦瓜煎蛋饼

原料： 苦瓜150克，鸡蛋2个，蒜、盐、油各适量。

做法： 蒜切碎，剁成蒜蓉；苦瓜洗净，切碎，用盐水焯一下，捞出沥干。鸡蛋加盐打散，放入苦瓜碎和蒜蓉，搅拌均匀。油锅烧热，倒入苦瓜蛋液，小火煎至两面金黄。关火，用铲切成小块即可。

营养与功效

- 可清热、降火气。
- 有助于缓解常见的上火症状，如嘴起泡、口腔溃疡。

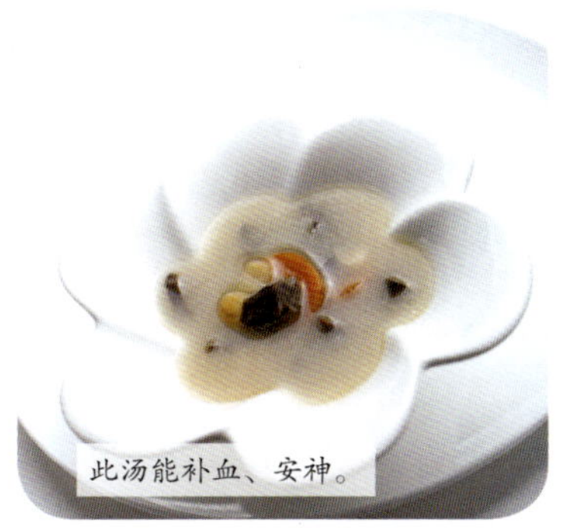

此汤能补血、安神。

陈皮黄芪煲猪心

原料： 猪心100克，黄芪、陈皮、盐、油各适量。

做法： 猪心切块，汆热水备用。锅中入油，入猪心煸炒片刻，加热水后放入黄芪、陈皮稍煮至猪心熟透，加盐调味即可。

营养与功效

- 猪心是补血佳品，可增强心肌营养。
- 黄芪可补气益气，陈皮可理气和中。

哪些症状说明你的肝中“毒”了？

肝原本是人体内最重要的排毒器官，但肝也有“中毒”的时候，当肝中毒后，一定要引起重视。如果毒素不能顺利从肝脏排出，身体上会有很多反应给予提示。

1. 女性月经不调

肝主疏泄，具有疏泄、升发的功能，它与人体气机的升降和调节有着密切关系。人的精神乐观，肝的疏泄功能正常，则气机舒畅，升降有序，气血和平；如果肝气抑郁，人就会多疑善虑，女性就会出现月经不调。

如果肝气郁结，则血流不畅，势必影响到肝藏血的基本功能，从而出现胸胁刺痛，头痛，女性甚至会出现闭经。

人体激素可经肝脏处理灭活

女性的月经与机体内分泌的雌性激素有关。肝功能出现问题，雌性激素在肝脏内被灭活的机能下降，致使体内雌性激素相对增多，引起卵巢功能紊乱。

2. 眼睛不适

中医认为，眼睛干涩多是由肝血不足、肝肾阴虚所导致，当以养肝益肾。肝开窍于目，当眼睛出现问题的时候，多数是肝有问题了。眼干、刺痛、见风流泪都和肝有关。眼睛有红血丝的时候，可能是睡眠不足或者上火引起的；眼睛肿痛，还伴有头晕、头痛，可能是肝火内热引起的。

过度用眼会消耗肝血

视疲劳是指由于持续近距离视物之后出现的视蒙、眼胀、眼部干涩、灼痛、眼及眼眶酸痛等症状，以及头痛、恶心、乏力等周身不适。

3. 情绪容易抑郁、暴躁

肝脏主情志，肝脏是人体内调控情绪的器官。当肝脏出现问题，有毒素积聚的时候，就会阻塞气机的运行，人就会更加容易产生抑郁、低落、暴躁等不良的情绪。

人觉得郁闷的时候，心情不舒畅，气就会凝结，身体的营养和各种气郁在哪儿，哪儿就会出现胀痛等情况。想要养肝，首先还是要调节自己的情绪。多吃牛奶、燕麦、香蕉、鱼类等食物，可以改善情绪。

4. 指甲上有竖纹

如果指甲表面不够光滑，出现一条条的竖纹，这可能是最近休息不够。当人操劳过度、用脑过度、睡眠不足的时候，这些竖纹会很清楚地显现出来。如果竖纹一直存在，则可能是体内缺乏维生素 A。这时候，就要及时调整自己的作息时间，早些入睡，吃一些护肝、养肝的食物，如猪肝、鸡肝、菜花、胡萝卜等。

指甲上出现的棱线可能是肝气郁结的征兆

通常女性的精神敏感而脆弱，极易导致肝气郁结。预防肝气郁结要做到“暖、乐、闲”，即身体保暖、心情快乐、注意多休息。

5. 手掌充血

患了慢性肝炎特别是肝硬化后，在大拇指和小指根部的大小鱼际处皮肤会出现片状充血，或是红色斑点、斑块，用力加压后会变成苍白色。这种手掌称为肝掌，需要结合患者的饮酒史、代谢病史进行体格检查、肝功能检查、B 超、肝脏 CT 扫描检查等，确诊肝是否出了问题。

排肝毒食疗方

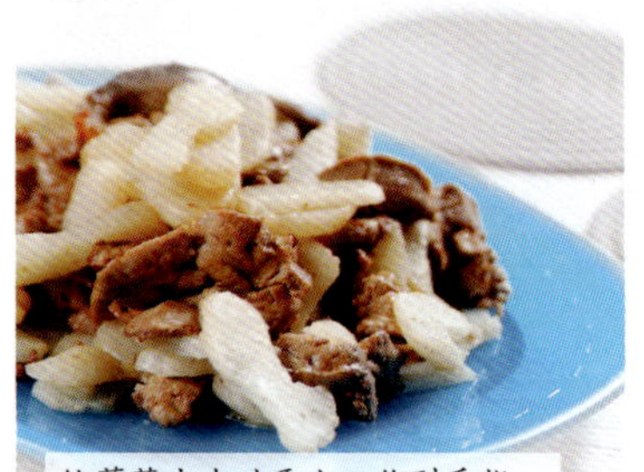

给荸荠去皮时要小心伤到手指。

荸荠鸭肝片

原料： 鸭肝120克，荸荠200克，酱油、料酒、姜末、盐、油各适量。

做法： 鸭肝洗净，切片，加酱油、料酒腌制片刻；荸荠去皮，洗净，切片。油锅烧热，放入姜末煸香，再加入鸭肝片、荸荠片翻炒，加盐炒至食材全熟即可。

营养与功效

- 可补血养肝。
- 可清肺、化痰。
- 改善气色，滋养皮肤。

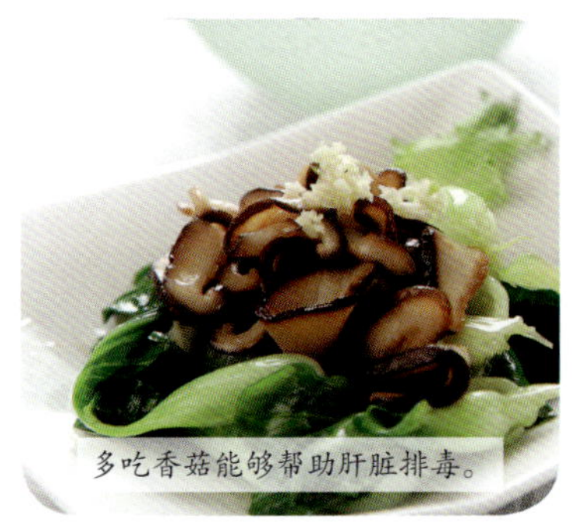

多吃香菇能够帮助肝脏排毒。

香菇油菜

原料： 香菇6朵，油菜250克，盐、蚝油、生抽、料酒、葱末、姜末、蒜末、油各适量。

做法： 油菜洗净；香菇洗净去蒂，切瓣。油锅烧热，放葱末、姜末、蒜末炒香，放入香菇翻炒至快熟时，再加入盐、蚝油、生抽、料酒搅匀，放入油菜一起炒熟即可。

营养与功效

- 可行滞理气。
- 促进血液循环，增强肝脏的排毒功能。
- 可降“三高”，润肠通便。

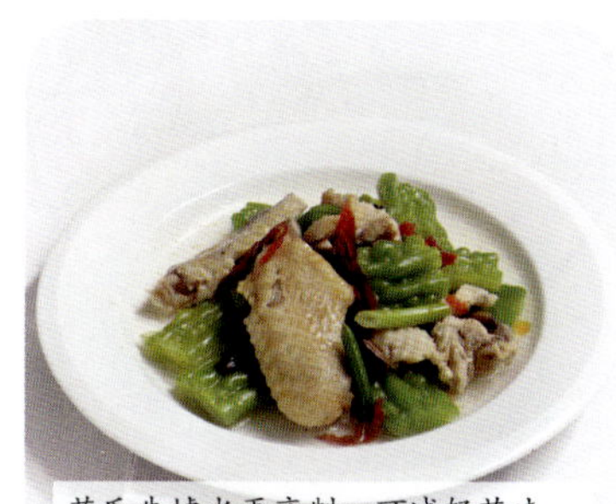
苦瓜先焯水再烹制，可减轻苦味。

苦瓜焖鸡翅

原料： 苦瓜 1 根，鸡翅 5 个，盐、姜末、香油、红椒丝各适量。

做法： 苦瓜洗净，去瓤，切块；鸡翅洗净。锅中加适量水，煮开后加入鸡翅焖煮至八成熟，加入苦瓜块、姜末、红椒丝焖煮至鸡翅熟透，起锅加盐调味，最后淋上香油即可。

营养与功效

- 可清热降火。
- 能增进食欲、利尿解毒。
- 可清肝、明目。

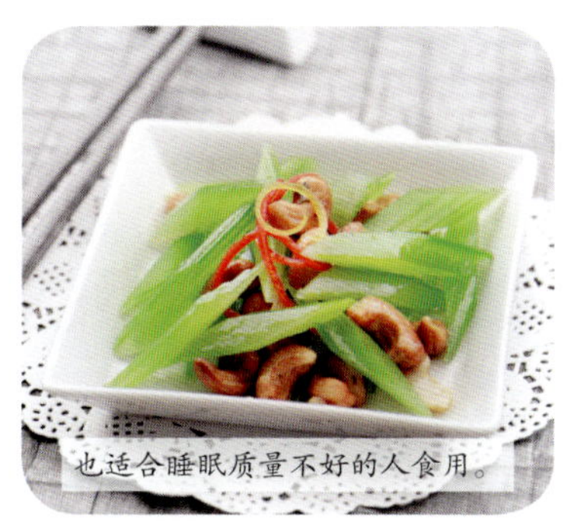
也适合睡眠质量不好的人食用。

西芹腰果

原料： 西芹 200 克，腰果 50 克，彩椒丝、盐、油、生抽各适量。

做法： 西芹洗净，切段。锅烧热，放腰果，炒熟盛出。再上油锅，放入西芹段翻炒，加生抽、盐，待西芹炒熟后，放入腰果翻炒几下，放入彩椒丝点缀即可。

营养与功效

- 可利尿消肿、助肝排毒。
- 富含膳食纤维，促进胃肠蠕动。
- 能平肝清热、祛风利湿。
- 有助于降血压。

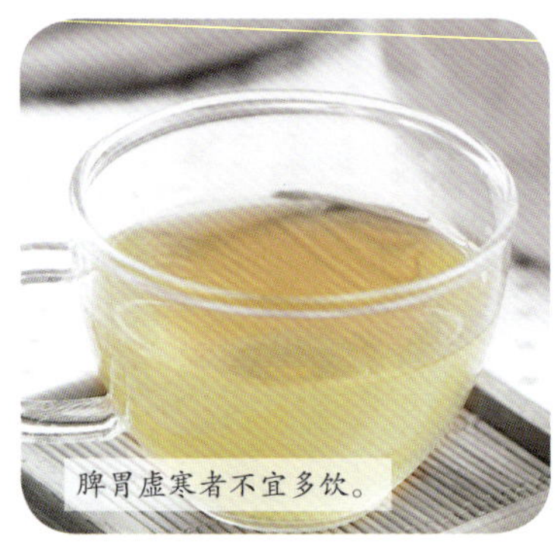
脾胃虚寒者不宜多饮。

苦荞茶

原料：成品的苦荞茶一小袋。

做法：将苦荞茶拆开放入杯中，倒入白开水，加盖闷 5 分钟，待香味散发、水温适宜即可饮用。

营养与功效

· 对急性肝炎、慢性肝炎、肝硬化、脂肪肝以及中毒性肝损伤有一定的辅助疗效。

· 可抗氧化，有护肝的作用。

· 可活血化瘀。

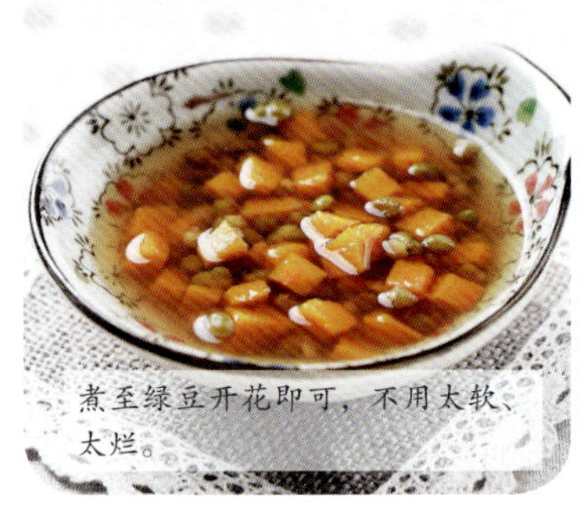
煮至绿豆开花即可，不用太软、太烂。

南瓜绿豆汤

原料：南瓜 120 克，绿豆 50 克，白糖适量。

做法：南瓜洗净，去皮、瓤，切块；绿豆洗净，提前浸泡 12 小时。锅中放适量水，先加绿豆煮至半熟，再加南瓜熬煮成汤，最后加白糖调味即可。

营养与功效

· 能清热解毒、保护肝脏。

· 能消暑止渴、利水消肿。

· 能缓解便秘、排出毒素。

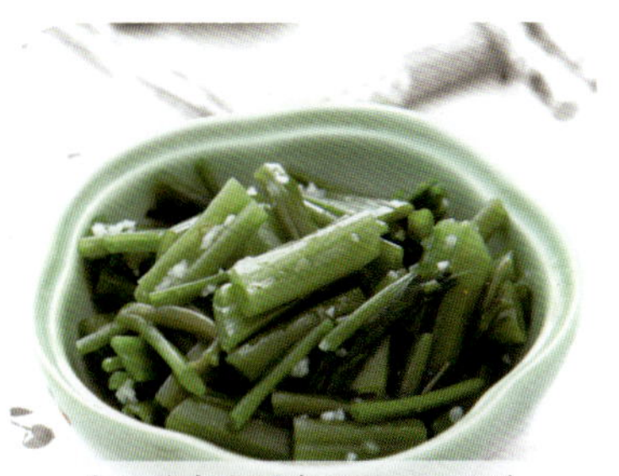

空心菜富含膳食纤维，可促进肠胃蠕动。

蒜蓉空心菜

原料： 空心菜 250 克，蒜、香油、盐各适量。

做法： 蒜切末；空心菜洗净，切段。水烧开，放入空心菜段微烫，捞出。将蒜末、盐与少量水调匀后，再淋入香油，做成调味汁。将调味汁和空心菜段搅拌均匀即可。

营养与功效

- 空心菜热量低，且有助于降低体内胆固醇含量，避免肝脏被多余脂肪包围。

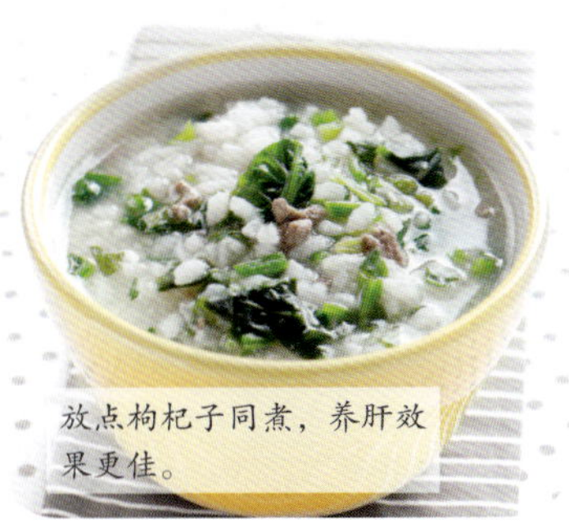

放点枸杞子同煮，养肝效果更佳。

猪肝菠菜粥

原料： 鲜猪肝 20 克，大米 40 克，菠菜 30 克，盐、姜末各适量。

做法： 鲜猪肝洗净，切末；大米淘洗干净；菠菜洗净，切段，用开水焯烫。将大米放入锅中，加水，小火煮至七成熟，再放入猪肝末、菠菜段、盐、姜末，煮至熟透即可。

营养与功效

- 可清肝明目、补血养血。
- 保护肝脏，增加肝脏解毒能力。
- 加快皮肤代谢，减少面部色斑。

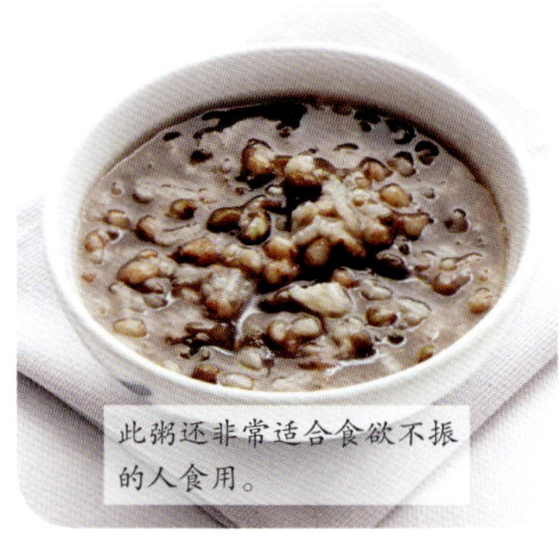
此粥还非常适合食欲不振的人食用。

绿豆荞麦粥

原料： 荞麦 70 克，绿豆 50 克，大米适量。

做法： 绿豆洗净，用水浸泡 12 小时；荞麦洗净，浸泡 3 小时；大米洗净。将荞麦、绿豆、大米放入锅内，大火煮沸后转小火慢慢熬煮至粥熟即成。

营养与功效

- 可清热解毒、降血糖。
- 可清肝明目、保护视力。
- 消积滞。

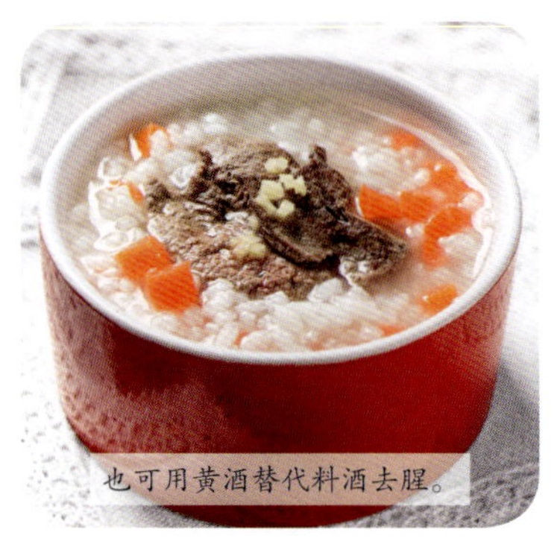
也可用黄酒替代料酒去腥。

羊肝胡萝卜粥

原料： 羊肝 30 克，大米 50 克，胡萝卜 20 克，料酒、姜、盐各适量。

做法： 羊肝洗净切成薄片，用料酒腌制去腥；胡萝卜洗净，去皮，切丁；大米洗净；姜切末。锅中放水烧开，加入大米、姜末煮 35 分钟后，放入羊肝片、胡萝卜丁，加盐煮 10 分钟即可。

营养与功效

- 可益血、补肝、明目。
- 适用于气血虚弱导致的贫血、夜盲症。

哪些症状说明你的脾中“毒”了？

脾胃不好的人主要是消化问题，多数是由饮食不节、思虑过甚引起的。常见的症状都不显眼，所以很容易被忽视，比如腹胀、胃胀、大便溏稀等。但脾胃一旦受损，就需要漫长的时间进行调理。

1. 舌苔白滑，有齿痕

舌苔能反映人的身体状况。

如果舌苔白，感觉滑腻，还有齿痕，那就有可能是脾虚。中医认为，由于脾虚而不能运化水湿，瘀滞于舌，导致舌体肥大，而受到牙齿挤压形成齿痕。此时，要少吃寒凉的食物，以免刺激脾胃，多吃素食少吃肉，慢慢调整肠胃的状态。

可以试试参苓白术丸

此药有健脾、益气的作用，可用于治疗体倦乏力，食少便溏。另外在服本药时不宜同时服用藜芦、五灵脂、皂荚或其制剂。

2. 身体水肿

脾虚水肿的症状表现为全身水肿，以大腿、小腿等部分最严重，按下去的时候会凹陷，不容易反弹。

这是饮食不节、心情抑郁、思虑过甚、劳逸失调等原因引起的脾虚。由于脾脏受到损害，运化水湿功能失常，就会导致水液在体内滞留，形成水肿。

脾的主要生理功能是主运化、升清和统摄血液

脾和胃相为表里，两者均是主要的消化器官，脾胃不好则运化、升清功能失常，运化不好则会出现水肿。

3. 白带过多

脾主管体内排湿，如果湿气过多，超过了脾的吸收范围，就会出现体内湿气过盛，白带增多是其中的一个表现。人的脾一旦形成阳虚，消化功能就日渐变差，食欲不振。这类人可以常吃性温味甘的食物，如糯米、黑米、高粱、黍米、燕麦、南瓜、扁豆、红枣、桂圆、核桃、栗子等。

4. 唇色苍白，周围长痘痘

口唇周围都属于脾，当脾中的毒素无法排出体外，蓄积的毒素就要找机会从这些地方爆发出来。因为脾开窍于口，口唇也被认为是脾之官，口唇的色泽代表了气血的盛衰。当脾失健运时，气血虚少，唇舌就会苍白，甚至萎黄不泽，而口唇周围的痘痘也会趁机冒出来。平时可以吃一些具有补脾气的食物，如党参、莲子、山药、莲藕、四季豆、豇豆、胡萝卜、土豆、洋葱、平菇等食物。

5. 脸上长斑

大部分的长斑是内分泌失调引起的，只能调理，很难治愈。精神压力大、情志失调、神经功能紊乱、身体过度疲劳等都会引发色素沉着。从中医角度看，斑就是瘀血。脸上长斑常和气滞血瘀有关，除了养成良好的生活习惯，保持乐观的情绪之外，还要辨证治疗。

脾虚会导致脸色发黄

脸色发黄是由于脾的气和津液不足，不能给身体提供足够营养造成的。与萎黄相反是黄胖，即面色发黄有虚肿。一定要规律饮食、定时定量、细嚼慢咽，注意不要吃辛辣食物。

排脾毒食疗方

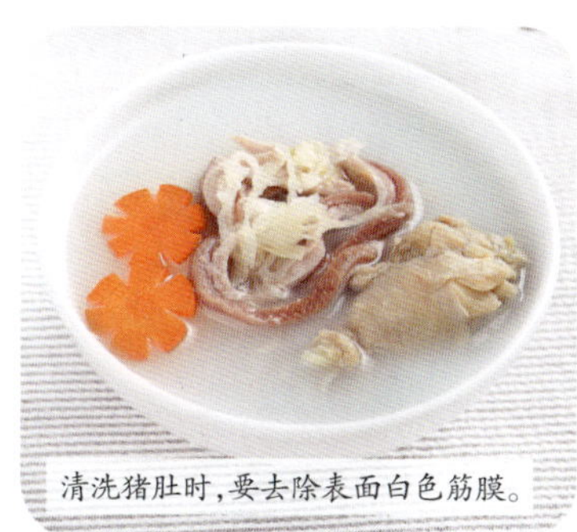
清洗猪肚时，要去除表面白色筋膜。

猪肚胡萝卜汤

原料：猪肚 1 副，鸡腿 2 只，胡萝卜 1 根，酸菜 20 克，盐适量。

做法：猪肚除去黏液，冲洗干净，切条；鸡腿洗净切块；胡萝卜洗净切成花片；酸菜洗净切丝。将猪肚和鸡腿分别用开水汆 3 分钟，捞出洗净；再放入砂锅中，加水煲 2 小时，再放入胡萝卜片和酸菜丝煮熟，加盐调味即可。

营养与功效

- 可补虚损、健脾胃。
- 可健胃消食。
- 可明目、清热解毒。

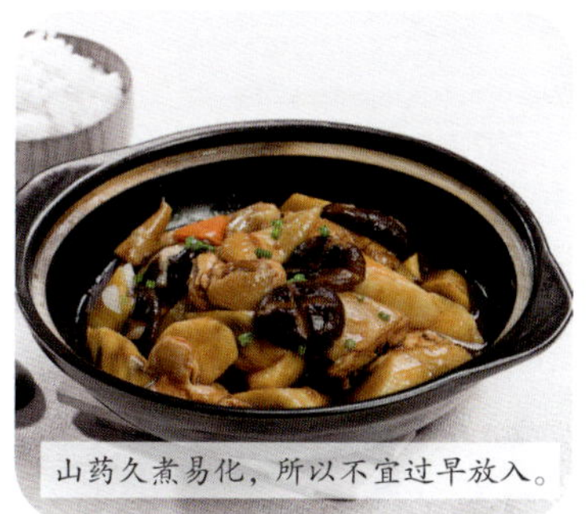
山药久煮易化，所以不宜过早放入。

山药香菇鸡

原料：山药 300 克，鸡腿 500 克，胡萝卜片、香菇、盐、酱油、葱花、姜末、油各适量。

做法：鸡腿洗净切块；山药洗净去皮切片；香菇洗净划十字刀。油锅烧热，下姜末煸炒，放入鸡块、香菇，加适量水、酱油和盐炖煮至熟，放入山药片和胡萝卜片一起炖 15 分钟，撒上葱花即可。

营养与功效

- 可扶正补虚、健脾开胃。
- 可帮助肠胃消化。

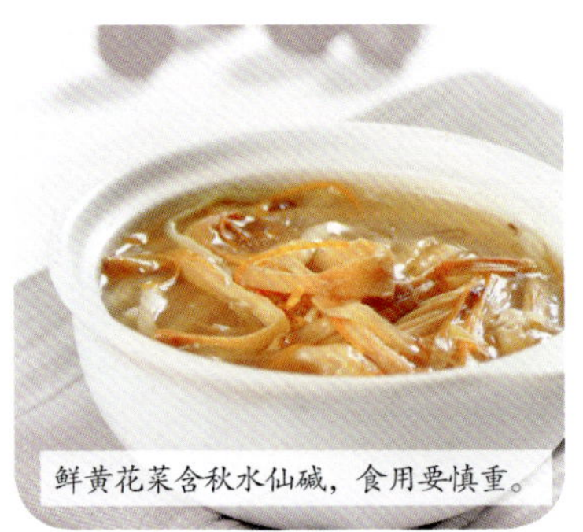
鲜黄花菜含秋水仙碱，食用要慎重。

黄花菜鸡丝汤

原料： 干黄花菜 50 克，鸡胸肉 80 克，金针菇 100 克，香油、淀粉、盐、生抽各适量。

做法： 干黄花菜用温水泡发，洗净；鸡胸肉洗净切丝，加入淀粉、生抽腌制片刻；金针菇洗净。锅中放适量水，加入黄花菜和鸡丝，水开后炖煮片刻，再加入金针菇、盐和香油，煮至食材全熟即可。

营养与功效

- 可健脾胃、强筋骨。
- 可益气、利尿、补肾。
- 能清热生津，缓解口干舌燥。

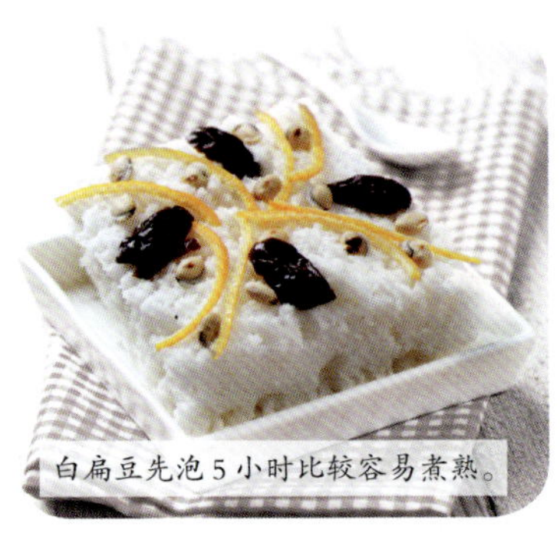
白扁豆先泡 5 小时比较容易煮熟。

山药白扁豆糕

原料： 山药 200 克，红枣 4 颗，陈皮、糯米粉、白扁豆各适量。

做法： 山药洗净去皮，切成薄片；红枣洗净去核；陈皮泡软切丝；白扁豆煮至熟烂。将山药碾碎，和糯米粉加水搅拌成糊状，放入碗中，均匀撒上红枣、陈皮丝、白扁豆，大火蒸 20 分钟，取出待微温后，切块即可。

营养与功效

- 可健脾利湿、排湿毒。
- 可健脾止泻、和胃调中。
- 有助于缓解大便溏稀、泄泻不止。

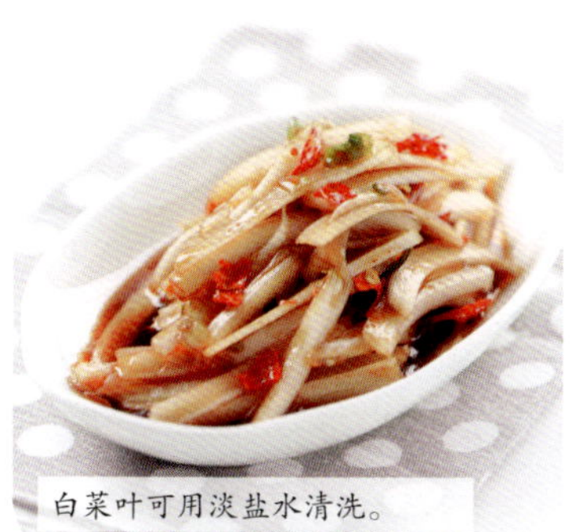
白菜叶可用淡盐水清洗。

油泼白菜丝

原料： 白菜 3~5 片，酱油、醋、葱末、干辣椒碎、花椒粉、盐、油各适量。

做法： 白菜洗净，去叶留帮，切丝，放入盘中。将酱油、醋、盐调成料汁淋入盘中，撒上葱末、花椒粉、干辣椒碎，泼上少许热油搅拌均匀即可。

营养与功效

- 促进肠胃蠕动，开胃健脾。
- 清热祛火，养胃生津。
- 降低体内胆固醇含量，增加血管弹性。

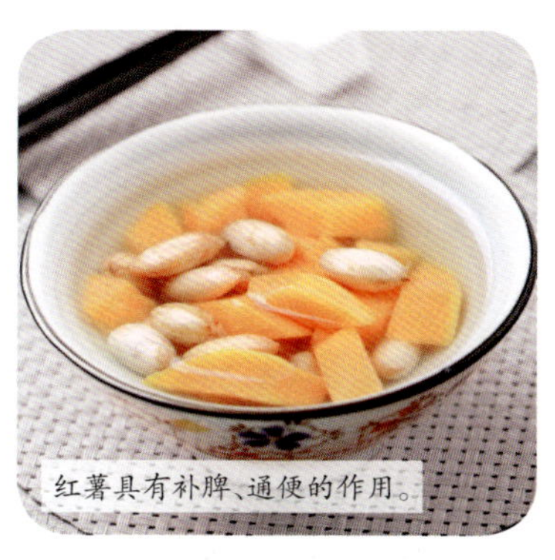
红薯具有补脾、通便的作用。

红薯花生汤

原料： 花生仁 50 克，红薯 1 个，白糖适量。

做法： 红薯洗净，去皮切块；花生仁洗净。将红薯块、花生仁和适量水一同放入锅内，煮至食材全熟，加白糖调味即可。

营养与功效

- 能助脾排毒，补益气血。
- 促进肠胃蠕动，通便排毒。

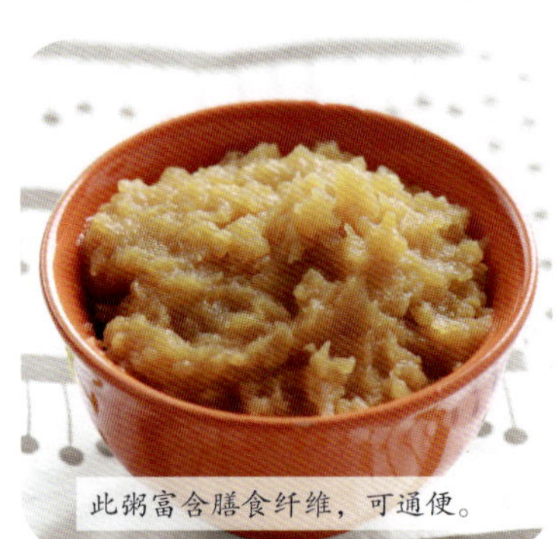
此粥富含膳食纤维，可通便。

炒红薯泥

原料： 红薯2个，白糖、油各适量。

做法： 红薯洗净，上锅蒸熟后，趁热去皮，捣成薯泥，加白糖调味。油锅烧热，晃动油锅，使油均匀铺满锅底，以防止红薯泥粘锅。倒入红薯泥，快速翻炒，待红薯泥翻炒至变色即可。

营养与功效

- 味道甘甜，色泽鲜艳，可暖胃、健脾。
- 促进肠胃蠕动，有润肠通便的作用。

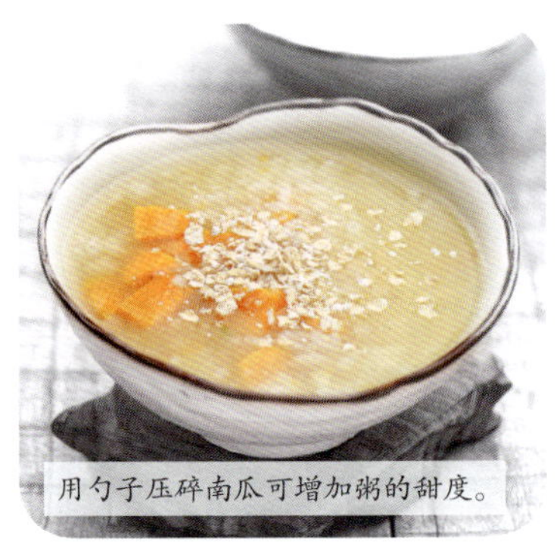
用勺子压碎南瓜可增加粥的甜度。

燕麦南瓜粥

原料： 南瓜50克，燕麦片20克，大米100克。

做法： 南瓜洗净，去子，切丁；大米淘洗干净。将大米、南瓜丁和适量水放入锅内，大火煮沸后转小火煮至八成熟，再放入燕麦片煮3~5分钟，即可食用。

营养与功效

- 可润肺益气，健胃消食。
- 能促进消化，帮助脾胃排毒。
- 可辅助治疗胃胀、食欲不振。

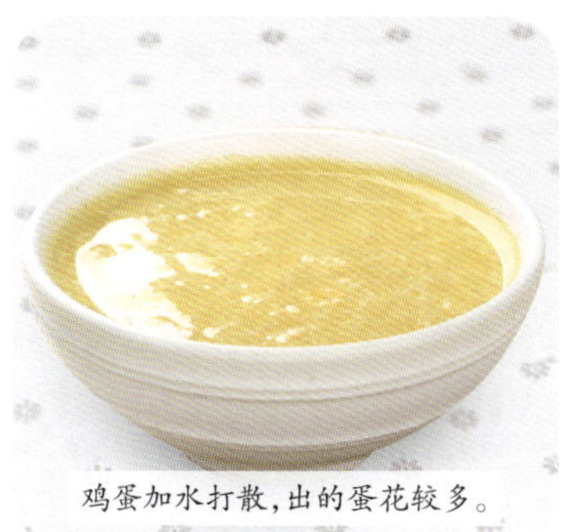
鸡蛋加水打散，出的蛋花较多。

蛋香玉米羹

原料： 玉米粒 100 克，鸡蛋 2 个，白糖适量。

做法： 鸡蛋打散。将玉米粒用搅拌机打成玉米蓉，放入锅中，加适量水，大火煮沸，转小火再继续煮 20 分钟，慢慢淋入蛋液，不停搅拌，大火煮沸后，加白糖调味即可。

营养与功效

· 可调理肠胃。

· 可润肠通便。

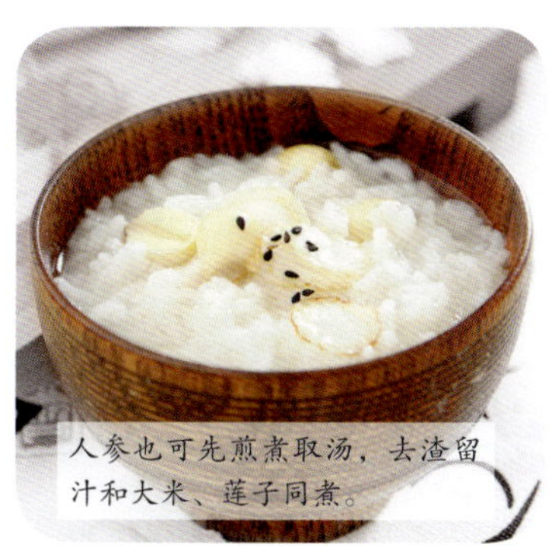
人参也可先煎煮取汤，去渣留汁和大米、莲子同煮。

人参莲子粥

原料： 人参 10 克，莲子 10 颗，大米 100 克，黑芝麻、冰糖各适量。

做法： 用水浸润人参，洗净切成薄片；莲子去心，用水浸泡 3 小时左右；大米淘洗干净。将大米和人参片、莲子一同加水熬煮，待粥熟后，加适量冰糖化开，搅拌均匀，撒入黑芝麻即可。

营养与功效

· 补气健脾，清心安神。

· 能助脾排毒。

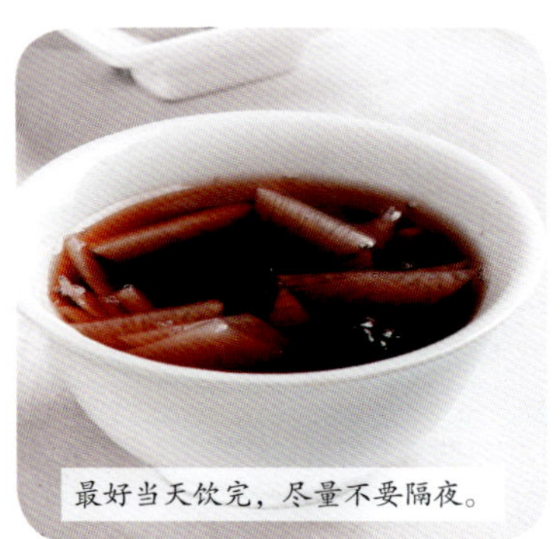
最好当天饮完，尽量不要隔夜。

白萝卜酸梅汤

原料： 鲜白萝卜 250 克，酸梅 10 克，白糖适量。

做法： 萝卜洗净切薄片。萝卜片与酸梅同放入砂锅中，加适量水，先用大火煮沸后改用小火，煎至一碗半汤，用白糖调味即可饮用。

营养与功效

- 可宽中理气、化积消痰、下气生津。
- 可缓解饮食积滞引起的胸闷、腹胀等。
- 可生津、利尿通便。

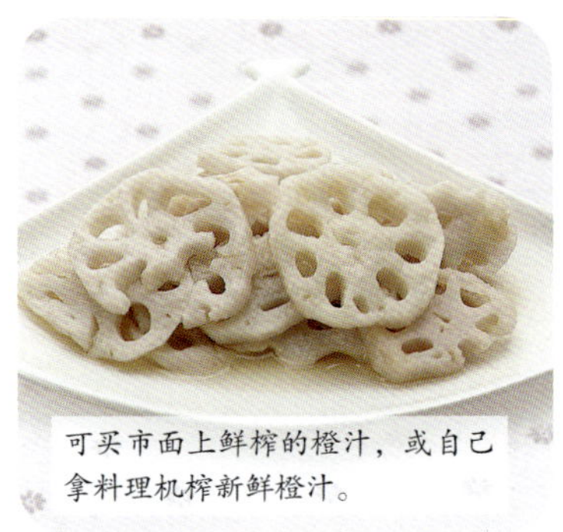
可买市面上鲜榨的橙汁，或自己拿料理机榨新鲜橙汁。

橙香蜜藕

原料： 莲藕 250 克，橙汁、蜂蜜各适量。

做法： 莲藕洗净，去皮切薄片。莲藕片在开水中焯熟，晾凉。橙汁和蜂蜜倒入碗中，调匀，淋在莲藕片上，腌至藕片呈淡黄色即可食用。

营养与功效

- 可促进消化、增强食欲。
- 可润燥止渴、清心安神。
- 能滋阴养血、补益脾脏。

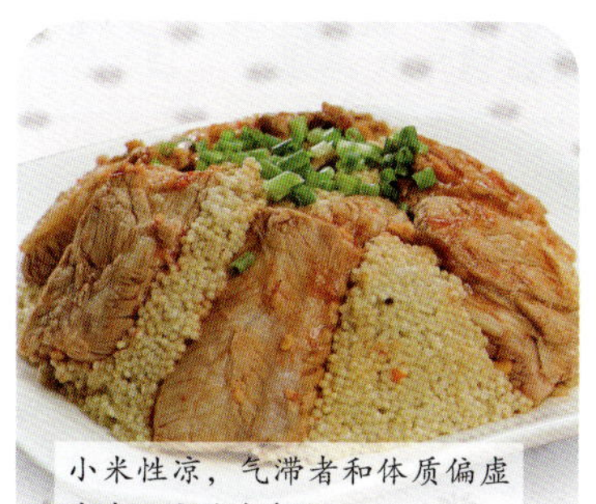
小米性凉，气滞者和体质偏虚寒者不宜过多食用。

小米蒸排骨

原料： 猪小排250克，小米100克，姜片、盐、葱花、料酒、生抽、老抽、生粉、白糖各适量。

做法： 猪小排剁块，洗净沥干；小米用水浸泡20分钟，洗净沥干。猪小排放入碗中，加入料酒、姜片、生抽、白糖、盐、老抽和生粉拌匀腌制30分钟。在排骨上面放上小米，大火蒸熟后取出扣入圆盘内，撒上葱花即可。

营养与功效

- 可健脾养胃、补益肾气。
- 可为人体补充钙质。

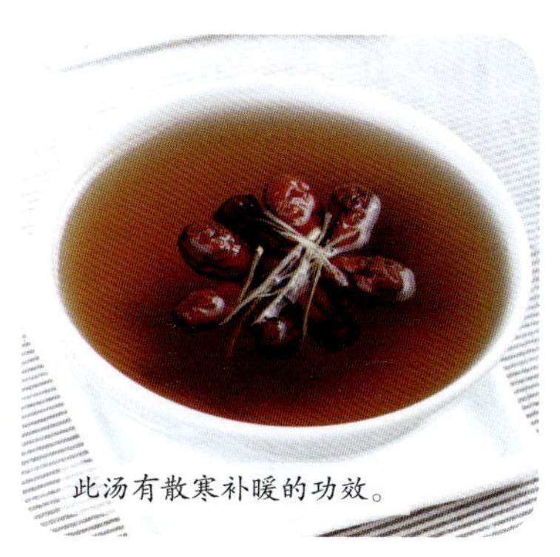
此汤有散寒补暖的功效。

姜枣红糖汤

原料： 生姜5克，红糖10克，红枣适量。

做法： 红枣洗净；生姜切细丝。将红枣、生姜丝、红糖放入锅中，加适量水熬煮即可。

营养与功效

- 可行气活血，健脾暖胃。
- 可改善女性小腹冷痛、气血虚弱等症状。

哪些症状说明你的肺中“毒”了？

人在一呼一吸之间进行生命的运行，而肺的主要功能就是呼吸。生活中的很多小毛病都是肺部给我们的提示，只是很少有人注意罢了。

1. 咳嗽、咳痰

我们吸进的空气先进入肺部，然后运送至身体各部利用。人们现在普遍的状况是出门必须戴口罩，不戴口罩就觉得嗓子难受，好像有痰，想咳又咳不出来，这就是典型的空气污染造成的肺部不适。

肺开窍于鼻，直接与外界相通，作为人体最重要的生命通道，清气进入、浊气排出，容不得有一丝一毫的阻碍。

咳嗽是身体的自然保护反应

通过咳，排出肺中痰浊，以宣畅气机；但久咳伤肺，需要及时修补受损的肺脏，刺激肺经就是一个便捷的方法。

2. 皮肤灰暗、头发脱落

皮肤上的汗腺有调节体温和发散汗液的作用，皮肤还能抵抗细菌向体内侵入，并保护身体免受日光的损害。皮肤中储存的水分、脂肪、蛋白质、糖、维生素等物质，通过分泌与排泄作用，能调节体温并排泄一定量的废物。

中医理论认为，“肺主皮毛”，肺能将人体吸收的津液和水谷精微运送到身体的各个部位，更能外达于皮毛，使皮肤看上去滋润、有光泽。

皮毛由肺气所生，为一身之表

皮毛包括皮肤与汗腺等组织，有分泌汗液、润泽皮肤和抵御外邪等功能。肺脏功能不好，分泌汗液、润泽皮肤和抵御外邪就会力不从心。

3. 声音低怯、嘶哑

现实中不少人声音低微，即使是唱歌的时候也起不了调，大喊的时候也没别人随便一句话有冲击力。这类人气短乏力、面色苍白，看起来好像很累，打不起精神。中医认为，“肺主声”，肺气充足的人声音洪亮，而肺气虚弱的人声音低怯。若肺气闭塞，则导致人声音嘶哑或失声。

常哭泣的人多半肺气虚

悲伤的时候哭泣流泪是一种正常宣泄，但如果经常哭，就会损伤肺气。平时可常吃人参、西洋参等补肺益气。

4. 易患感冒

有一些人，只要身边的人得了感冒，他们肯定会被传染。这些人的肺部经常受到外邪侵犯，容易盗汗自汗，经常感冒。

肺开窍于鼻，而鼻是呼吸出入的通道，所以肺气和，则鼻能辨别香臭；若肺有病则会导致鼻塞、流鼻涕、嗅觉异常等症状。经常感冒的人应该注意锻炼身体，提高自身免疫力。

5. 便秘

肺主升降，使津液输布至各个脏腑经络，大肠得到津液的濡养后，自然排便正常。反之，如果大肠得不到濡养，自然会干燥，排便不畅。其次，肺与大肠互为表里，关系密切。如果肺失肃降，就会让大肠通降失常、传导阻滞，从而形成便秘。治疗的原则是宣肺理气，可食用桔梗、杏仁、牛蒡子等。

白萝卜对老年便秘有缓解作用

老年人严重便秘时，可每天生吃半个白萝卜，坚持一周，有助于改善便秘情况。

排肺毒食疗方

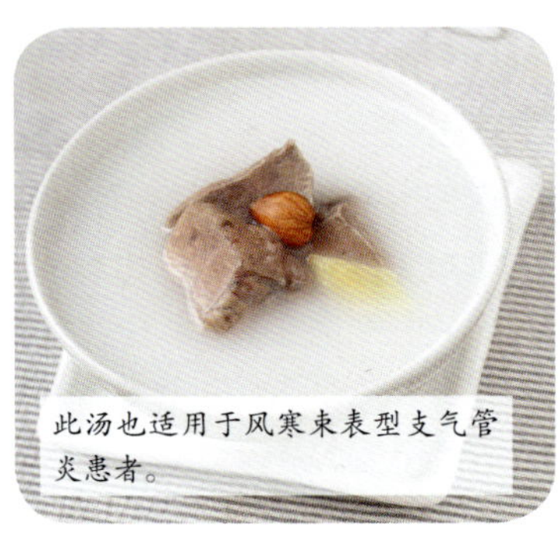
此汤也适用于风寒束表型支气管炎患者。

杏仁猪肺汤

原料： 猪肺 300 克，姜、蜂蜜、苦杏仁各适量。

做法： 苦杏仁洗净；姜洗净切片；猪肺用开水氽 2 分钟，去除血水，捞出洗净，切小块。将猪肺块、苦杏仁和姜片一起放入砂锅中，加入适量水，大火煮沸后转小火煲 1 小时，加蜂蜜调味即可。

营养与功效

- 可宣肺止咳、散寒解表。
- 可缓解肺虚导致的咳嗽。

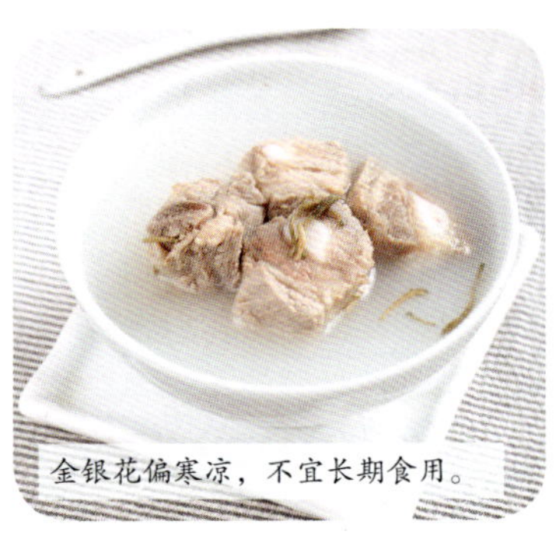
金银花偏寒凉，不宜长期食用。

金银花排骨汤

原料： 排骨 500 克，金银花 10 克，料酒、盐各适量。

做法： 排骨洗净，切块，用开水氽 5 分钟去血水，捞出；金银花洗净，沥干。将排骨和金银花放入砂锅中，加入适量水和料酒，大火煮沸后转小火煲 40 分钟，加盐调味即可。

营养与功效

- 可生津止渴、开胃消滞。
- 可滋阴润燥、益精补血。
- 能清热解毒、滋补身体。

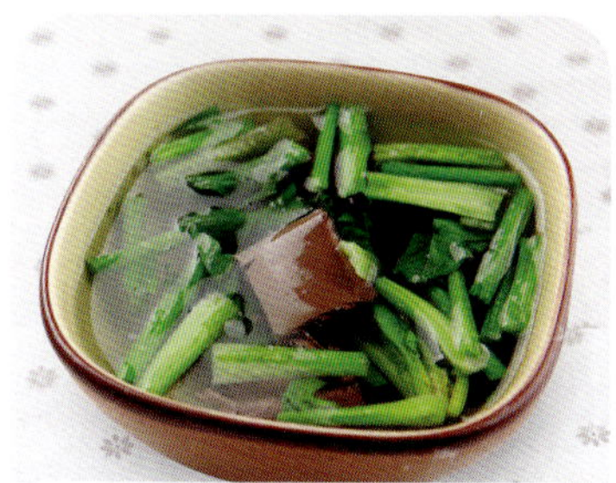
菠菜最好先焯水，可以减少草酸。

猪血菠菜汤

原料：菠菜 50 克，猪血 100 克，盐、香油各适量。

做法：菠菜洗净，切段；猪血洗净，切厚片。锅内放适量水，大火煮开，将猪血片放入锅中，煮至水再次滚沸后加入菠菜段、盐，煮至菠菜段、猪血块熟透再淋入香油即可。

营养与功效

- 可清肺补血、明目润燥。
- 可润肠通便、缓解便秘。
- 能提高免疫力，促进新陈代谢。

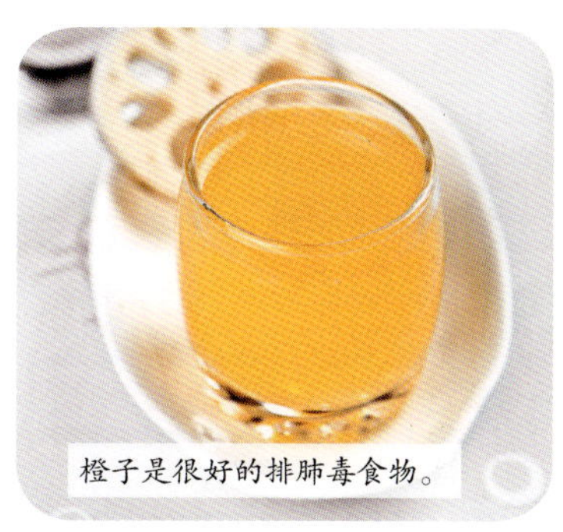
橙子是很好的排肺毒食物。

莲藕橙汁

原料：莲藕 100 克，橙子 1 个。

做法：莲藕洗净，去皮，切成块；橙子去皮，掰瓣。将莲藕块、橙子瓣放入榨汁机中，加适量温开水榨成汁即可。

营养与功效

- 清肠通便，有助于排出毒素。
- 有助清除自由基，提高免疫力。
- 抗氧化，延缓衰老。

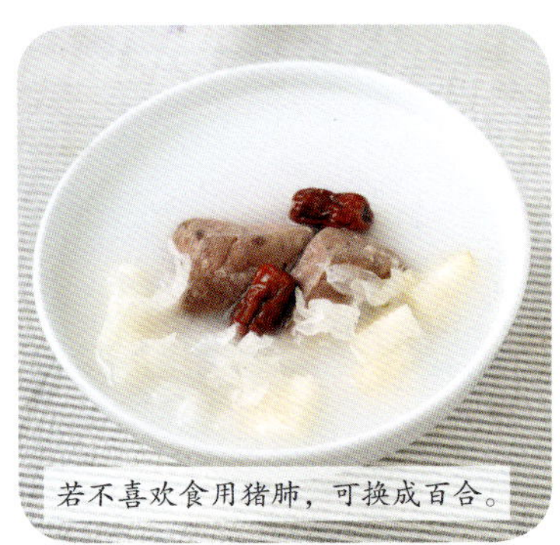
若不喜欢食用猪肺，可换成百合。

雪梨银耳猪肺汤

原料： 猪肺 300 克，雪梨 1 个，银耳 10 克，红枣、姜片、盐各适量。

做法： 猪肺切小块，用开水汆 2 分钟捞出；雪梨去皮切块；银耳泡发，撕成小块；红枣洗净。将处理好的所有食材放入砂锅中，加适量水，大火煮沸后转小火煲 1 小时，加盐调味即可。

营养与功效

- 可清肺化痰。
- 可滋阴润燥、滋补强身。
- 适用于干咳、燥热伤肺者。

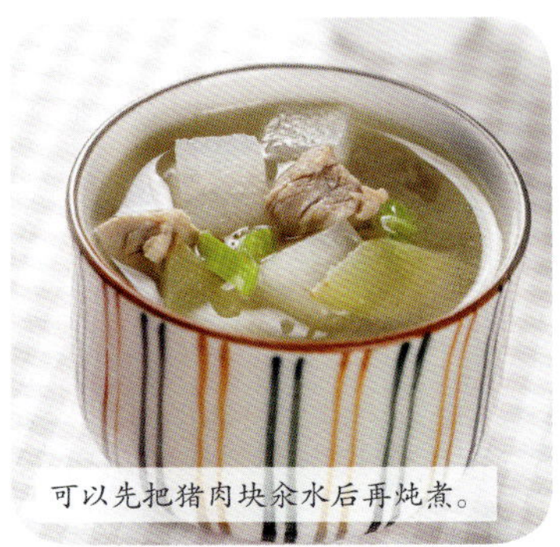
可以先把猪肉块汆水后再炖煮。

猪肉萝卜汤

原料： 猪瘦肉 500 克，白萝卜 250 克，葱末、姜片、盐、油各适量。

做法： 猪瘦肉、白萝卜洗净，切块。油锅烧热，爆香葱末、姜片，放入猪肉块煸炒至变色，加适量水和盐，大火烧开后，转小火将肉块炖至八成熟，再放入白萝卜块，炖至熟烂加盐调味即可。

营养与功效

- 可健胃消食。
- 可通气活血、润肺。

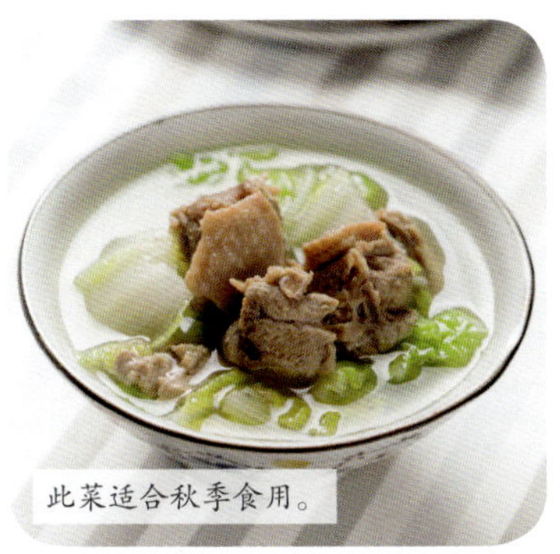
此菜适合秋季食用。

鸭块白菜

原料： 鸭肉 250 克，白菜 100 克，料酒、姜片、盐各适量。

做法： 鸭肉洗净切块；白菜洗净切片。鸭肉块放入锅中，加水烧开撇去浮沫，放入料酒、姜片和盐，小火熬煮至八成熟时，放入白菜段，煮烂后加盐调味即可出锅。

营养与功效

· 可清肺解热、润肠排毒。

· 有助于降低体内胆固醇含量。

· 可养胃生津、清热健脾。

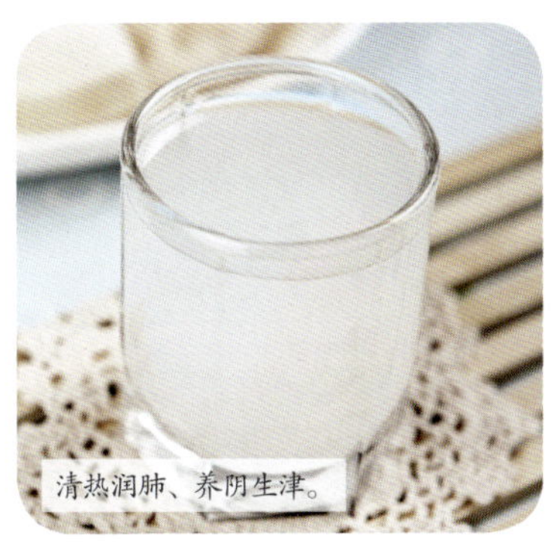
清热润肺、养阴生津。

白萝卜莲藕汁

原料： 白萝卜、莲藕各 100 克，蜂蜜适量。

做法： 白萝卜、莲藕分别洗净，去皮，切成块，放入榨汁机中，加适量温开水榨成汁，倒入杯中，加蜂蜜搅拌均匀即可。

营养与功效

· 可清热润肺、凉血行瘀。

· 可利尿排毒、净化血液。

· 可养阴生津、益胃止痛。

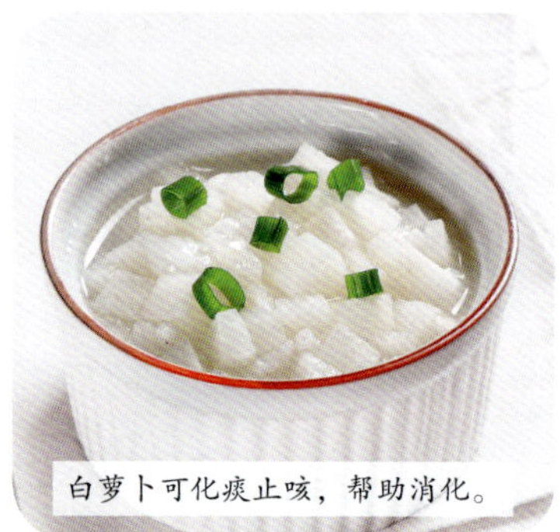

白萝卜可化痰止咳，帮助消化。

白萝卜粥

原料： 白萝卜 50 克，大米 100 克，葱花适量。

做法： 白萝卜去皮，洗净，切块；大米洗净。将大米与白萝卜块一起放锅中，加入适量水，转小火熬熟，盛出，点缀少许葱花即可。

营养与功效

- 可宽胸、顺气、健胃。
- 可化痰润肺、解毒生津。
- 可止咳、利大小便。
- 可缓解小儿积食。

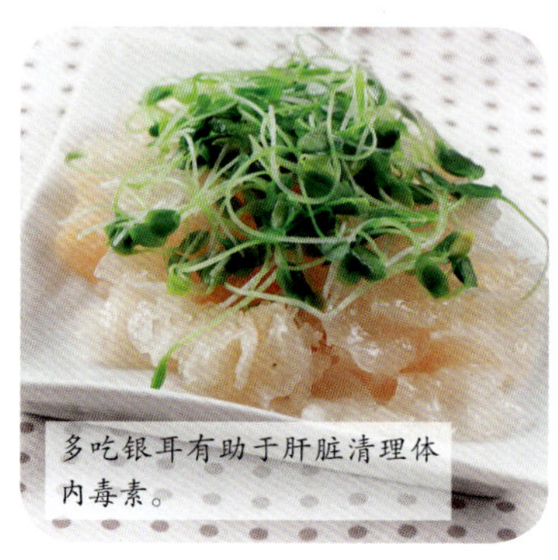

多吃银耳有助于肝脏清理体内毒素。

银耳豆苗

原料： 豆苗 100 克，银耳 10 克，生抽、盐、油各适量。

做法： 银耳用温水泡发；豆苗洗净，放入开水中焯熟，捞出。油锅烧热，放入银耳和豆苗，加盐、生抽，炒熟后装盘即可。

营养与功效

- 可滋阴润肺。
- 可改善口气、大便燥结等问题。

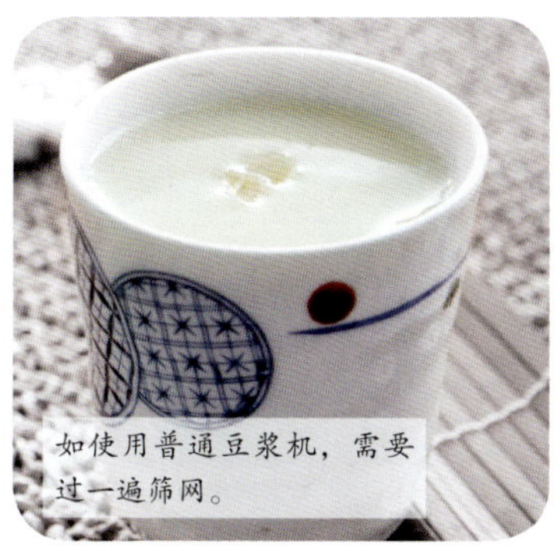

如使用普通豆浆机，需要过一遍筛网。

百合薏米豆浆

原料：黄豆 50 克，干百合、薏米各 10 克，白糖适量。

做法：薏米用水浸泡 3 小时；黄豆用水浸泡 12 小时；干百合泡软，去蒂，撕成小朵。将黄豆、百合和薏米一起放入豆浆机中，加水到上下水位线之间，启动豆浆程序。制作完成后，按个人口味加白糖调味即可。

营养与功效

- 可利水消肿、清心润肺。
- 可健脾益胃、清热解毒。
- 可美容养颜。

生津润肺。

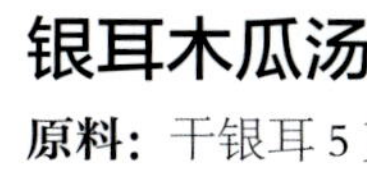

银耳木瓜汤

原料：干银耳 5 克，木瓜 50 克。

做法：干银耳提前 2 小时浸泡，泡发后洗净撕小片；木瓜去皮，洗净切块。锅中入银耳、木瓜，加水煮熟烂即可。

营养与功效

- 银耳有滋阴的作用，能润肺安神，还具美容养颜的功效。
- 木瓜可健脾消食。

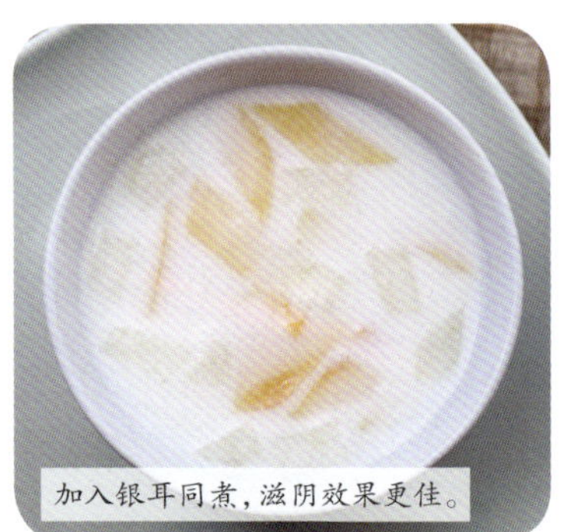
加入银耳同煮，滋阴效果更佳。

鲜奶炖木瓜雪梨

原料：木瓜 50 克，雪梨 80 克，牛奶 500 毫升。

做法：木瓜去皮、去子切块；雪梨去皮切块。将木瓜、雪梨和适量水一起倒入锅内，木瓜和雪梨煮至熟再倒入牛奶略煮即可。

营养与功效

- 雪梨、牛奶有滋阴润燥的作用。
- 可补肺气。

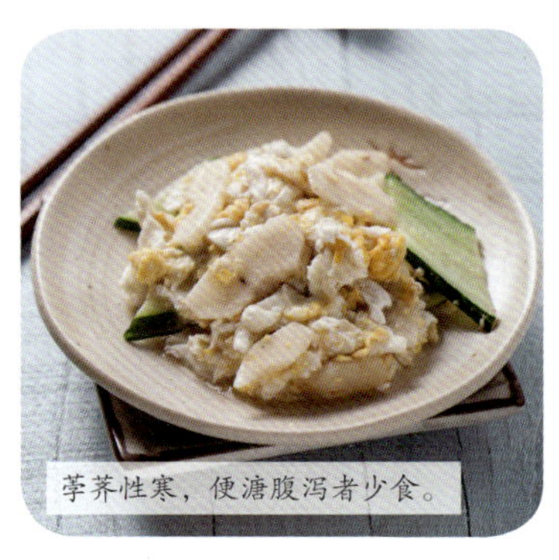
荸荠性寒，便溏腹泻者少食。

荸荠煎鸡蛋

原料：荸荠 8 个，鸡蛋 2 个，黄瓜半根，葱末、姜末、盐、油各适量。

做法：荸荠去皮洗净，焯烫，切片；黄瓜洗净，切片；鸡蛋打散。油热后，煎鸡蛋块。油锅投入葱末、姜末略煸，再放入其余食材，炒熟加盐调味即可。

营养与功效

- 荸荠可清热化痰，有利于清肺排毒。
- 可改善肺阴虚导致的咳嗽、咽干等问题。

哪些症状说明你的肾中“毒”了?

肾和月经、性功能、孕育下一代都有千丝万缕的联系，如果肾不好，生活就会受影响。当这些影响体现在表面上，人们就得好好应对了。

1. 眼圈发黑，没有精神

中医理论中，肾主水运，管理体内的水液运行。当肾脏堆积毒素后，肾脏功能受损，排出多余水液的能力降低。表现在眼睛上就是黑眼圈，表现在身体上就是水肿，尤其是脸上情况比较严重。

中医讲究精、气、神，不可缺一。人的肾功能不好时，水液的代谢就会出现问题，很多废物难以从体内排泄出去，人就会出现精神不振、疲劳、乏力等症状。

当身体给我们这些提示的时候，千万不要掉以轻心。一两天的无精打采、浑身乏力可以通过睡眠、运动、听音乐等方式进行调整，但若长期处于这种状态中，一定要去医院检查。

如果早晨起床眼圈发黑

可将双手对搓至热，快速用手掌心按压双眼热敷，如此反复十余次，每天数遍。

2. 月经量少、时间短、颜色暗

月经的产生和消失、经期长短、月经量多少及颜色，都是肾功能是否旺盛的表现，如果肾脏中有很多毒素，经血可能就会减少。有这种情况的女性要注意，及时到医院检查。在饮食上，注意补肾，兼补气血，把月经调好。

受寒会导致月经过少

感受寒气，寒邪侵入机体，血寒凝滞，经血运行不畅。要注意保暖，保养肾脏。

3. 大量脱发

毛发的生长全赖于精和血，肾藏精，故有“其华在发”的说法。毛发的生长与脱落，润泽与枯槁不仅依赖于肾中精气，亦有赖于血液的濡养，故有“发为血之余”之说。脱发的原因有很多，虚实夹杂，但大多数是肝肾阴虚。青壮年精血充盈，则发长而光泽；老年人精血多虚衰，毛发变白而脱落；而未老先衰、头发枯黄、早脱早白者，与肾中精气不足和血虚有关。

4. 腰酸

中医认为，“腰为肾之府”。人们常说腰不好就是肾不好，也是出于这方面的认知，但这并不是必然的。人感觉腰酸的时候，首先考虑是运动和劳动所致。如果在腰酸的时候，伴随头晕、耳鸣等症状，那这并非是生理性酸痛，而可能是肾虚、肾气不足，需及时就医。

可以选择补益肾脏的饮食

补肾可以适量吃海参、墨鱼、雪蛤、泥鳅等。

5. 经常憋尿

憋尿其实很常见，尤其是学生、司机、游客等群体。但憋尿是有危害的，程度较轻的憋尿会造成尿路感染，程度较重的会导致肾功能不全。临床显示，尿路感染的患者常因早期治疗不及时、不彻底，而错过最佳治疗时机，严重影响肾功能。

经常憋尿的人要改变生活习惯

已经患尿路感染的人，除在医生的嘱咐下服用药物之外，日常生活中一旦有尿意，应赶快去洗手间。

排肾毒食疗方

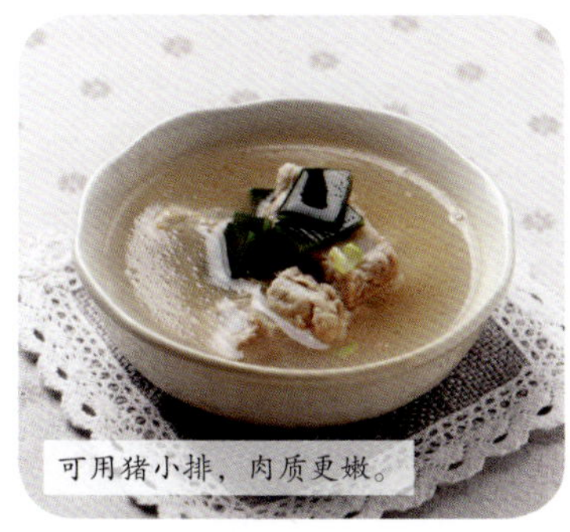
可用猪小排，肉质更嫩。

海带排骨汤

原料： 泡发海带片100克，猪排骨300克，姜片、葱段、料酒、盐各适量。

做法： 猪排骨洗净，剁成块，汆烫去血水。砂锅中加入适量水，放入排骨块、海带片，加料酒、姜片、葱段，大火煮开后改小火炖煮，至猪排骨烂熟时加盐调味即可。

营养与功效

- 可滋阴润燥、补肾升阳。
- 有助于补钙。

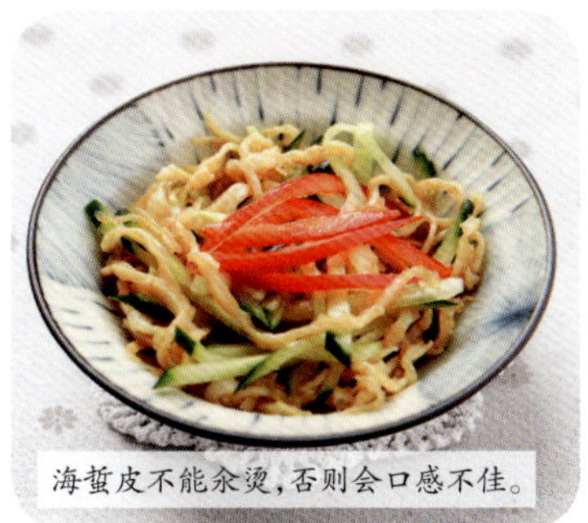
海蜇皮不能汆烫，否则会口感不佳。

凉拌海蜇皮

原料： 海蜇皮200克，黄瓜50克，醋、白糖、盐、香油、甜椒各适量。

做法： 海蜇皮浸泡8小时，洗净切丝，温水略烫一下，沥干水分；黄瓜、甜椒洗净切丝；醋、白糖、盐、香油调成料汁。将海蜇皮装盘，加入黄瓜丝，浇上料汁，搅拌均匀，最后再撒上少量甜椒丝即可。

营养与功效

- 可改善阴虚肺燥、大便燥结。
- 有助于排肾毒。
- 可清热降火。

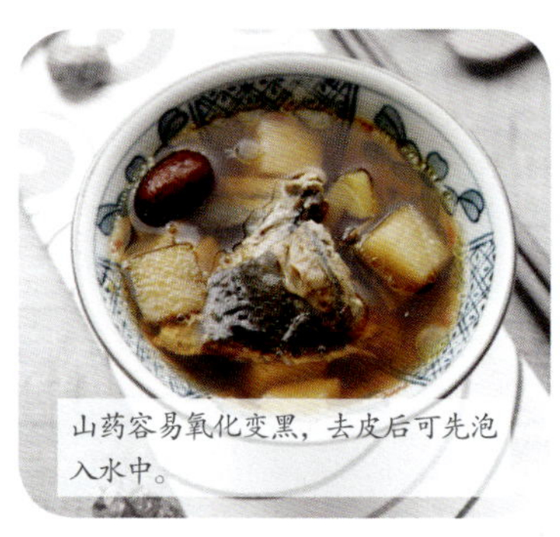
山药容易氧化变黑，去皮后可先泡入水中。

山药乌鸡红枣汤

原料： 乌鸡1只，山药250克，红枣、姜片、料酒、盐各适量。

做法： 乌鸡洗净，去内脏；山药去皮洗净，切片；红枣洗净。将乌鸡放入锅中，加水大火煮沸，撇去浮沫，放入山药片、红枣、料酒和姜片，转小火炖至乌鸡熟烂，加盐调味即可。

营养与功效

- 可益胃补肾、固肾益精。
- 可益气补血、滋阴清热。
- 可益肺止咳、延缓衰老。

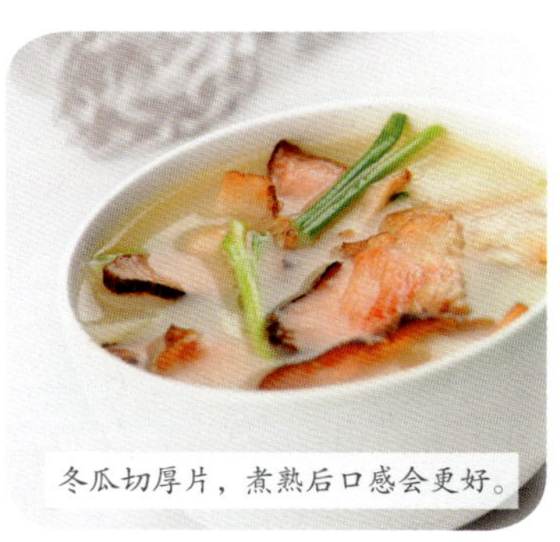
冬瓜切厚片，煮熟后口感会更好。

冬瓜汤

原料： 冬瓜300克，火腿150克，葱段、姜片、料酒、盐各适量。

做法： 冬瓜去皮、洗净，去瓤、切片；火腿切片。油锅烧热，加入葱段、姜片煸炒几下，再倒入适量水和冬瓜片烧开，放入火腿片，加料酒炖煮至食材全熟，最后加盐调味即可。

营养与功效

- 可益肾健脾、增进食欲。
- 可清热解暑、护肾利尿。
- 可利水消肿、减脂。

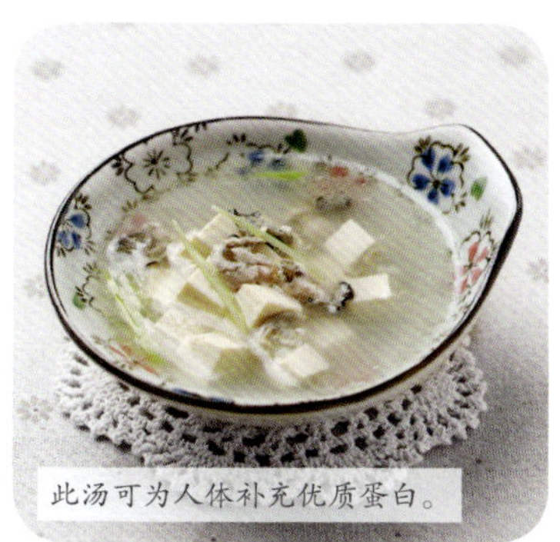
此汤可为人体补充优质蛋白。

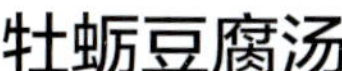

牡蛎豆腐汤

原料：牡蛎、豆腐各 100 克，葱、蒜、水淀粉、虾油、盐、油各适量。

做法：牡蛎肉洗净；豆腐洗净，切块；葱切丝；蒜切片。油锅烧热，倒入虾油，放入蒜片煸香，加水烧开，再加入豆腐块、牡蛎肉、葱丝煮熟，用水淀粉勾薄芡，加盐调味即可。

营养与功效

- 可补钙、益肾。
- 有助于降低体内胆固醇含量，预防动脉硬化。

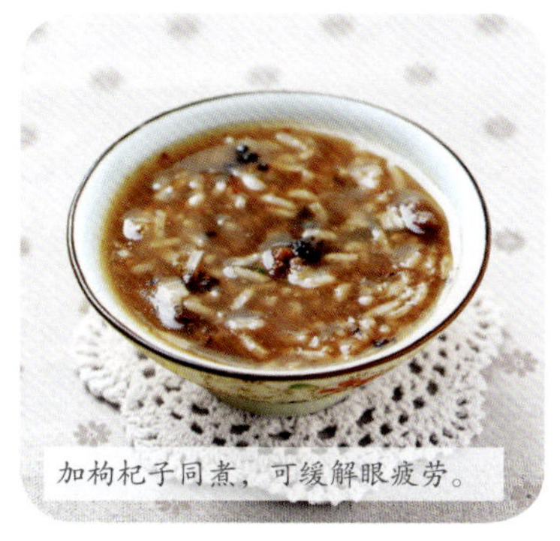
加枸杞子同煮，可缓解眼疲劳。

桑葚粥

原料：桑葚 50 克，糯米 100 克，冰糖适量。

做法：桑葚洗净；糯米洗净，浸泡 2 小时。锅置火上，放入糯米和适量水，大火烧沸后改小火熬煮，待粥煮至熟烂时，放入桑葚稍煮片刻，再放入冰糖，搅拌均匀即可。

营养与功效

- 可养肝补肾、益血明目。
- 有助于缓解肝肾阴虚所致的视力减退、耳鸣、神经衰弱等问题。

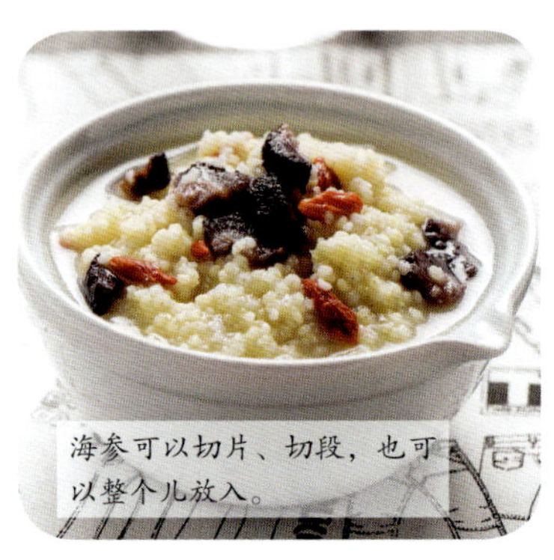
海参可以切片、切段，也可以整个儿放入。

小米海参粥

原料： 干海参 2 条，小米 80 克，枸杞子、盐各适量。

做法： 干海参泡发，去内脏，洗净，切小段；小米洗净。锅置火上，放入小米和适量水，大火煮沸后转小火，待粥快熟时，放入海参段和枸杞子，小火煮至海参段熟，加盐调味即可。

营养与功效

- 可滋阴补血、补气益精。
- 有助于增强免疫力。

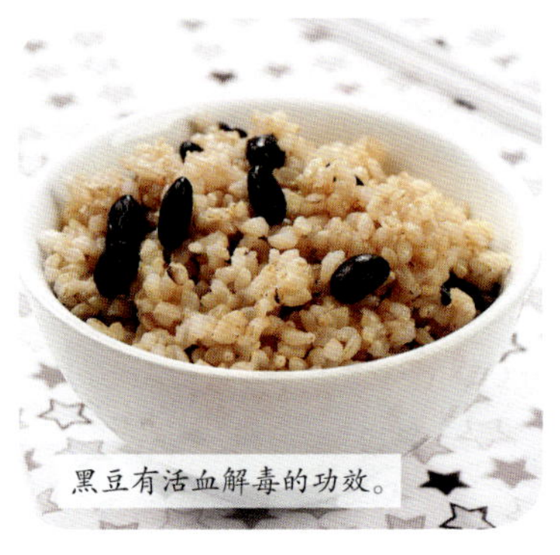
黑豆有活血解毒的功效。

黑豆饭

原料： 黑豆 50 克，大米 100 克。

做法： 黑豆、大米分别洗净；黑豆提前浸泡 4 小时。将大米和浸泡好的黑豆放入电饭煲中，加适量水，同煮成黑豆饭即可。

营养与功效

- 可消胀下气、健脾养胃。
- 可补肾、延缓衰老。

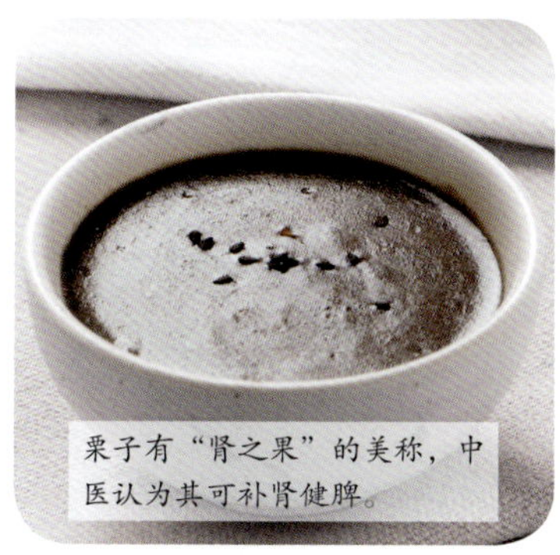

栗子有“肾之果”的美称，中医认为其可补肾健脾。

黑芝麻栗子糊

原料： 黑芝麻 40 克，熟栗子 120 克。

做法： 熟栗子去壳，取肉；黑芝麻放入锅中，小火炒香。将所有食材倒入豆浆机中，加水至上下水位线之间，启动程序，制作完成后倒入杯中撒少许熟黑芝麻点缀即可。

营养与功效

- 可补肝益肾、延缓衰老。
- 常吃利于头发生长。
- 可益智健脑，适合老人、孩子食用。

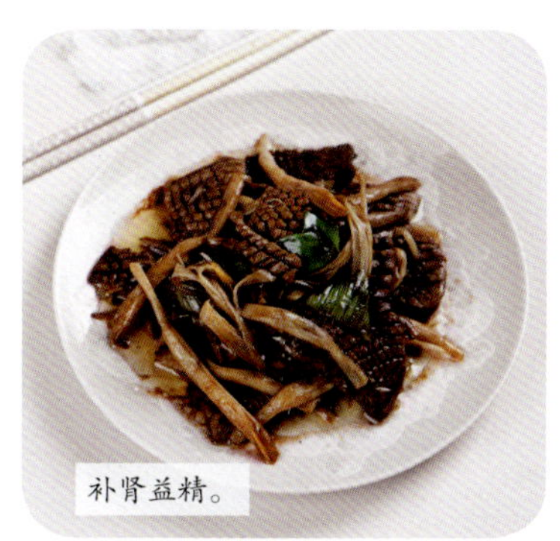

补肾益精。

黄花菜炒猪腰

原料： 猪腰 400 克，黄花菜 50 克，水淀粉、姜丝、葱花、盐、白糖各适量。

做法： 将猪腰处理干净，切花刀；黄花菜泡发洗净。油锅烧热，放入姜丝、葱花煸炒，然后放入猪腰，炒至变色熟透，再放入黄花菜、白糖煸炒至熟，淋入水淀粉勾芡，加盐调味即可。

营养与功效

- 可补肾固精。
- 可增强免疫力。

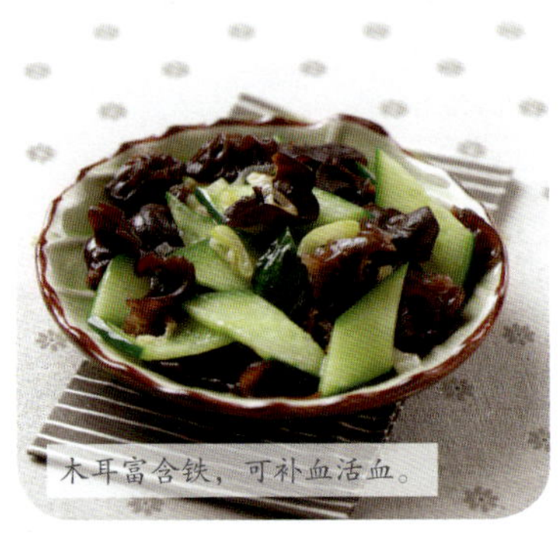

木耳富含铁，可补血活血。

黄瓜炒木耳

原料： 黄瓜 150 克，干木耳 10 克，盐、油各适量。

做法： 黄瓜洗净，切成片；干木耳用凉水泡发，洗净，去蒂，撕小片。油锅烧热，放入木耳翻炒，倒入黄瓜丁，加适量盐调味即可。

营养与功效

- 木耳具有净化血液的作用。
- 可促进新陈代谢、有助于排出体内代谢废物。

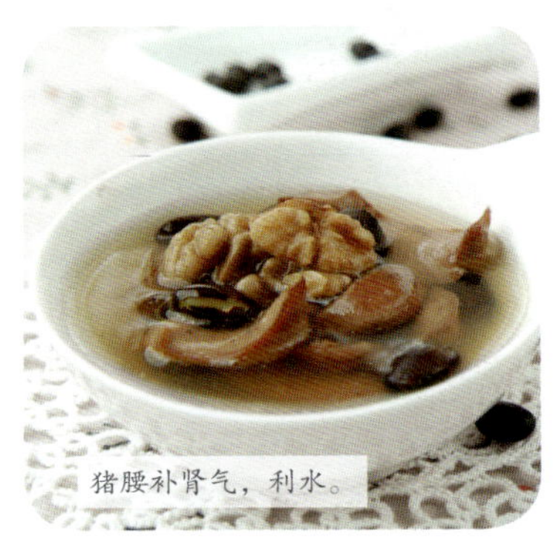

猪腰补肾气，利水。

黑豆炖猪腰

原料： 核桃仁、莲子、山药、黑豆各 15 克，巴戟天 10 克，锁阳 6 克，猪腰 70 克。

做法： 猪腰清洗干净，切腰花；黑豆泡软；莲子去心；大米淘净；核桃仁捣碎；山药去皮切块。巴戟天与锁阳用纱布包好，与其他食材同入砂锅中，加水，小火煮至所有食材熟后调味即可。

营养与功效

- 有补肾固精的作用。
- 可改善肾虚腰痛、尿频、腰酸等问题。

导读

总是咳嗽，有时咳起来没完没了。

老睡不好，半夜醒来就再也睡不着。

经常心情不好，情绪越来越不稳定。

……

其实，出现这些情况和身体的五脏功能失调密切相关。

如果将身体看作是一座大工厂，那么五脏就是工厂里必不可少的机器，各台机器彼此配合，正常运转，工厂就能正常维持下去。但如果其中的任何一台机器出现了问题，工厂就会停止运行，五脏对人体的重要性可见一斑。

本书从认识心、肝、脾、肺、肾入手，分别讲解了它们的结构、功能和相互之间的关系，以及与之相对应的六腑知识。重点讲解了如何从饮食、运动、经络穴位、情志等方面调养五脏六腑，满足您一年四季居家调理身体的需求。

五脏是人身之宝，“心主脉，肺主皮，肝主筋，脾主肌，肾主骨”。若想健康长寿，颐养天年，必须养好五脏。

目录

第一章
养五脏就是养命，五脏协调人健康

第二章
养好心脏，神安定

第三章
养好肝脏，血液足

你的肝脏健康吗

生活调养

第四章
养好脾脏，少生病

你的脾脏健康吗

生活调养

第五章
养好肺脏，气通畅

你的肺脏健康吗

生活调养

第六章
养好肾脏，人不老

你的肾脏健康吗

生活调养

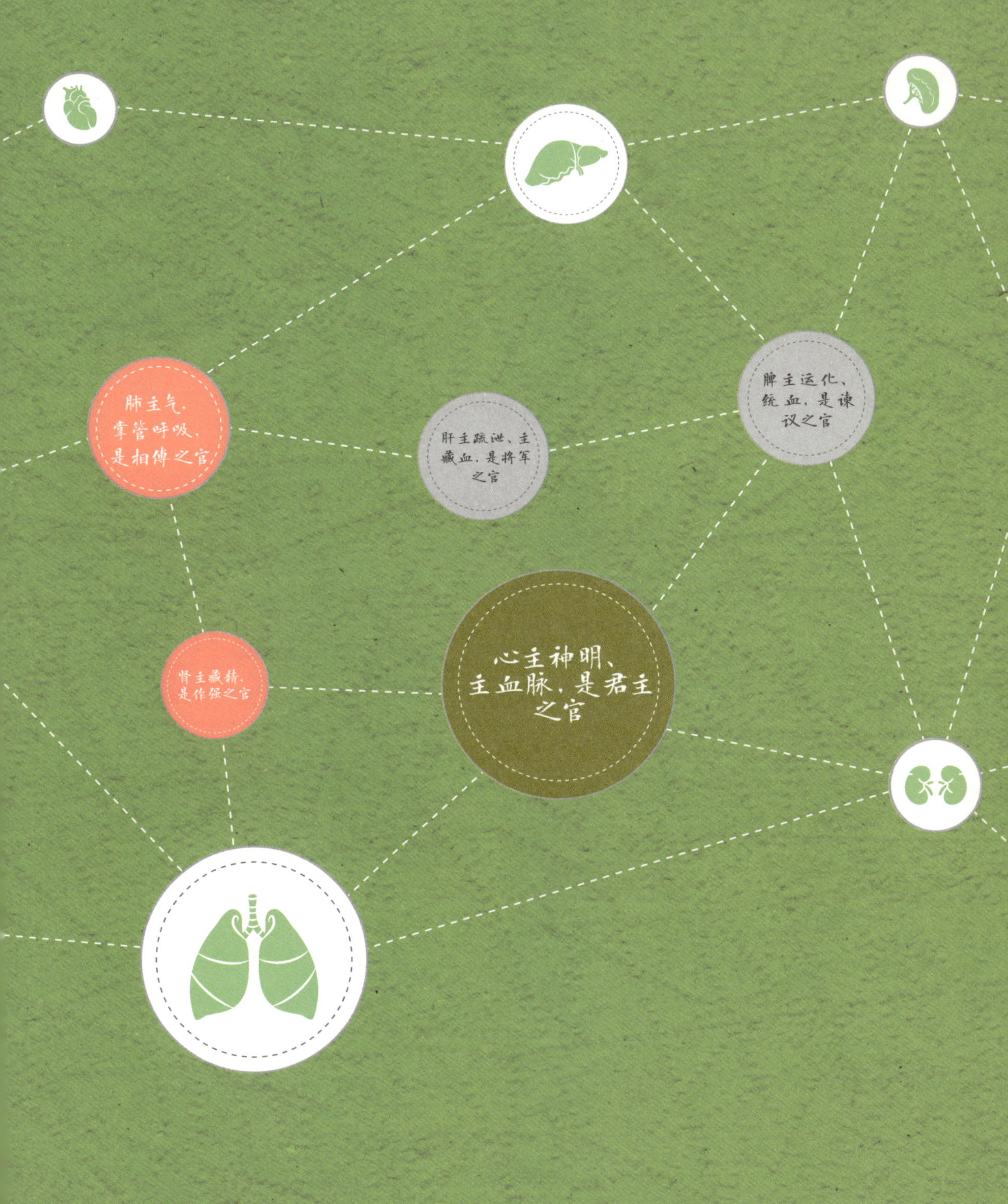
肺主气，
掌管呼吸，
是相傅之官
肝主疏泄、主
藏血，是将军
之官
脾主运化、
统血，是谏
议之官
肾主藏精，
是作强之官
心主神明、
主血脉，是君主
之官

第一章

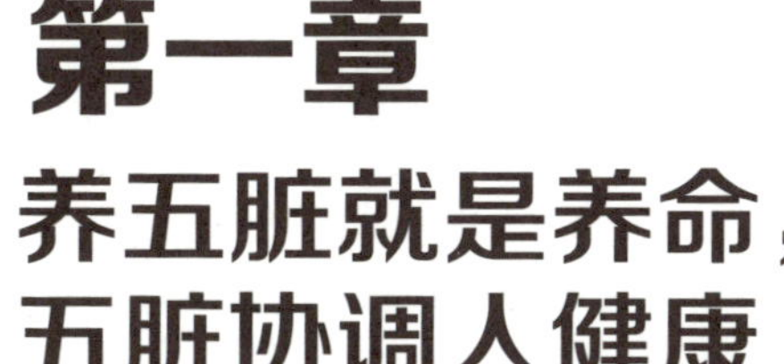

养五脏就是养命，五脏协调人健康

若将我们的身体比作一个王国，那么，心是君主，肾是国母，肺为宰相，肝是将军，脾是大内总管；六腑则是地方部门，配合着五脏的工作。只有脏与脏、脏与腑之间互相协调配合，人体才能健康。养好五脏是相当重要的养生法则。

小知识大健康

心脏一分钟跳动多少次

一般来说，心跳的正常值为60~100次/分钟，若每分钟超过100次需注意是否为窦性心动过速，而每分钟低于60次则需注意是否为窦性心动过缓。心跳经常明显异常者，需要去医院进行相关检查，明确是否是因一些疾病所致。当然，不同的人群心跳正常的次数也不完全相同，比如经常锻炼的人或运动员往往心跳会明显减慢。

五脏是如何工作的

五脏是人体内心、肝、脾、肺、肾五个脏器的合称，主要生理功能为生化和贮藏精、气、血、津液和神。五脏虽然各司其职，但它们不是孤立的，而是相互协调、相互配合的，共同维持人体正常的生命活动。

心，是君主之官

关于心脏在身体中的地位，可以用我国古代医学著作《黄帝内经》中的一句话来描述“心者，君主之官”，意思是心脏在人体生命活动中的地位好似君主一样至尊至高。

认识我们的心脏

人的心脏一般位于胸腔中部偏左下方，呈圆锥形，体积约相当于本人一只拳头大小。心脏主要由心肌构成，内有四腔，后上部为左心房和右心房，前下部为左心室和右心室。正常情况下，左右侧心腔不直接相通，左右心房和左右心室之间均由间隔隔断。

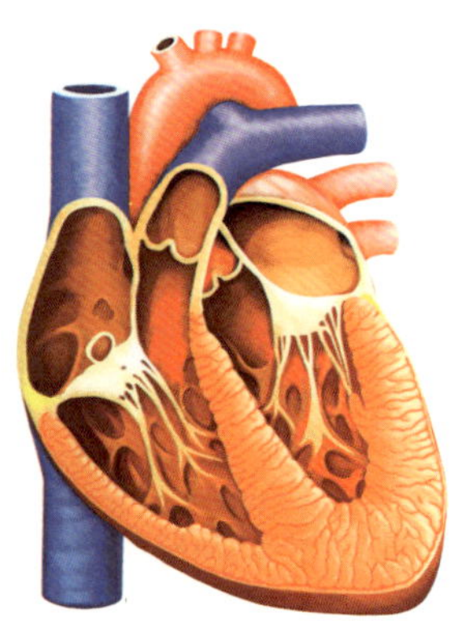

人体心脏示意图

心脏将新鲜的血液输送到身体各部位，为人体细胞提供氧气和营养物质。

心脏的功能有哪些

心主血脉，心气足则血脉通畅：血液的运行需要推动力，有了足够的推动力，血液就能够流向全身各处，发挥滋养作用，这股强劲的推动力就是心气。

我们可以将心脏看作是一台水泵，心气相当于动力来源，血液相当于水。动力足，就可以出水，并且水量充沛；动力弱则出水量少。同理，心气足不足，决定了血液的流动性好不好。若是一个人面色发青、发暗，并且面容比较憔悴，这就提示可能是心气不足了，这是因为心其华在面，看一个人的面色很容易观察出心脏有没有问题。

心是血液循环的动力和中心：心脏既是血液循环的起点，又是终点，心脏日夜不停地搏动，将血液从心送至血脉中，循环往复地为人体的五脏六腑、肌肉皮毛等各个器官组织供应氧气和营养物质。血液循环不佳者，平时可擦胸揉腹，能起到养心、促进血液循环的功效。

心主神明，心功能强则精神旺：神明在这里指的是精神、思维活动，心主神明是指一个人的精神、思维活动是由心主管的。如果将我们的身体比作一个国家，心这个君主之官不仅掌管着国家的“物质财富”，同时也要对一个国家的“精神”负责。假如一个年纪轻轻的人记忆力不好，还总是失眠，思考问题的能力下降，反应能力变弱，同时还伴随心悸、心慌等问题，是典型的心不藏神的症状表现。心不能发挥主管精神活动的功能与心气不足有关，所以可以用补心血、益心气的办法来对心脏进行安抚，从而使心神安宁。

小知识大健康

剧烈运动时心跳加快

心脏能够根据机体的需要而改变血液输出量。当我们在奔跑或剧烈运动时，身体肌肉需要的养料和氧气比平时要多，心脏输出的血量就会相应增加。这时候，交感神经会变得兴奋，促使心率加快，心脏收缩力量增强，我们就会感到心跳加快。

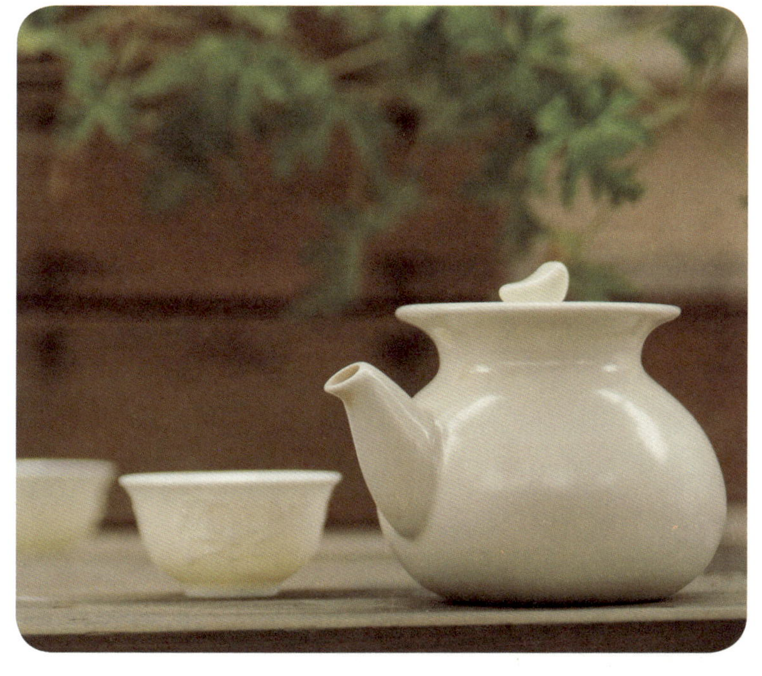

心烦意乱时，泡一盏香茶慢慢品，可以安神静心。

生活小提示

控制情绪，多微笑

“气大伤肝”，意思就是人的情绪会影响肝脏的健康。人若是经常生气或是忧郁，日积月累，很容易伤害肝脏的健康，若是原来肝脏就有问题的人，就会加重病情。为了肝的健康，要学会控制自己的不良情绪，经常微笑，心情愉悦了，自然有助于疏肝理气。

肝，是将军之官

对于肝脏的职责，《黄帝内经》言：“肝者，将军之官。”古代的将军担负的责任是非常重大的，他们需要凭借勇气和谋略带领士兵捍卫疆土，抵御外敌侵犯。在五脏之中，肝就是这样的一个角色。

认识我们的肝脏

一般成人肝脏平均重达 1.5 千克左右，呈 V 字形。肝脏血流极其丰富，还有神奇的再生能力，即使因某些原因切掉一部分，几年后依然可以恢复如初。

肝脏的功能有哪些

肝藏血，使人能正常活动：肝如同“血库”一般，能够贮藏一定的血液，无论是身体哪个部位有需求，肝就会将所藏之血输送过去。对此，《黄帝内经》里有这样的阐述：“故人卧血归于肝，肝受血而能视，足受血而能步，掌受血而能握，指受血而能摄。”

眼睛的好坏也和肝有关：“肝开窍于目”，眼睛之所以能看东西，全赖于肝血的濡养和肝气的疏泄。如果肝血不足，眼睛就会干涩、酸胀，甚至会引起视力减退。反之，若是视力减退、眼睛干涩则可能为肝血虚。

中医认为，用眼的过程就是耗损肝血、使肝受累的过程。闭目养神则有助于肝血潜藏，肝血藏得好，眼睛就养得好，所以经常用眼的人可工作一段时间就闭上眼睛休息一会儿。

肝主疏泄，使气不郁结：气是维持生命不可缺少的基本物质，气在身体里面不停地升降出入，以维持生命活动的稳定。气不乱行、不郁结，全靠肝的指挥，这是因为肝具有疏泄的功能。疏泄，疏即疏通，泄即发泄、升发，也就是说肝具有维持全身气机疏通畅达、通而不滞、散而不郁的作用。反之，若是出现了气郁不畅的症状，则表明肝功能下降了，需要疏肝理气。

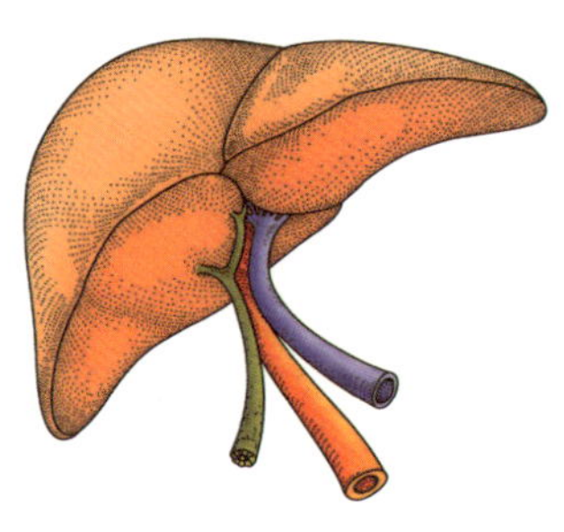

人体肝脏示意图

疏肝理气人不老。滋养肝血、养好肝，才能使人的气血充盈，气色好。肝血充足，人就会眼睛明亮、面色红润。

肝有助于人体排毒：肝脏能排毒，使身体免受毒素所害。若是肝脏功能欠佳，则排毒能力下降，人体易出现食欲下降、恶心、乏力、眼睛干涩、容易动怒等症状。

肝影响脾胃功能：气血就是“粮食”，而“粮食”会慢慢被消耗掉。为了维持后方稳定，肝会通过协助被称为“仓廪之官”的脾胃来进行“粮食”储备与调度。若是肝脏功能欠佳，脾胃就不能充分完成本职工作，人体易出现腹胀、消化不良等问题。为此，肝的疏泄能力是保持脾胃消化功能正常的重要条件。

一般肝病患者，往往消化功能不好，很容易出现腹胀、腹痛、便秘或便溏等症状，这就是肝失疏泄损及脾脏的原因。所以，肝病患者也要注意养护脾胃，少食刺激性食物，为脾胃减压。

小知识大健康

通过按摩疏肝解郁

如果肝气郁结，很容易损伤肝脏，给身体健康带来严重的隐患，此时可以通过按摩肝俞穴来养护肝脏。

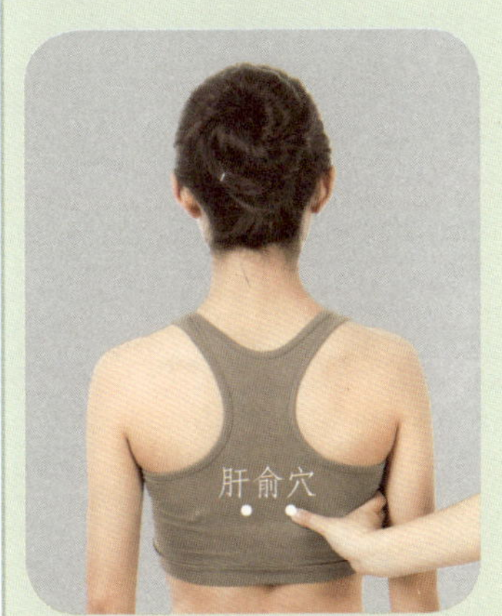

用拇指指腹按揉肝俞穴，每次按揉 3 分钟左右，微用力，可疏肝利胆、理气明目。

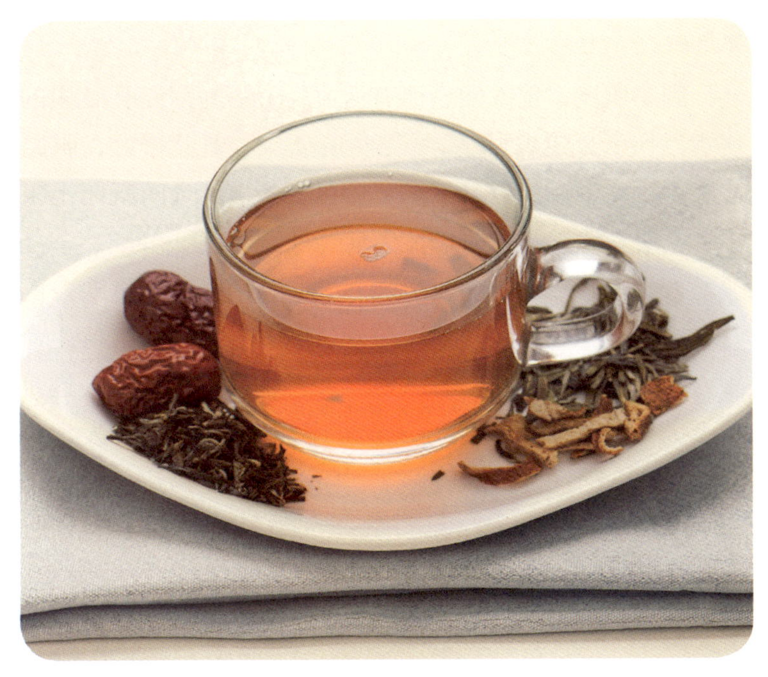

肝脏不适者平日可适量饮用一些清肝茶。

生活小提示

长期精神紧张易伤脾

精神过度紧张或者是精神创伤、长期的强烈刺激、过度疲劳以及忧郁等，会影响到脾的正常运转，导致脾的功能紊乱。

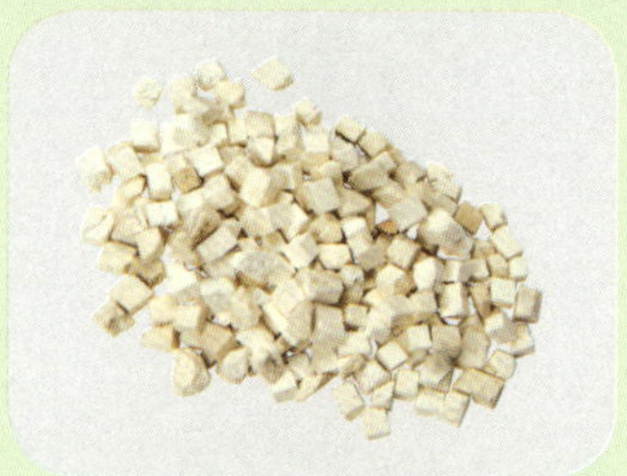

出现此种情况，可从补益脾气、疏肝健脾等方面来着手进行调理。例如适量吃些茯苓，有健脾益气的作用。

脾，是谏议之官

脾胃经常被统称为“仓廪之官”，负责给身体提供气血物质，如果身体出现了问题，脾就会履行“谏议”之职，向“君主之官”心脏汇报身体发生的变化，所以脾又被称为“谏议之官”。

认识我们的脾脏

脾呈扁椭圆形，暗红色，质软而脆。脾位于腹腔的左上方，左季肋区胃底与膈之间，恰与第 9~11 肋相对，其长轴与第 10 肋一致。

脾脏的功能有哪些

脾主运化，脾气强健是关键：运，转输、运送之意；化，消化、变化之意。一是把水谷（食物）化为精微，并将精微物质转输至全身；二是运化水液，即脾对水液有吸收、转输和布散的作用。脾的运化功能，全赖于脾气，只有在脾气强健的情况下，水谷精微才得以正常地消化吸收，为化生精、气、血、津液提供足够的养料，从而使人体各部位得到充分的营养，以维持正常的生理功能。只有脾气强健，运化水液的功能正常发挥，才能防止水液在体内不正常的停滞，亦防止了湿、痰等病理产物的产生。

脾主肌肉，使人健康而有活力：肌肉的营养全靠脾运化水谷精微至四肢百骸、脏腑经络而得。脾气健运，肌肉才能丰满、发达、健壮。假如脾脏功能弱，人的肌肉就会出现问题，比如出现肌肉无力症状或者重症肌无力等。

人到了老年，由于精气衰弱、脾气渐亏、肌肉无力，就易出现“三角眼”，这就是脾气虚弱导致的。所以，老年人要注意保养脾脏，可以延缓衰老速度。

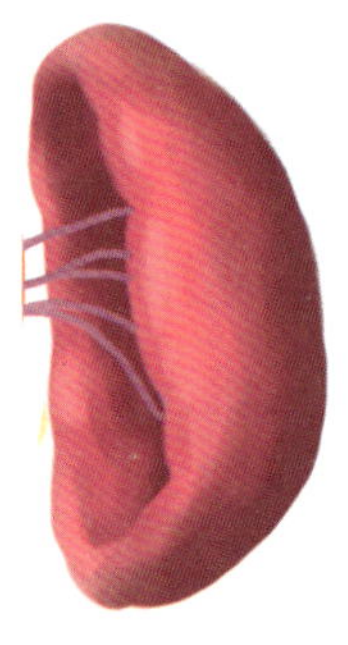

人体脾脏示意图

脾有将食物转化成为气血的作用。若脾出毛病，气血化生就会不足，人的生命活力也会下降，甚至使人的寿命缩短，所以养好脾是至关重要的。

脾统血，使血液在经脉中不溢出：统是统摄的意思，脾统血而不外溢，使血液在经脉之中流行，防止溢出脉外。这离不开脾气的作用，脾气统摄血液，实际上是气固摄作用的体现。脾气虚衰者，可见食少腹胀、少气懒言、四肢乏力、面色无华、形体消瘦或者浮肿等症状，还可能出现内脏下垂及各种失血或者失精症状。

中医认为“有形之血难以速生，无形之气乃当急固”，所以古时有大出血的患者时，在没有输血的条件下，就用上等的人参加水煎成浓汁喂入患者体内，补无形之气，摄有形之血，这便是中医中很有名的独参汤。即便是现在，中医治疗各种出血病症时，凡是虚证者也是会采取这种健脾补气之法来抑制出血。

小知识大健康

便秘和脾有关系

便秘是亚健康人群的常见症状，尤其是那些久坐少动、长期以荤食为主并经常饮酒的人。中医认为，便秘与阴血不足、脾气无力等有一定关系。

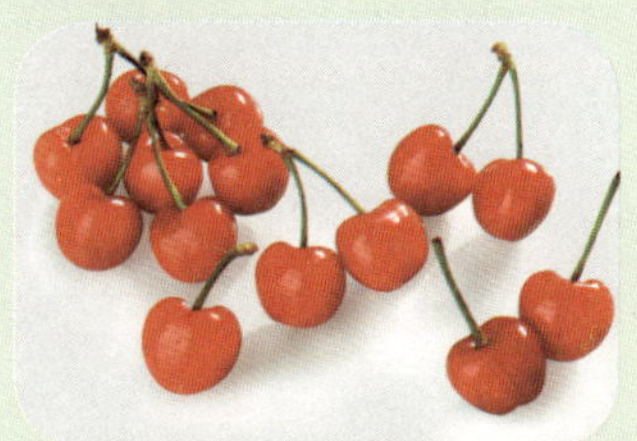

平时多吃些养血补气的食物，如樱桃，番茄等，有利于全身气血通畅，从而改善便秘。

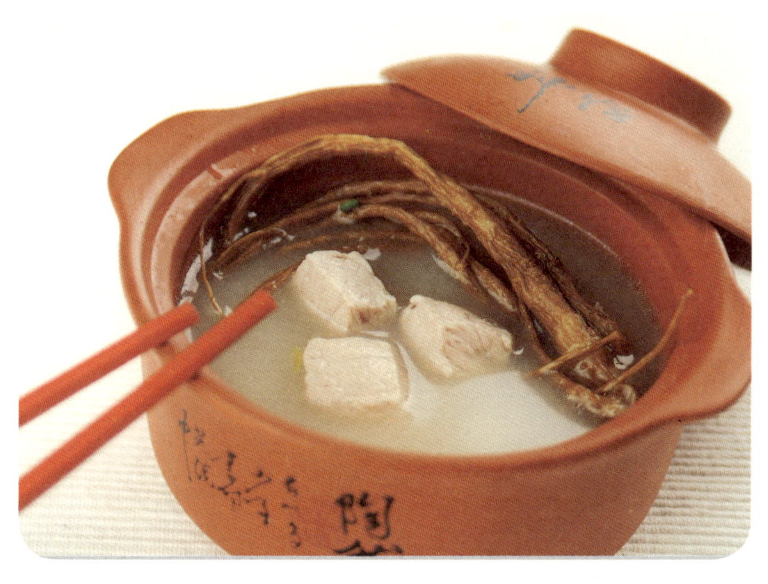

用上等人参煎成的独参汤，主要用于治疗气虚欲脱之症。在养生保健方面，宜小剂量服用。

小知识大健康

为什么肺易受侵袭

肺为娇脏，肺位最高，与外界相通，温邪外侵，首先被犯；肺又外合皮毛，风寒燥湿外袭，皮毛受邪，亦内合于肺。故肺为诸邪易侵之脏，邪必先伤。无论外感、内伤或其他脏腑病变，皆可病及于肺而发生咳嗽、气喘、咯血、失音、肺痨、肺痿等病症。娇嫩之肺一旦被邪侵犯，治疗当以“治上焦如羽，非轻不举”为法则，用药以轻清、宣散为贵，过寒、过热、过润、过燥之剂皆不宜。

肺，是相傅之官

《黄帝内经》中记载“肺者，相傅之官，治节出焉”。傅，为辅助的意思；相，即宰相，就是把肺比作朝廷中的宰相，辅佐君主。

认识我们的肺脏

人体的呼吸系统由呼吸道（包括鼻腔、咽喉、气管、支气管）和肺组成，其中最主要的呼吸器官是肺。从生理解剖学的角度来看，肺分为左肺和右肺。左肺看起来比较狭长，包括上、下两叶；右肺比较短粗，分为上、中、下三叶。健康的肺像海绵，柔软、富有弹性，里面充满了空气。

肺脏的功能有哪些

肺主气，司呼吸，决定人的呼吸质量：人的呼吸功能主要由肺掌管。在肺的作用下，人可以从自然界中吸进新鲜空气，呼出二氧化碳，保证了人体氧气的供应，使生命活动得以维持，体内气体实现交换，内环境得以改善。若肺功能异常，会出现呼吸不畅、咳嗽、气喘等症状。平时需要重视养肺，增强肺主呼吸的功能。

肺主肃降，能肃降和宣发气机和体液：肺肃降和宣发气机。肺是气循环的重要场所，它既可以把人的气机肃降到全身，也可以呼出体内浊气。此外，肺气的肃降，还可以促进大肠的传导，推动食物代谢后产生的糟粕下行排泄。

肺还能够肃降和宣发体液。中医认为“肺主行水”“肺为水之上源”，意思就是在肺气的肃降作用下，将体内的水液不断地向下输送，经过肾与膀胱的气化作用，生成尿液排出体外，以维持体内水液代谢的平衡。

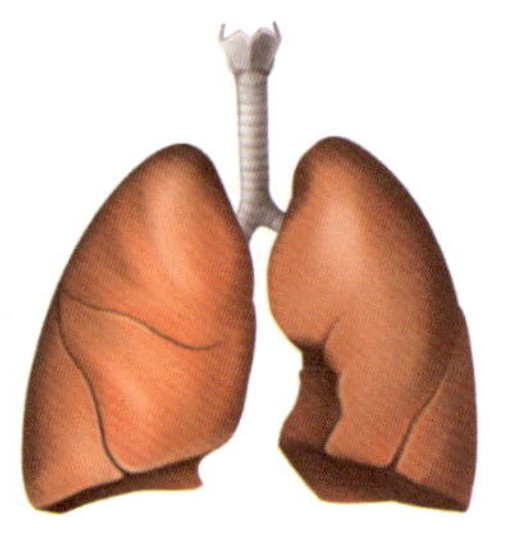

人体肺脏示意图

肺主皮毛，所以皮肤的好坏与肺有关。想要皮肤好就要养好肺。肺气充足，皮肤就会变得润泽光滑；反之就会变得粗糙无光。

肺主皮毛，能宣发气血，滋养皮毛：肺能宣发气血、津液，使肌肤、毛发都能获得充分的滋养，从而使肌肤白皙光滑、毛发柔顺。肺宣发卫气，运行于皮肤、肌肉之间，不仅可以温养肌肉、皮肤、腠理，还能开阖汗孔、护卫肌表，是人体抵御外邪入侵的第一道自然屏障。

肺朝百脉，排出体内浊气：“朝”有“朝会”的意思，肺朝百脉指的是全身的血液都通过经脉汇聚于肺，利用肺的呼吸作用将含有清气的血液通过经脉输送到全身。

肺主治节，使身体和谐健康：肺可以起到治理调节的作用，维护身体和谐、健康的状态。肺主治节的生理功能主要体现在调理呼吸运动、全身气机、血液循环以及津液代谢四个方面。肺的生理功能对人体来说具有重要作用。肺好，人就呼吸顺畅，体内的毒素少，气色也好。

小知识大健康

痰是如何产生的

痰液，是气管壁分泌的有用物质，能润滑气管，常混合有脱落的细胞组织及空气中的微尘颗粒。当痰液聚集得较多时，身体就将它作为异物排出体外，就形成了痰。生病时，气管壁会分泌更多的痰。

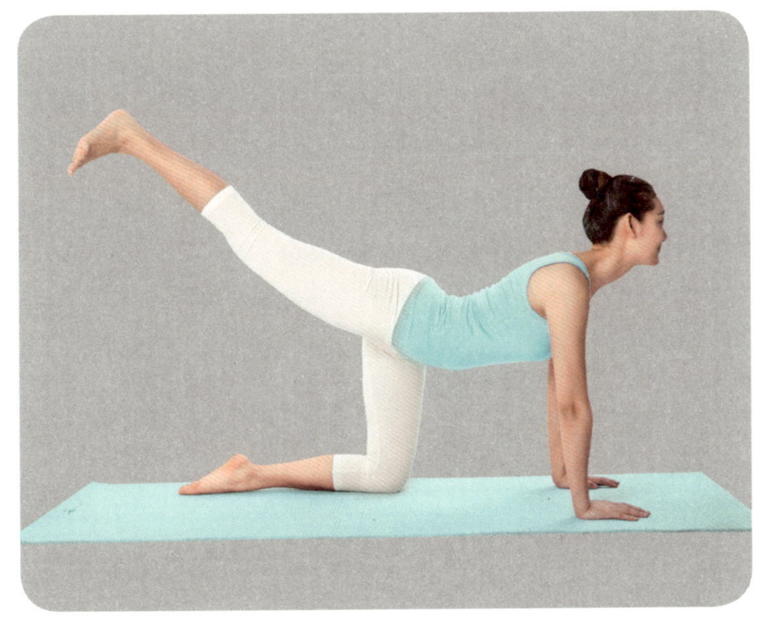

可适当运动，有助排出体内废气，起到养肺的作用。

小知识大健康

只有一个肾人能活吗

能，肾脏主要是用于维持体内水分的平衡，排出过剩的水分、代谢废物和有害物质。如果切除了单侧肾脏后，另一侧肾的排泄和调节功能依然能保持正常，人就可以正常生活。但须注意，不要服用对肾脏有损害的药物，避免剧烈运动及过多的饮水，以免加重肾脏负担。

肾，是作强之官

肾是一个人的“本”。《黄帝内经》中记载：“夫精者，生之本也。”肾精不仅能决定先天身体状况，也能决定后天身体强弱和寿命长短，有“作强之官”之称。

认识我们的肾脏

肾脏位于人体脊柱两侧，腰中部位置，是一对蚕豆状、拳头大小的器官。肾脏就像是一座 24 小时不停工作的“清洗工厂”，它通过输尿管与膀胱相连，每天必做的工作是滤洗血液，排出身体里的废物和多余的水分，形成尿液。输尿管负责把尿液从肾脏运送到膀胱，膀胱储存尿液，每到一定时候就把它们排出体外。

肾脏的功能有哪些

人的生命形成需要先天之精：中医认为“肾藏精”。肾中所藏的精，一部分是生殖之精，一部分是对身体具有滋养作用的精华物质，如气、血、津液等。生命由先天之精所孕，靠后天之精源源不断地进行补充。先天之精来源于父母，后天之精由自身脾胃所化生。若先天肾虚，会影响到生育的基本功能。

人体生长、发育由肾气决定：人体的生长发育，离不开肾气的催化、推动作用。对此，《黄帝内经》里面也有相关论述，如“女子七岁肾气盛，齿更发长；二七而天癸至，任脉通……”，这段话所表述的意思为，在肾气的作用下，女子七岁的时候开始换牙，头发也逐渐开始茂盛；随着肾气的逐渐充盈，十四岁有了月经，筋骨也强壮起来。若肾气虚，小孩子会出现发育迟缓、手足发软、站立行走较迟等典型症状。

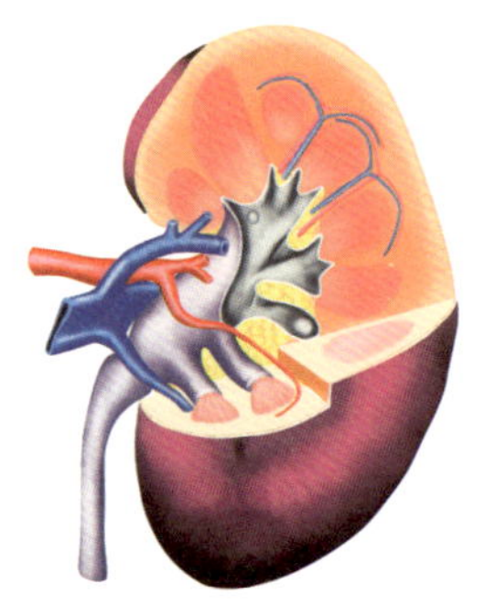

人体肾脏示意图

肾是一个人的“本”，不管是想维持容貌之美，还是想少患疾病、益寿延年，都需要养护好肾。

肾主水，调节体内水液的潴留、分布与排泄：肾主水是指肾具有主持和调节人体水液代谢的功能。在正常情况下，人体将含有营养成分的“清者”敷布周身，将含有代谢废物的“浊者”化为汗与尿液排出体外。肾主水作用的发挥，主要靠肾阳的蒸化作用。肾阳蒸化水液，使水能气化，又能使气聚而为水，以利于水液在体内的布散和排泄。

肾主纳气，摄纳肺所吸收的清气：俗话说“人活一口气”，这个气指的就是呼吸。呼吸对人体十分重要。在中医看来，呼吸是生命活动的一种体现。

人的呼吸虽然是由肺所主，但呼吸的过程离不开肾的参与。肺主呼气，肾主纳气，肺所接收的气最后都要下达到肾，使呼吸运动保持平稳和深沉。

肾主骨，藏精生髓：肾藏精，精能生髓，髓能养骨。肾中精气充盈，骨骼得到骨髓的滋养而坚固有力，牙齿也坚固不易脱落。当人衰老时，肾精随之衰减，不足以养骨，就可能出现骨质增生、骨质疏松等病症。

小知识大健康

注意补充肾精

肾精充足与否，取决于后天的耗损状况。在人成长过程中不仅要在肾脏这座生命的银行里“存款”，同时也要节约使用，不要过度损耗，否则人就会早衰，寿命也会缩短。中医认为，精能生血，血也能生精，精血之间的相互补充，能保证身体里面的精血都比较充足。若是劳累过度也会导致肾精过度支出。支出与后天的补充失衡了，肾精的储备就会越来越呈现出不足之态。所以，支出后别忘记及时补充，以保证肾精时刻充足。

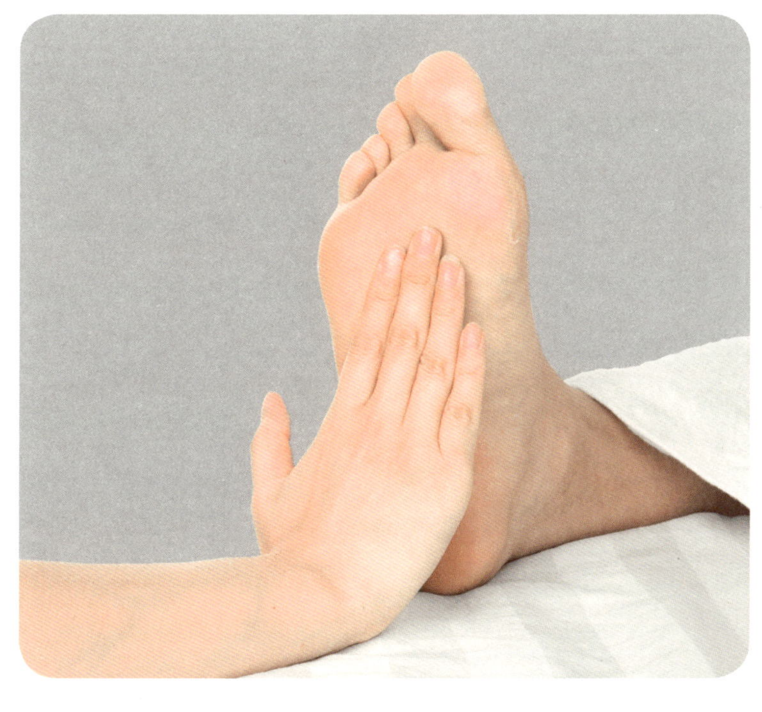

每天按摩脚底的涌泉穴，长期坚持，有强肾补肾的功效。

小知识大健康

胰脏属于五脏吗

胰脏是西医的脏器名称，其功能在中医中可以归为脾脏。胰脏是人体的第二大消化器官，主要用于生产消化液。胰脏又细又长，像一把勺子，颜色呈深黄色。胰液是胰腺的分泌物，是无色透明的碱性液体，具有很强的消化能力，可以很轻松地将蛋白质、淀粉和脂肪分解掉。

五脏协调人不老

只有五脏之间相互配合，气血、津液才能正常生成，正常流动，并且发挥滋养作用，人才能有良好的精神状态，身强体健。那么，五脏之间是如何协调工作的呢？

心为其他脏器提供营养

心就是身体里面的血液调度官，通过对血液的调度，使肝能有血所藏，使血能顺利到达各个脏器，发挥滋养作用。

肝影响其他脏器安危

肝藏血，肾藏精。肝中所藏的血能滋养肾脏，补充耗损的肾精，肝血不足可引起肾精亏损。腰膝酸疼、遗精、耳鸣、目眩、头晕及眼干涩等症状就是精血不足的表现。另外，肝是负责藏血的，心主要负责行血，血液的循行需要心、肝共同配合来完成。肝中血足，心才能完成行血的功能；心行血的功能正常，才能保证肝有血所藏。两者中任何一个脏器的生理功能出现问题，都会影响到另一个脏器。心悸、失眠、视物昏花、月经少、急躁易怒则为典型的心肝同病的症状表现。

肝不仅藏血，还负责疏泄，正是在肝脏的疏泄功能下，气才不会郁结。气不郁结，则血不瘀滞，也能保证脾的升降运化功能正常。

肝、肺彼此影响，通力合作，一身之气的循行没有阻碍，才能充分发挥滋养功效。

脾能滋养其他脏器

脾的功能好，则身体强壮；若是脾虚，则身体虚弱。这与脾生成气血、运行气血有关。气血又是滋养脏腑、肌肉、毛发必不可少的基本物质。其他脏腑也正是享受了脾的滋养，才能有动力各司其职，否则就会功能不足，出现健康问题。

肺能为其他脏器提供清新环境

肺主要负责清气的生成、浊气的排出，为其他脏器提供一个清新的环境。因为气本身也是其他脏器正常运行少不了的营养物质，所以肺在除旧换新的过程中，也在为其他脏器提供营养支持。

肾滋养心肝脾，与肺配合完成呼吸工作

肾是身体当中精华物质的储备者，肾精能转化成血液，可维持肝藏血、心行血的功能。如果肾精供应不足，这一功能就得不到维系，则会导致血亏。

肾与肝、心配合，完成了对血的支配功能，与肺的配合则直接影响呼吸状况。“肺主气，司呼吸”，肺负责完成呼气与吸气的过程；而“肾主纳气”，肾负责呼吸的深度，使呼吸不过于表浅；正因为如此，才有“肺为气之主，肾为气之根”的说法。若是肺和肾相互配合失常，就会导致呼吸加快、急促，甚至出现呼吸系统疾病。

小知识大健康

胰腺能把五脏消化吗

不能，胰腺可以产生具有极强消化能力的消化液，但为什么我们自身的内脏不会被消化液消化掉呢？这是因为这些消化液在胰腺内部是不具有分解破坏能力的。但是当它们进入十二指肠以后，就开始了强大的消化工作。所以说在身体健康的情况下，我们的内脏是不会受到损伤的。

五脏协调，健康长寿

虽然各脏器主要负责的工作不同，诸如肺主要负责呼吸，肝主要负责藏血、疏泄，肾主要负责藏精，心主要负责行血，脾主要负责生血，但是它们彼此之间相互辅助，最终才能使气血得行，身体得养，保持健康体魄。

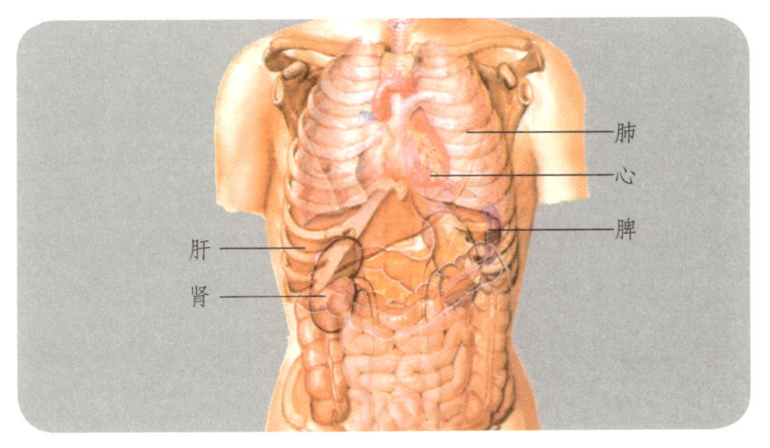

人体五脏示意图

心、肝、脾、肺、肾五脏的功能各有侧重，各脏所存储的精气也各不相同，所以保养五脏时，绝不可一概而论，而应当辨脏施养，五脏协调人才会健康。

五脏主内，六腑主外

六腑分别为胆、胃、小肠、大肠、膀胱、三焦。脏腑是一一对应、互为表里的。心和小肠是一对，肝和胆是一对，脾和胃是一对，肺和大肠是一对，肾和膀胱是一对。从功能上看，脏主内、腑主外，五脏主要负责化生和贮藏精气，六腑主要负责接收、盛放、转化食物中的水谷精微及糟粕。

小肠

心与小肠互为表里

心与小肠互为表里，心为里，小肠为表，心之阳气下降于小肠，帮助小肠区别食物中的精华和糟粕。如果心火过盛，会移热于小肠，出现小便短赤、灼痛、尿血等症状，反之，小肠有热，也会引起心火亢盛，出现心中烦热、面红、口舌生疮等症状。

认识我们的小肠

小肠在体内位于腹中，上接幽门与胃相通，下接阑门与大肠相通，是一个较长的管状器官。小肠又细又长，是消化管道中最长的一段，主要用于消化吸收营养物质。成人的小肠长达 6~7 米。

小肠的功能有哪些

主受盛、主化物：受盛，以器盛物之意；化物，变化、消化、化生之谓。小肠盛受了由胃腑下移而来的初步消化的食物，起到容器的作用，即受盛作用。经胃初步消化的食物，在小肠内必须停留一定的时间，由小肠对其进一步消化和吸收，将水谷化为可以被机体利用的营养物质，精微由此而出，糟粕由此下输于大肠，即化物作用。

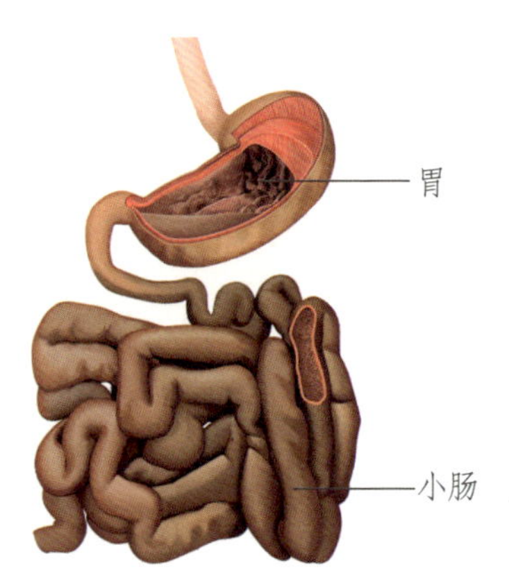

人体小肠示意图

主分清泌浊：分，即分别；清，即精微物质；泌，即分泌；浊，即代谢产物。分清泌浊指小肠对承受胃初步消化的饮食物，在进一步消化的同时，并随之进行分别水谷精微和代谢产物的过程。分清，就是将饮食物中的精华部分，包括饮品化生的津液和食物化生的精微，进行吸收，再通过脾之升清散精的作用，上输心肺，输布全身，供给营养。泌浊，则体现为两个方面：其一，是将饮食物的残渣糟粕，通过阑门传送到大肠，形成粪便，经肛门排出体外；其二，是将剩余的水分经肾脏气化作用渗入膀胱，形成尿液，经尿道排出体外。

胆

肝与胆互为表里

胆汁的化生、排泄由肝的疏泄功能来调节。若肝的疏泄功能失常，会影响胆汁的分泌和排泄。反之，胆囊功能失常，亦会影响肝的疏泄。

认识我们的胆

胆在人的右上腹，肝脏的下缘，附着在肝脏的胆囊窝里，借助胆囊管与胆总管相通。胆呈梨形，成年人的胆囊长4~9厘米，宽3~5厘米，可以容纳30~60毫升液体。

胆的功能有哪些

贮藏并排泄胆汁：肝生成胆汁是不间断的，而胆汁排泄到小肠是间断性的，于是胆就担负着贮存胆汁的功能，以调节胆汁生成和排泄之间的关系。由于胆汁对消化食物有特殊作用，所以若胆汁排泄不畅，会影响到消化功能，使人产生食欲减退、厌食油腻、腹胀、大便秘结或腹泻等症。

胆主决断，抵抗外邪：胆在精神意识思维活动过程中，具有判断事物、作出决定的作用。对防御和消除某些精神刺激（如突然受惊吓）的不良影响以维持和控制人体气血的正常运行，促使脏腑功能相互协调等起有重要的作用。比如胆气怯弱者，可因惊恐致病；胆气壮者，可以不受特别大的影响。

小知识大健康

肝胆相照

我们常用“肝胆相照”来形容两人亲密无间，互相扶持。从医学角度讲，肝与胆确实是一对“荣辱与共”的器官。在健康状态下，肝、胆“一荣俱荣”；在疾病状态下，会表现为“一损俱损”，因此临床上也有“肝胆同病”的说法。

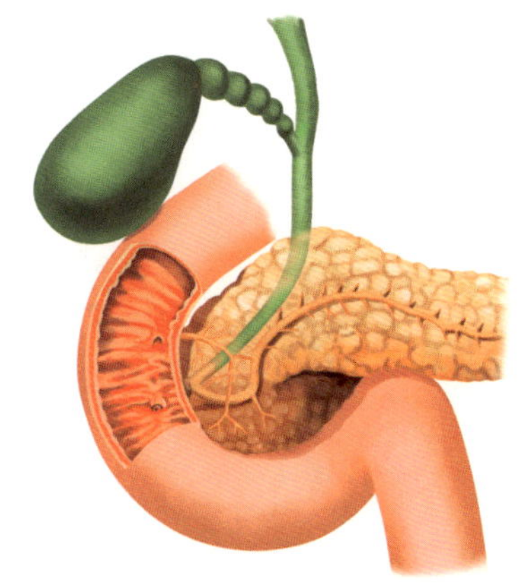

人体胆示意图

小知识大健康

胃酸的作用

胃需要靠分泌液体来消化食物，而胃液中的盐酸就是我们所说的胃酸。胃酸作用很多，比如它可以消灭食物中含有的绝大多数细菌和微生物，还有助于人体对铁、钙等营养物质的吸收，对人体非常重要。但如果胃酸分泌过多，就会伤及内脏。

胃

脾与胃互为表里

胃主受纳和腐熟水谷，脾主运化水谷，脾与胃相互依赖、分工合作，共同完成食物的消化。脾和胃是相互照应、互为表里的，胃出现了病症就会伤及脾，脾有问题也会影响胃。

认识我们的胃

胃位于上腹部，是人体重要的消化器官，像一个有弹性的口袋，上端连着食管，下端接十二指肠，连接食管的入口处称为贲门，接入十二指肠的出口处叫幽门，食物通过食管进入胃里。

胃的功能有哪些

接受和容纳食物：食物入口，经过食道，容纳于胃。胃不仅能容纳食物，它还有主动摄入的功能。胃之所以能主动摄入，是依赖于胃气的作用，胃气使饮食下行，食物下行则胃空，胃空则能受饮食，因此使人产生食欲。

初步消化食物：胃接受饮食后，依靠胃的腐熟作用，进行初步消化，将食物变成食糜，成为更易于转运吸收的状态。

分泌功能：通过胃的蠕动及胃酸、胃蛋白酶的分泌等对食物进行机械和化学消化。

防御功能：胃的黏膜屏障、胃酸以及淋巴组织等，可防止病原微生物及异物的侵入。

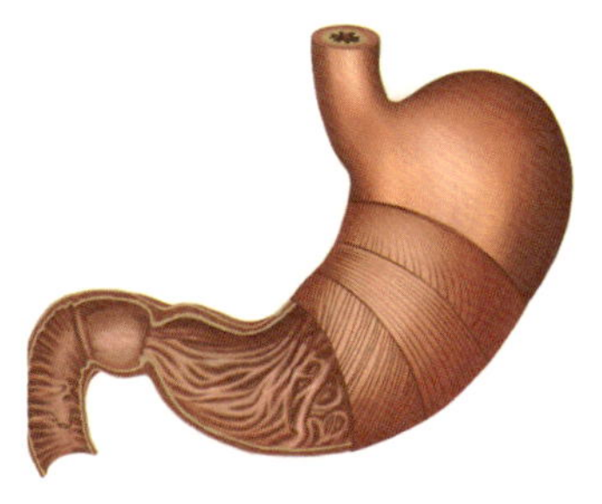

人体胃示意图

大肠

肺与大肠互为表里

肺主肃降，通调水道，下输膀胱，保持小便通利。大肠的主要功能是吸收水分，排泄糟粕。肺与大肠构成表里关系，因为大肠的传导有赖于肺气的肃降，肺气肃降则大便传导如常，粪便排出通畅。若大肠积滞不通，反过来也影响肺气的肃降。

认识我们的大肠

大肠是人体消化系统的重要组成部分，位于消化道的下段。大肠倒挂在腹腔内，像一根特大的 U 型马蹄铁，成人的大肠全长约 1.5 米，起自回肠，包括盲肠、阑尾、结肠、直肠和肛管。

大肠的功能有哪些

大肠传导糟粕、排泄大便：大肠接受小肠下移的饮食残渣，使之形成粪便，经肛门排出体外，属整个消化过程的最后阶段。若大肠传导失常，就会出现大便质和量的变化和排便次数的改变。

吸收津液，补充机体所需之水：大肠接受由小肠下注的食物残渣和剩余水分之后，还会将部分水液重新再吸收，参与调节体内水液代谢。若大肠虚寒，无力吸收水分，则水谷杂下，出现肠鸣、腹痛、泄泻等。若大肠实热，消烁水分，则肠液干枯，肠道失润，又会出现大便秘结不通之症。

小知识大健康

阑尾与大肠的关系

阑尾是组成大肠的一部分，在盲肠上悬挂着一段类似于蚯蚓的细长弯曲的管状物，就是阑尾。阑尾是人体的一个淋巴器官，具有一定的免疫功能。

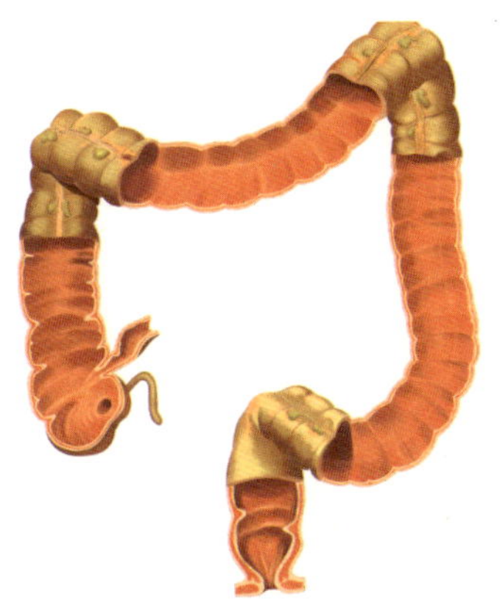

人体大肠示意图

小知识大健康

为什么尿液略带黄色

人体的尿液中除了含有大量的水分外，还有一小部分的固体成分。固体成分中含有尿素、肌酐、尿酸、尿胆素和氨等。尿液之所以是黄色的，正是因为尿液里含有尿胆素。当尿液呈浓茶色或酱油色时，需警惕是否由患病引起。

膀胱

肾与膀胱互为表里

肾左右各一，与膀胱互为表里。肾气充足，尿液可以贮存在膀胱一段时间再排出体外；肾气虚而不能固摄时，就会出现小便频繁、遗尿或失禁等。

认识我们的膀胱

膀胱是暂时储存尿液的肌性囊状器官。上连输尿管，下接尿道，位于小骨盆腔内；前为耻骨联合，后方男性为精囊腺、输精管和直肠，女性为子宫和阴道。膀胱的形状、大小和壁的厚薄随所贮存的尿量而变。

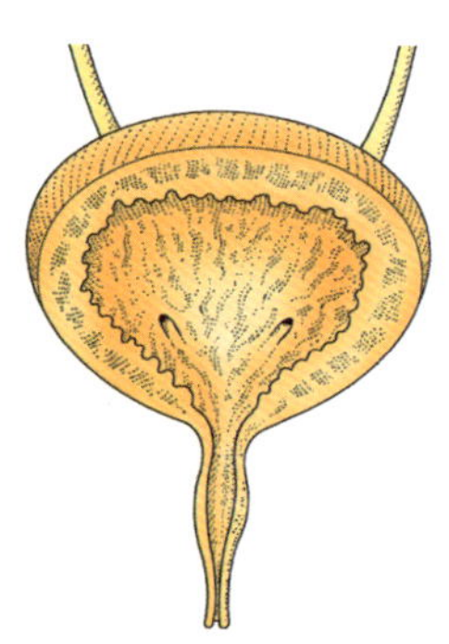

人体膀胱示意图

膀胱的功能有哪些

贮存尿液： 人体的津液会通过肺、脾、肾等脏器的作用，布散全身，发挥其滋养濡润机体的作用。人体代谢后的浊液会下归于肾，经肾气的蒸化作用升清降浊，清液回流体内，重新参与水液代谢，浊液下输于膀胱，变成尿液，由膀胱贮存。

排泄尿液： 膀胱中尿液的按时排泄，由肾气及膀胱之气的激发和固摄作用调节。肾气与膀胱之气的作用协调，则膀胱开合有度，尿液可以及时地排出体外。

三焦

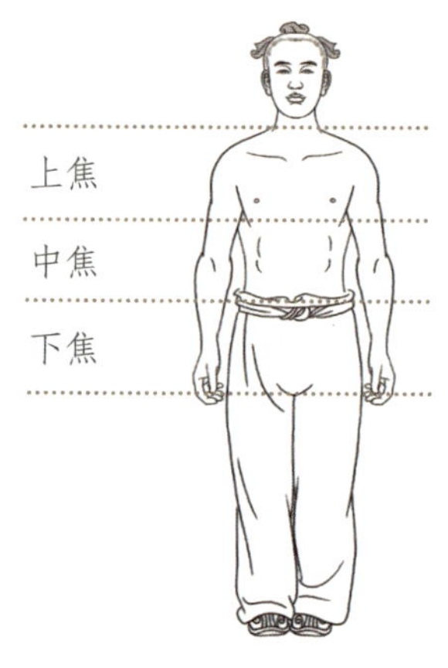

人体三焦示意图

三焦的生理结构

三焦也是人体六腑之一。三焦不是一个独立的器官，而是指人体部位的划分，即横膈以上为上焦，包括心、肺；横膈以下到脐为中焦，包括脾与胃；脐以下到二阴为下焦，包括肝[①]、肾、大小肠、膀胱等。

①：肝脏，按其部位来说应划归中焦，但因它与肾关系密切，故将肝和肾一同划归下焦。

三焦的功能

三焦的生理功能主要通行元气、疏通水道、运行水谷。这些生理功能，实际上是肺脏宣发卫气、散布津液，脾胃运化，肾与膀胱调节水液和排尿液等几个脏腑生理功能的综合，而不是指单一脏腑的功能。

> **小知识大健康**
>
> **什么是脏腑功能失调**
>
> 脏腑功能失调是指机体内脏腑器官的功能出现不协调，表现为过强或者不足的状态。脏腑功能失调也指五脏和六腑之间出现功能的异常，比如心肝火旺、肝郁犯脾、心脾不调等，是中医对于疾病认识的一种概括。中医治疗脏腑失调就是要调和阴阳，即把机体的脏腑功能恢复到正常，这样疾病就会随之而去。

六腑协调更健康

六腑的生理特性是受盛和传化水谷，具有通降下行的特性。《黄帝内经》有云:“六腑者，传化物而不藏，故实而不能满也。所以然者，水谷入口，则胃实而肠虚。食下，则肠实而胃虚。”每一腑都必须适时排空其内容物，才能保持六腑通畅，功能协调。

六腑传导化物关系

饮食入胃，经过胃的腐熟和初步消化，使成为食糜的水谷下传于小肠，通过小肠进一步消化，分清泌浊，其清者为水谷的精微，由小肠吸收以营养全身；其中的津液之余通过三焦运行到膀胱，渗入膀胱的水液经过气化作用变化为尿液排出体外；其中的糟粕下达于大肠，经过燥化与传导的作用变为粪便，由肛门排出体外。此外，在食物的消化、吸收和排泄的过程中，离不开胆输送胆汁以助消化，三焦敷布元气，以通水道。

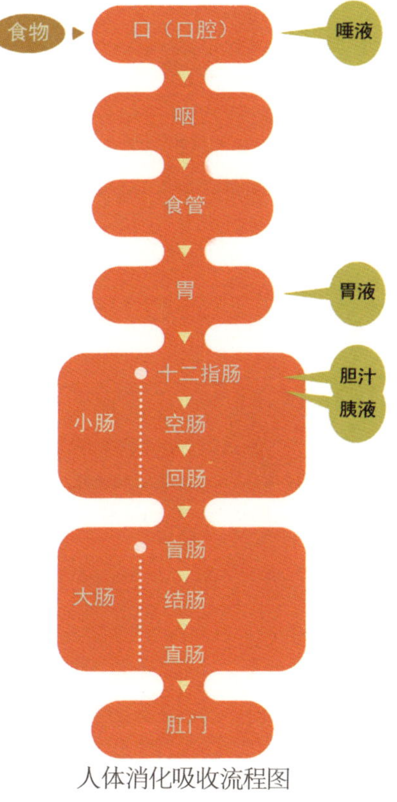

人体消化吸收流程图

如何在生活中调养五脏

饮食调养

五色食物

中医认为，自然界中的五色食物是与人体五脏相匹配的，即绿色食物益肝、红色食物养心、黄色食物健脾、白色食物润肺、黑色食物补肾。因此，我们可以根据身体需要选择适当进食对应颜色的食物①。

辨食物颜色补五脏

五色食物	对应五脏	常见五色食物
绿色食物	绿色食物益肝，在人体内常扮演着“清道夫”“守护神”的角色，有一定清热、疏肝的作用	绿豆、菠菜、西蓝花、韭菜、油菜、空心菜、苦瓜等
红色食物	红色食物养心，富含铁元素，可益气补血、增强免疫力	红豆、花生、大枣、番茄、山楂、草莓等
黄色食物	黄色食物健脾，可健脾和胃、助消化、促代谢	黄豆、南瓜、苹果、蛋黄、小米、玉米等
白色食物	白色食物润肺，具有益气行气、止咳利咽的作用	冬瓜、梨、白萝卜、银耳、百合、茭白、莲藕、山药等
黑色食物	黑色食物补肾，滋阴补肾、健脑益智、抗衰老的功效较为明显	黑豆、黑芝麻、木耳、黑米、乌鸡等

①：五色食物对应五脏，这并不是绝对的，不是所有对应颜色的食物都具有相应的食疗作用。

五味食物

五味是指酸、苦、甘、辛、咸这五种味道。酸味食物入肝、辛味食物入肺、苦味食物入心、咸味食物入肾、甘味食物入脾，不同味道的食物或药物有着各自的侧重点。当然，饮食中五味若是过偏过重，也会引发疾病。酸味太过容易造成肝气太旺，从而克制脾胃功能；苦味太过很容易造成心气太旺，而克制肺气；甘味太过很容易造成脾胃过旺，而克制肾气；辛味太过容易造成肺气过盛，而克制肝气；咸味过多很容易造成肾气过盛，而克制心气。

品食物味道调五脏

五味食物	对应五脏	常见五味食物
酸味食物	酸味入肝，具有保护肝脏、收敛、固涩等作用；有增强人的消化功能和降血压、软化血管的功效	乌梅、石榴、番茄、山楂、橙子、杏、李子、柚子等
苦味食物	苦味入心，具有清热降火、燥湿通泄等作用，自古就有“良药苦口利于心”的说法	陈皮、苦杏仁、苦瓜、莲子心、白果、桃仁、香椿等
甘味食物	甘味入脾，具有补养气血、缓急润燥等作用	大枣、板栗、白菜、山药等
辛味食物	辛味入肺，有发汗解表、理气行气、通血脉的功效	葱、蒜、姜、花椒、白萝卜、韭菜、洋葱、白芥子、辣椒等
咸味食物	咸味入肾，具有泻下、软坚、散结、滋养肾阴等作用	海带、紫菜、海蜇、墨鱼、牡蛎、虾皮、螃蟹等

运动调养

顺应四时运动

《黄帝内经》中说："智者之养生也，必顺四时而适寒暑。"就是说养生要顺应四季阴阳的变化规律，根据四季寒温的不同情况安排养生活动。当然，运动养生也不例外，依据四季气候的不同特点进行特定的运动才有益于养生。

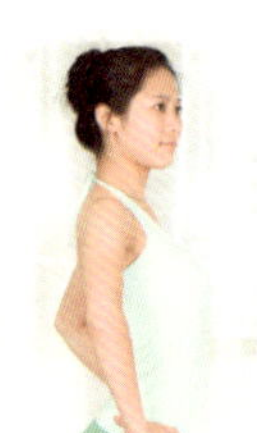

春天运动以轻柔为主

人们常说一年之计始于春，春天不但在时间上是一年的开始，从人体的生理变化上来看，也像是重获新生。春天阳气开始旺盛，身体各方面机能也一改冬天的沉寂，开始活跃起来了。

春天人体不只是血液运行加快，排泄器官也开始加紧工作，各器官、组织和细胞的活动逐渐旺盛起来。为了顺应这种变化，春天的运动要选择轻柔缓和的项目，通过舒缓的活动助长阳气的生发。适合这一季节的运动有散步、体操、慢跑、郊游、爬山等，运动的原则是充分活动而不出大汗。运动最好在户外进行，可以感受大自然的勃然生机，对养生也很有益处。

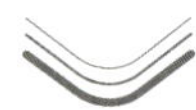

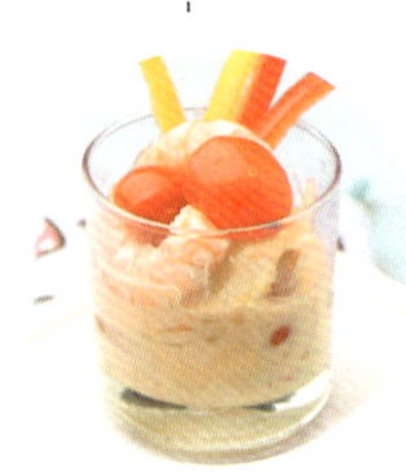

夏天运动可稍剧烈

夏天是阳气极盛之时，此时剧烈的运动能助长阳气。因此，根据顺时养生的原则，夏季进行比较剧烈的运动是很合适的。同时，夏季身体组织器官在高效运作，身体机能达到了一年中较佳的状态，也为我们进行剧烈运动奠定了基础。

夏季运动不要在烈日下进行，要注意勤补水分，阳得阴助，才不致因阳气独亢而影响健康。夏天运动的时候，人体能量消耗很大，运动时要控制好强度，要在身体承受范围内。运动后切记不要喝冷饮，喝杯温热的淡盐水有益健康。

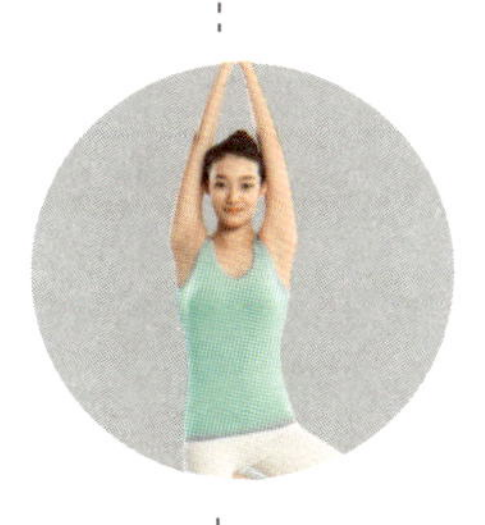

秋天运动应平缓

秋季天高气爽，许多人认为是锻炼的好季节。其实，秋天阳气转衰，机体气机开始由升发转为收敛。为顺应这一变化，夏天里的剧烈运动就应渐渐减少，而代之以轻松平缓、活动量不大的项目。运动量要越来越少才好，不宜出汗过多，以免损耗阳气。比较适宜秋天的运动有瑜伽、登高等。

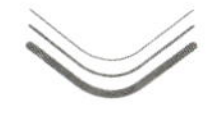

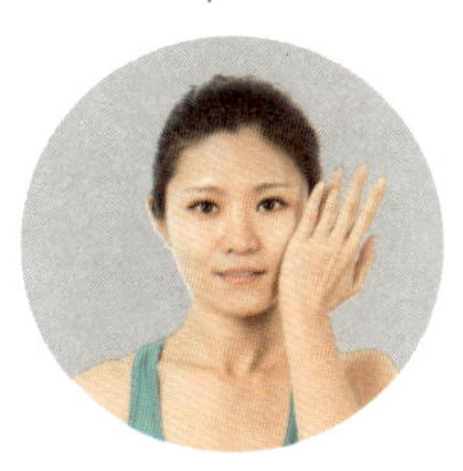

冬天运动注意适度

冬天运动的时候，以微有汗出为宜，少有气短、肌肉酸痛，才能够调节代谢，改善心肺功能，提高机体的抗病能力。冬天气温低，体表血管遇冷会收缩，血流缓慢，韧带的弹性和关节的灵活性很低，极易发生运动损伤。锻炼前，一定要做好充分的准备活动。准备活动可采用擦面、拍打全身肌肉、活动胳膊和下蹲等，调动机体各部位的机能活动，提高中枢神经系统的兴奋性和反应能力，以免突然运动发生意外。

生活小提示

运动注意事项

注意选择适合的运动地点，日出前不要到绿树丛中运动，因为绿色植物在夜间释放出的二氧化碳较多，对人体有害。穿衣要适中，鞋子宜柔软轻便，运动前要充分热身。运动之后如果出汗较多，应及时擦干身上的汗水，换上干爽的衣服。

生活小提示

缓解眼疲劳方法

眼睛长时间盯着某一处，会产生酸涩、疲劳、模糊之感，所以平时学习、工作之余要注意让眼睛休息一会儿，或眺望远方绿色植物，或闭眼休息片刻，以缓解眼睛疲劳。

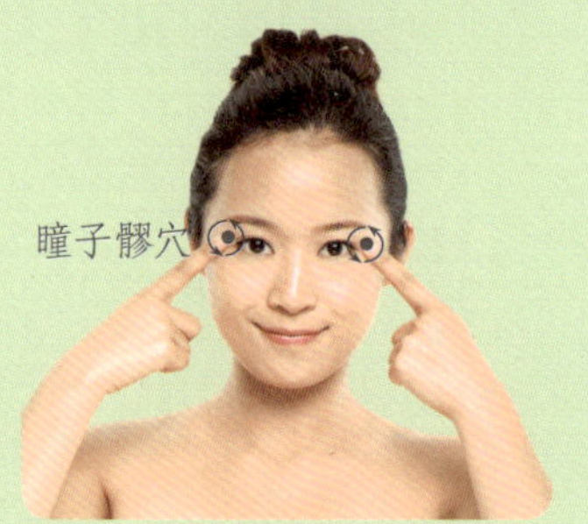

每天用手指按摩位于眼眶外侧缘的瞳子髎穴，有缓解眼疲劳的功效。

适度运动

运动养生关键的一点就是“度”，意思是运动要量力而为，积极运动但不要过于疲乏。《黄帝内经》定义了“五劳所伤”，即“久视伤血、久卧伤气、久坐伤肉、久立伤骨、久行伤筋”。其中，“久卧”“久坐”等过度的安逸行为其实危害很大，从根本上来说与过劳并没有什么不同。

视有度，久视伤血

中医认为，眼睛是肝的外窍，眼睛是否水灵，是否视物清楚，需要肝来提供动力支持。久视伤血，减少用眼时间，就是减少对肝血的耗损。

对于上班族而言，盯着电脑的时间长，不妨每隔 1 小时闭上眼睛休息一下。尤其是中老年人，若是想让眼睛的状态更好，让视物清晰、眼睛不干涩，就应注意减少用眼的时间，使眼睛得到充分的滋养。

卧有度，久卧伤气

医书中记载“惟是闲人多生此（气滞）病”，这是因为闲散时大多坐着、躺着，致使经脉不畅，气血凝滞不行，不仅肢体筋肉关窍之气渐趋衰弱，还会累及各脏腑之气，导致气的散乱，引起精神萎靡、身倦乏力；或食少纳呆、食欲缺乏；或动则心悸、气短、汗出等。

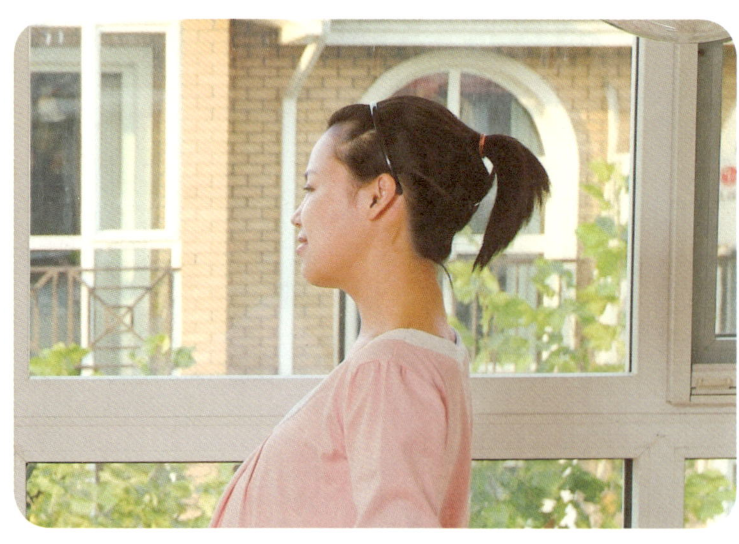

用眼时间过长时应休息一会儿，可眺望窗外。

坐有度，久坐伤肉

脾主四肢、脾主肌肉，因此，人长时间坐着不动，则脾气运行缓慢，水谷精微等营养物质难以有效地运化转输，从而导致气血不足，会使人体皮肉失去滋养、肌肉松弛、四肢倦怠、机体软弱无力。

立有度，久立伤骨

久立伤骨，指长时间的站立会损伤人体骨骼功能。中医讲肾藏精而生髓，髓养骨，故久立也伤肾。总站着，也会影响气血的运行，使下肢静脉血液回流不畅，引起腰痛、腿软、足麻等。特别是老年人，气血运行本已减弱，需要动静结合来调节平衡，维系健康，如若久立不坐，更容易伤肾损骨。

行有度，久行伤筋

久行伤筋，指人长时间行走会使筋肉受到伤害。人在行走时，主要有赖于筋肉对骨骼的拉动，若长时间行走，必然使下肢关节周围的韧带、肌腱、筋膜等软组织因疲劳而受伤或劳损，这也是为什么走路多了会感觉酸痛、疲乏的原因。因此，行走散步时要适度，注意全身放松、调匀呼吸、脚步均匀、行不宜急，方能气血畅通、百脉流通、内外协调。

生活小提示

每天坚持适度运动

生命在于运动，人们每天都应该适度运动。运动的过程是机体和自然、外界的一个交流过程，在这个过程中，身体会加强气的吸入、生成，提高身体机能，预防各种疾病的发生。不运动，能量就不足，时间一长，容易形成气虚体质。特别是一些体质虚弱或身患疾病的人，一定要适度运动。

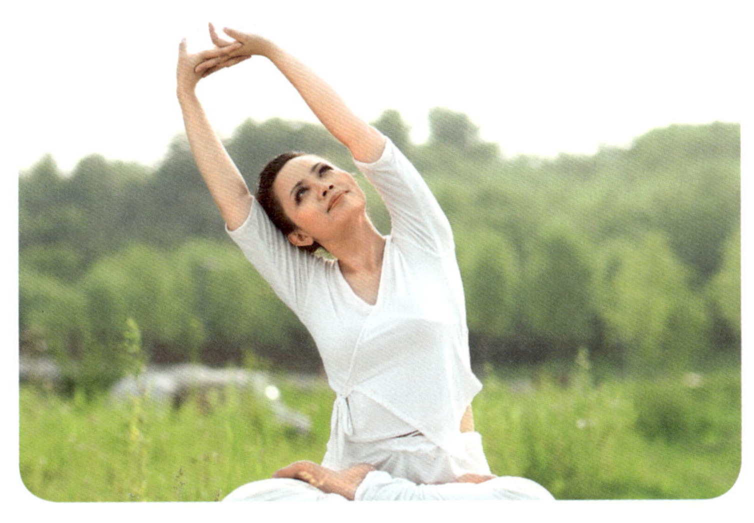

放下手机，多去空气清新的户外。适度运动，能使人体气机通畅，脏腑功能协调，保持身心健康。

经络穴位调养

什么是经络

经络是人体气血运行的道路，包括经脉和络脉。经和络形成一体，就像一张网，联系身体的上、下、内、外，将全身的脏腑、形体、官窍及皮毛等所有的器官组织联系在一起。

十二经脉加上任督二脉合称十四经，是经络系统中的主干，另外还有许许多多的络脉，有大有小。若把经络系统比喻成一棵枝繁叶茂的大树，十四经是树干，络脉就是树干上的枝枝杈杈。

经脉是经络系统中的骨干，贯穿人体上下，联系着人体的内外，是运行气血的主干道。络脉则是经脉的细小分支，它纵横交错，达于全身，把人体各部分联结成一个统一的整体，以保持人生命活动的协调和平衡。经络畅通，则气血充足。若一旦经络阻塞，则会导致疾病的发生。

什么是穴位

穴位是经络气血输注出入的部位，并不是孤立于体表的点，它与体内的脏腑器官有着密切的联系，通过气血输注出入来联系内外。“输”具有双向的含义，生理上，从内到外，脏腑气血濡养肢节；病理上，从外到内，是邪气入侵的通道；诊断上，从外到内，反映内部的疾病；治疗上，从外到内，通过外部的刺激，来治疗内部疾病。所以腧穴是疾病重要的反应点和治疗点。

经络穴位调养五脏六腑

《黄帝内经》中说十二经脉“内属于府藏，外络于肢节”，意思就是十二经脉在内联系脏腑，在外联络肢节，既有内行部分，又有外行部分。内行部分主要行走于体腔内，联系机体的脏腑器官，而外行部分则主要行走于躯干四肢的筋肉之间。人体上腧穴也基本位于经脉的外行部分，即在躯干四肢的筋肉之间。由此可见，脏腑与经络、腧穴之间的关系密切，若脏腑患了某些疾病，会在相应的经络、腧穴上有所反映。同样，刺激体表的穴位，能够调治所属脏腑的某些疾病。

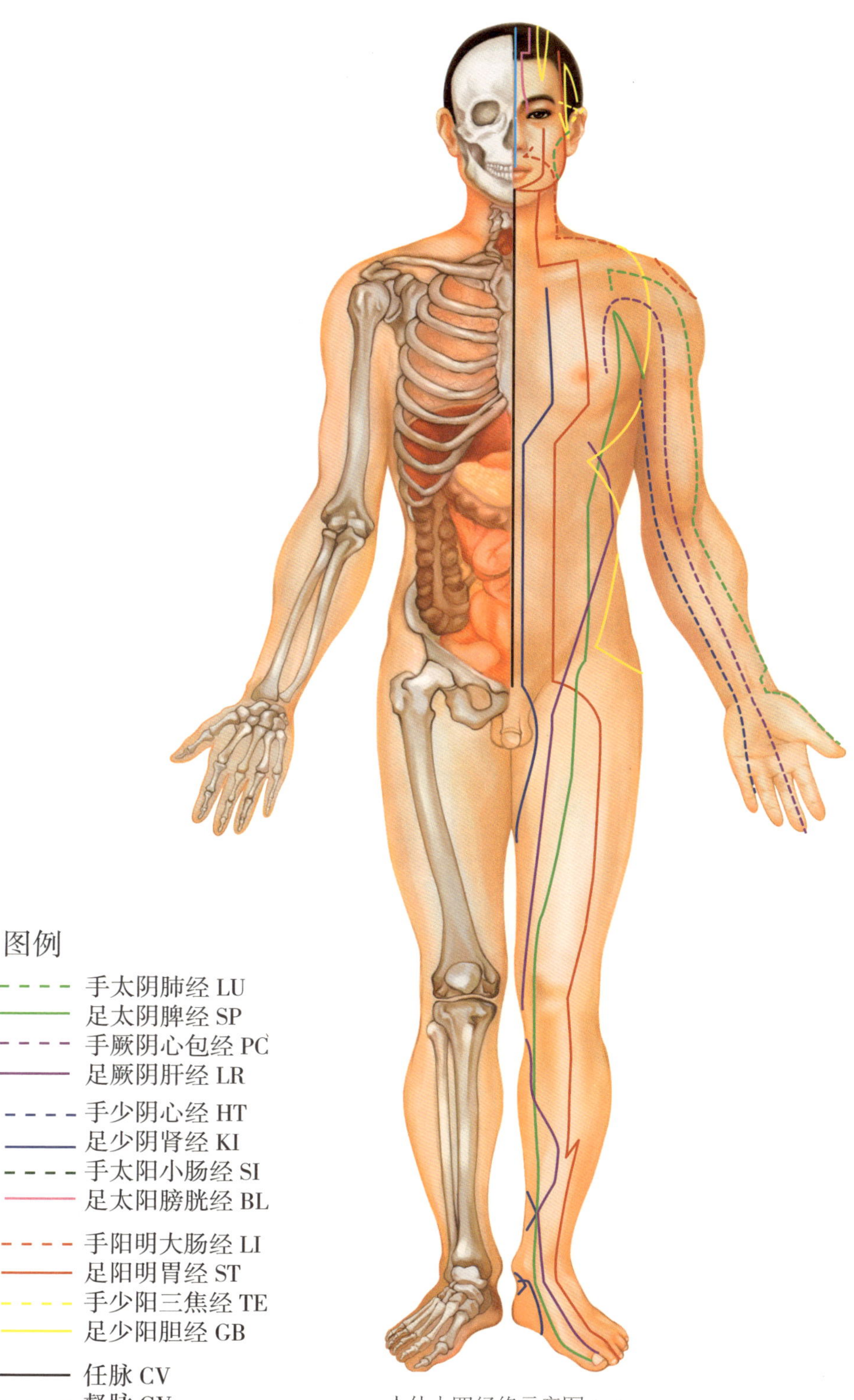

人体十四经络示意图 1-1

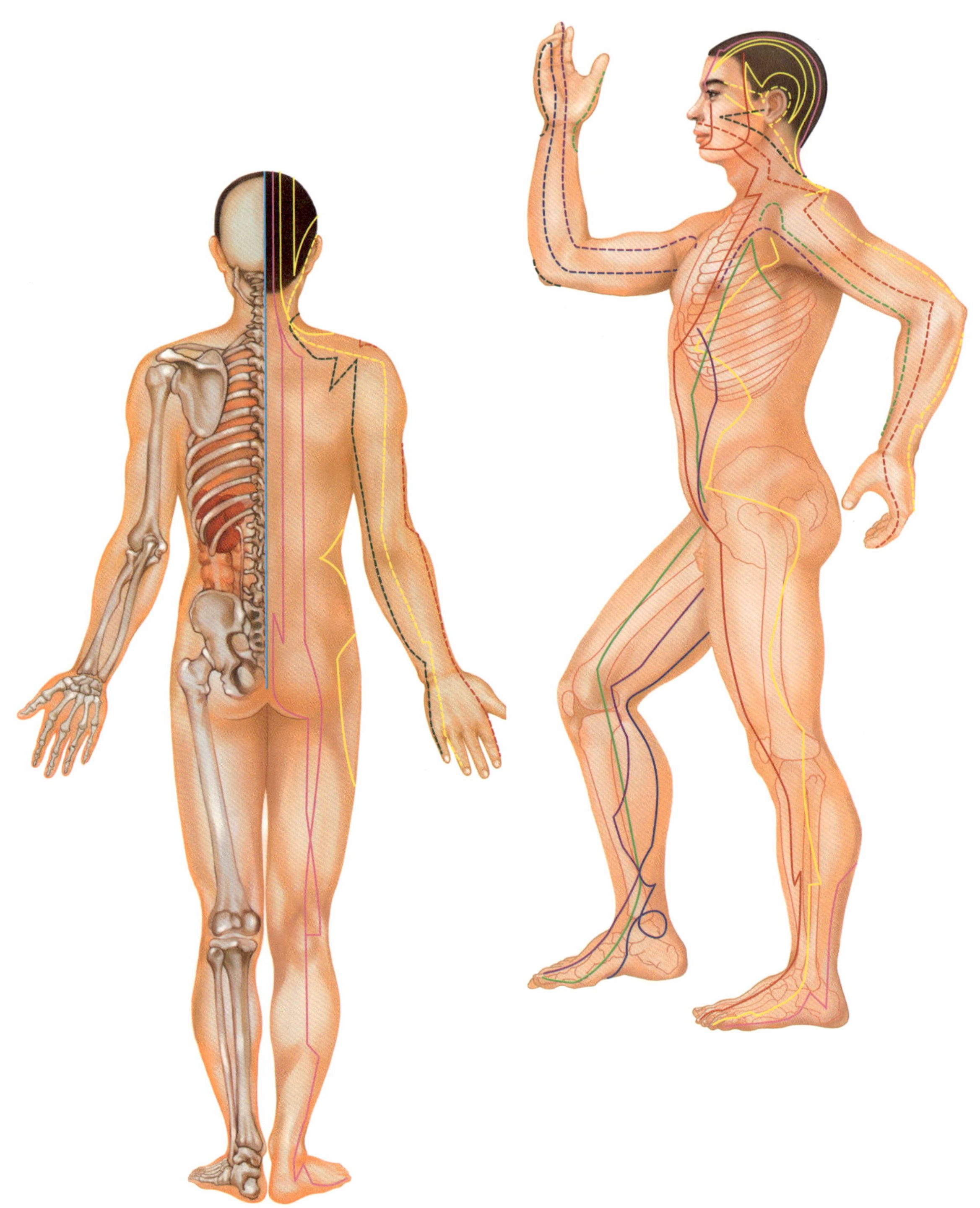

人体十四经络示意图 1–2

情志调养

中医认为，喜怒哀乐对于人的五脏有着非常重要的影响，怒伤肝、喜伤心、思伤脾、悲伤肺、恐伤肾。想五脏健康，要学会调节情绪。

养护心，勿过喜

俗语说人逢喜事精神爽，人在高兴的时候，气血运行舒缓平和、通达顺畅。心主神明，心是情志思维活动的控制和调节中枢，不可过弱，也不可过旺。如果出现超乎常态的“喜”，就会扰乱心神，令人语无伦次，举止失常。所以，即使是遇到开心的事情，也要注意控制一下自己的情绪，不宜过度兴奋，否则容易心气消耗过度，神志涣散。

克制怒，以护肝

肝主疏泄、调达气机，肝柔则气顺血和，肝郁则气逆血乱。当人发怒时，就会损伤体内气机，导致肝失条达，肝气横逆。怒的程度不同，对肝脏的伤害也会有差异。有的人因为大怒而血压升高，甚至心脏病发作，此为怒则气上；气过升而不降，会影响到肝的功能，出现气血逆乱的症状；小怒则会使人气血不和、头晕目眩。

思虑重，脾受损

现代人生活很累，一方面是身体累，另一方面是心累，思虑的事情太多。思虑过度，会影响身体的消化吸收功能，日积月累还会导致机体气血虚亏。中医认为思则气结，千万不可忧思太过，以免造成体内气血郁结、痰湿内阻、经脉不通，从而危及身体健康。同时，因脾统血，脾伤还会影响气血生化乏源，从而引发心神失养等疾病，如失眠、神经衰弱等。

生活小提示

发怒时要转移注意力

当你遇到会让自己生气或可能发怒的事情时，最好尽快离开不良氛围，缓一缓，以避免发怒影响身体健康。

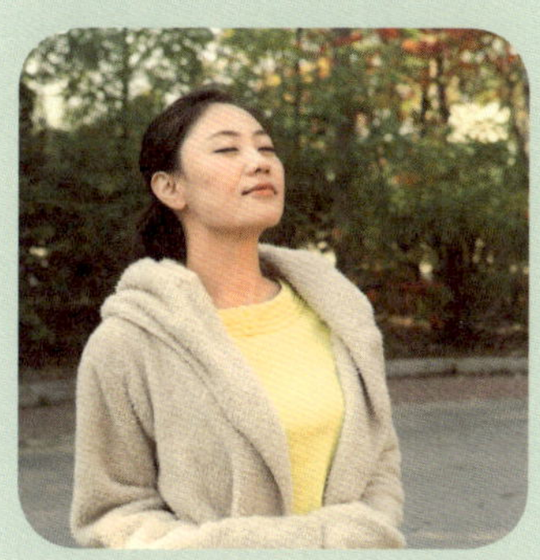

例如散散步、逛逛公园、看看书、听听音乐，让自己的注意力从会发怒的人或事上转移开。

小知识大健康

气血和情志的关系

气血是人体情志活动的物质基础，脏腑气血的变化也会影响情志的变化，所以有“血有余则怒，不足则恐”的说法。脏腑的生理活动必须以气血为物质基础，而精神情志活动又是脏腑生理功能活动的表现，所以人的情志活动与人体脏腑气血密切相关。

过于悲，伤害肺

悲则气消，就是说悲伤容易耗气伤肺，因为在脏腑中肺主一身之气。中医认为，气宜聚不宜散，宜藏不宜漏。而过度的悲伤，就会造成肺气的泄漏和耗散，最终导致身体虚损。从临床上看，胸闷、气短、呼吸不利、喘促咳嗽的人，大多是肺气阻滞导致的，很大一部分人有长期过度悲观的表现。

避惊恐，保护肾

人在遭遇惊恐之事时，大多会有下肢无力，甚至小便失禁的状况发生。《黄帝内经》中说“恐则气下、恐则气乱”，这里的“下”字，一是说人在恐惧的时候，气血多会向下运行；二是指伤肾，因为肾位于人体躯干的下端，属下焦，司二便，所以中医常说恐伤肾。同时，《黄帝内经》中也指出：“恐伤肾，思胜恐。”当感到恐惧时，不妨静下心来思考、分析一下，或许事情不值得恐惧，神志清醒了，思维正常了，恐惧也就消散了。

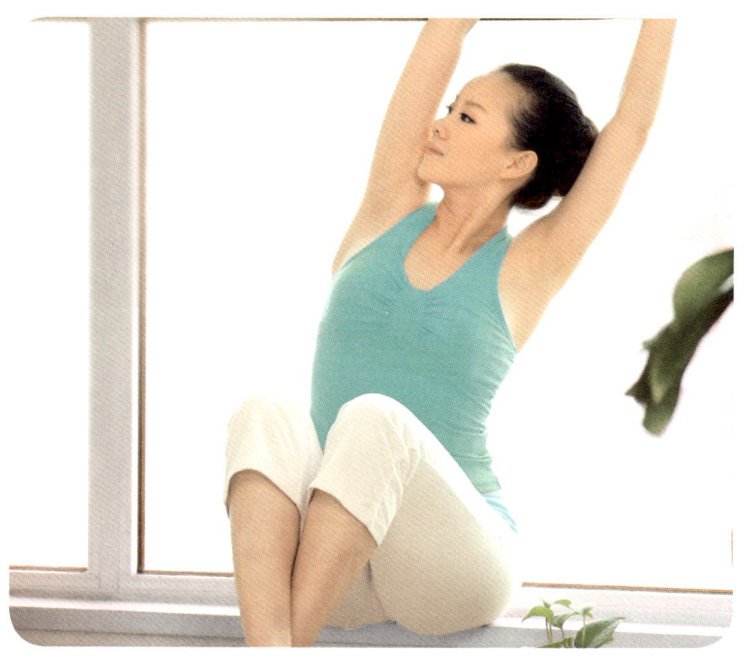

情绪低落时安静下来放空自己，有助于放松心情、释放压力。

顺时调养

四季养生

四季的变化对人体五脏有着重要影响，《黄帝内经》有云："肝旺于春，心旺于夏，脾旺于长夏，肺旺于秋，肾旺于冬。"善于养生的人必定会追随四季的脚步，对应养五脏，做到内外一致、阴阳平衡。如此，才可以让身体健康。

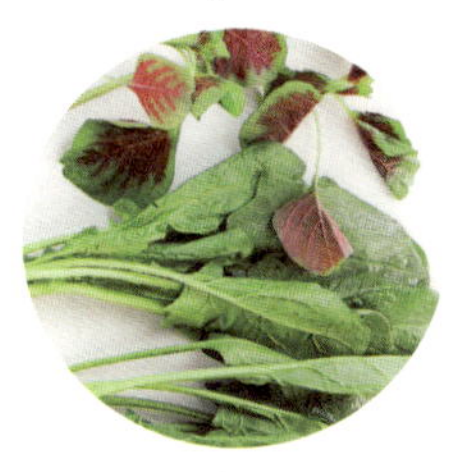

春季养肝

根据中医理论，四季之中春与肝通，春季是养肝护肝的好时节。春季养肝、柔肝，首先要顺应天时变化，早睡早起，适当劳作，以舒展筋骨。初春阶段肝气较弱，可适当多吃些绿色蔬菜、水果，以养肝强肝。

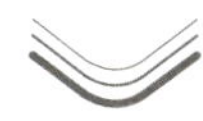

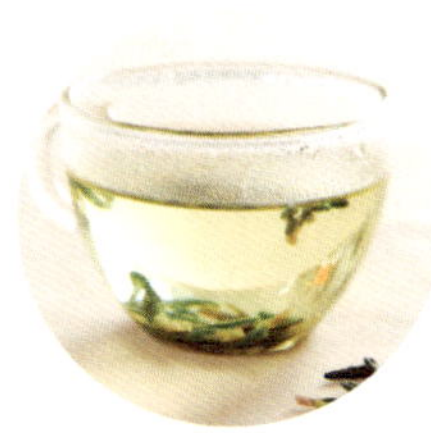

夏季养心

《黄帝内经》中记载："心者……为阳中之太阳，通于夏气。"夏季艳阳高照、地热熏蒸，是一年中天气最为炎热的季节，加上心本身属火，所以夏天自然火热之气过重，人体容易心火旺盛。火旺则令人烦，这里的"烦"指的就是心神不安，可用莲子心泡茶喝，能起到清心火、止渴、安神助眠、除烦等功效。中老年人适量喝莲子心茶，还有助于预防心脑血管疾病。

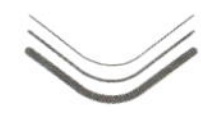

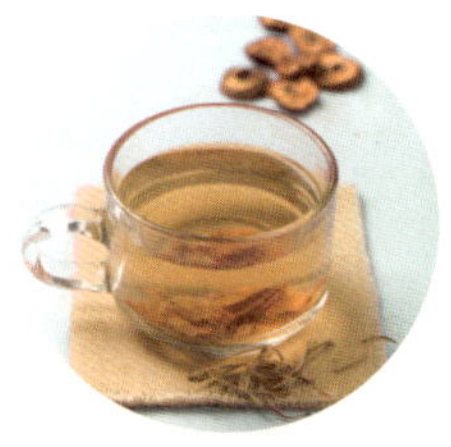

长夏养脾

中医所说的长夏，是指夏末秋初交替转换之际，此时气候炎热多雨，空气湿度很大。长夏时节适合养脾。湿为长夏的主气，容易伤及脾阳，致脾气不畅，使消化和吸收功能低下。所以长夏时节要注意预防湿热，保证脾胃健康，可多喝一些养脾的茶饮。

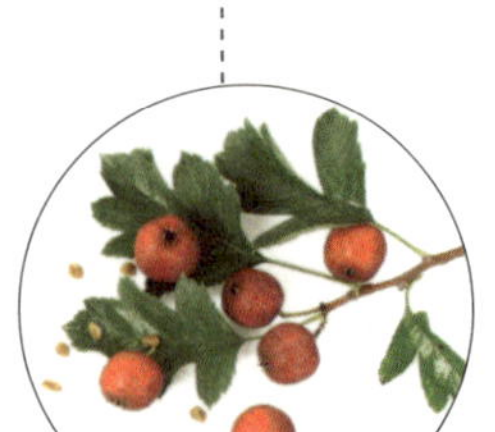

秋季养肺

四季中秋季主收，气候由阳转阴，阴血开始潜藏于内，所以秋季是一年中的收藏之季，人的气血、津液此时均宜收而不宜散。只有收敛好自己的神气，才能保护气血、津液不外泄，以缓和秋天肃杀之气对人体的不利影响。入秋后，气候的主要特征为燥。秋燥当道，缺乏水气的濡润，肺脏容易受伤，所以秋天要重点防燥养肺。在饮食上，葱、姜、蒜、韭菜、辣椒等辛味之品，要尽量少吃；冬瓜、梨、银耳、百合、茭白、莲藕等食物能润肺，益气行气，可多食用。

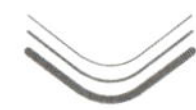

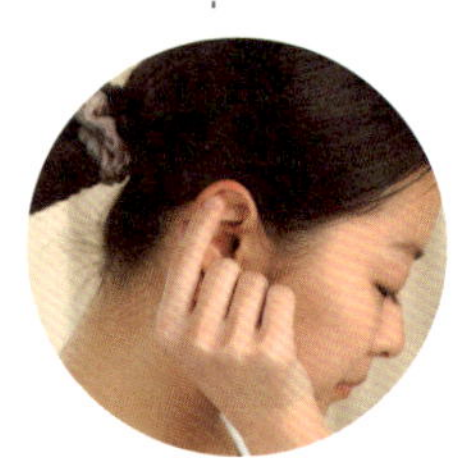

冬季养肾

冬天寒气直逼体内，寒气与肾脏相通，这个季节容易损伤肾阳。肾阳一虚，就容易出现手脚冰凉、腰膝冷痛、夜尿频多的问题。防止肾阳受损，冬天可常搓耳朵。中医认为，肾主耳，通过对耳朵进行刺激就能起到养肾的效果。当然，也可以用捏耳朵的方法。冬天要早睡晚起，最好等到自然界阳气上升之后再起床，以养人体阳气。饮食上，可以多吃羊肉、黑芝麻、黑米等食物来补肾强身。

生活小提示

需要注意地域差异

在我国，东西南北经纬跨度很大，北方多寒、西部多燥、南方多火、东部多湿，所以，养生时还需要考虑地域的差异。比如，冬季宜进补，东北、西北地区的人可以适量食用温性、热性的食物，可以助长体内阳气，有助于抵御寒邪；而长江以南的地区，冬天气候较北方温暖，适合适量进补清淡、甘温的食物。

十二时辰养生

一年有 12 月之分，一天也有 12 时辰之分。养生不仅要符合一年四季的变化，还要符合一日 12 时辰的规律。我们现在把一天分为 24 个小时，而古人用 12 地支把一日分为 12 时辰：子时、丑时、寅时、卯时、辰时、巳时、午时、未时、申时、酉时、戌时、亥时，一个时辰相当于现在的 2 个小时。随着 12 时辰的昼夜变化，人的气血运行会出现相应的改变，并影响人体的生理变化。

大自然中各种生物的生命运动都存在着一种时间节律，就像我们生活中用的时钟一样，人们称之为“生物钟现象”。人的活动如果能遵循这一时间节律，就能保持良好的生理及心理状态，预防和减少疾病的发生。

而且，这 12 个时辰正好与身体的 12 条经络相对应，掌管着五脏六腑和经络的气血运行。在合适的时辰保养相应的经络，养生就能事半功倍。比如，子时适合养胆经、丑时适合养肝经、寅时适合养肺经、卯时适合养大肠经等。

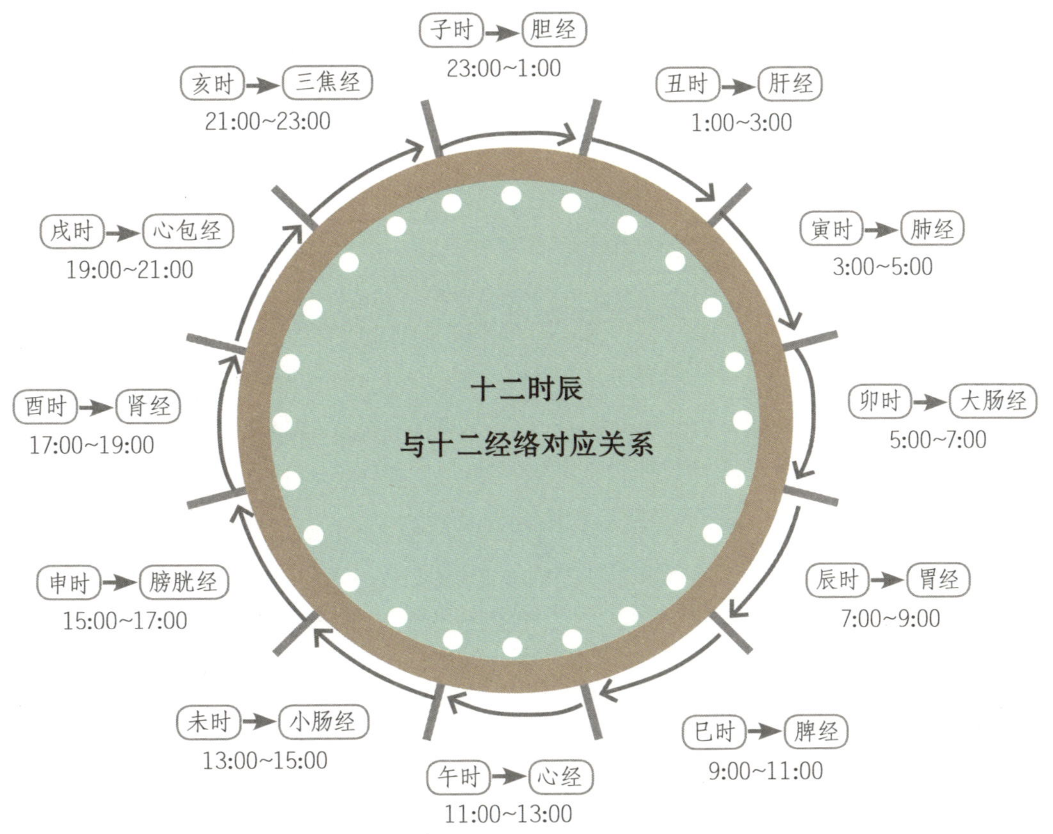

十二时辰养生图

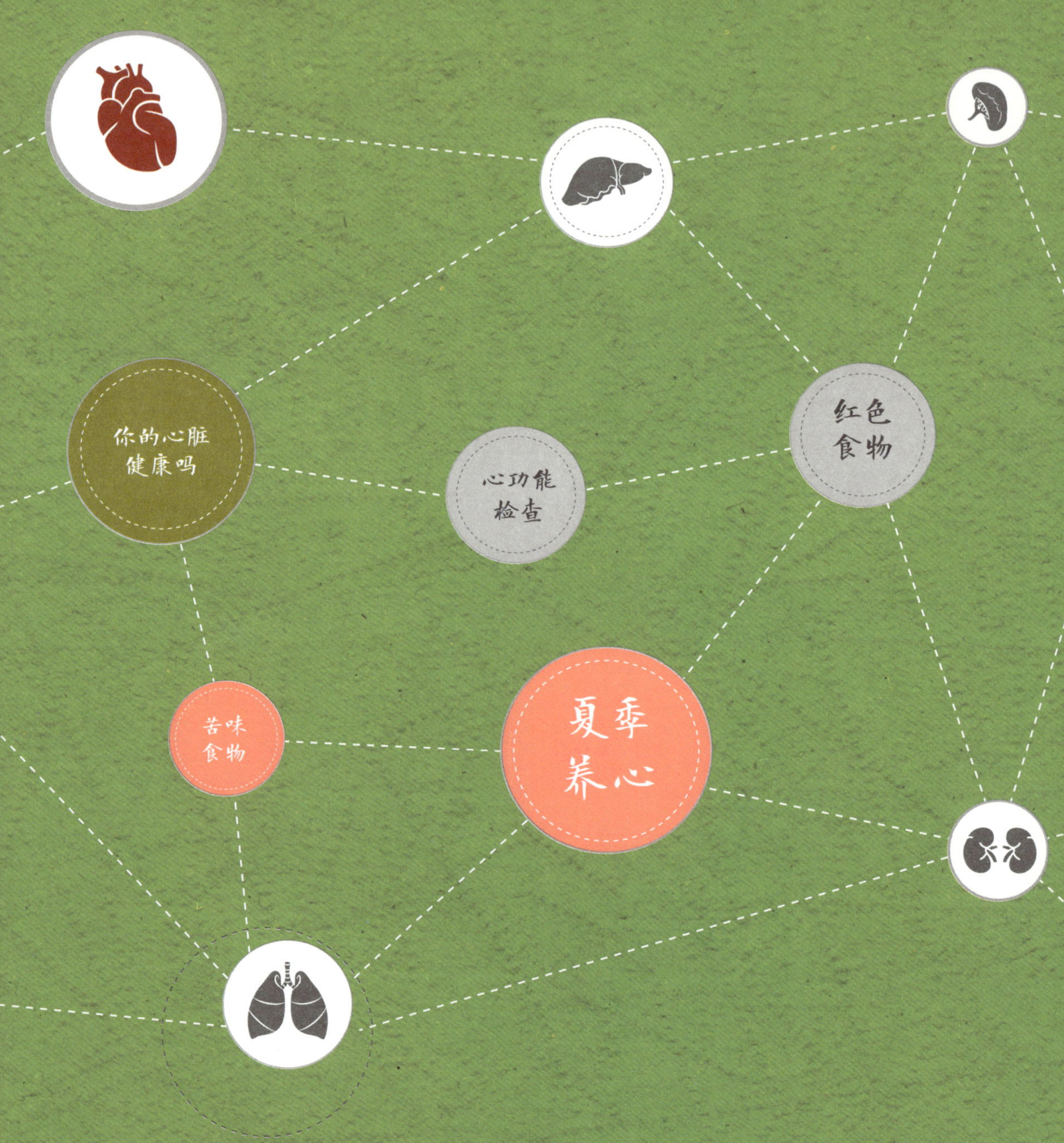
你的心脏
健康吗
心功能
检查
红色
食物
苦味
食物
夏季
养心

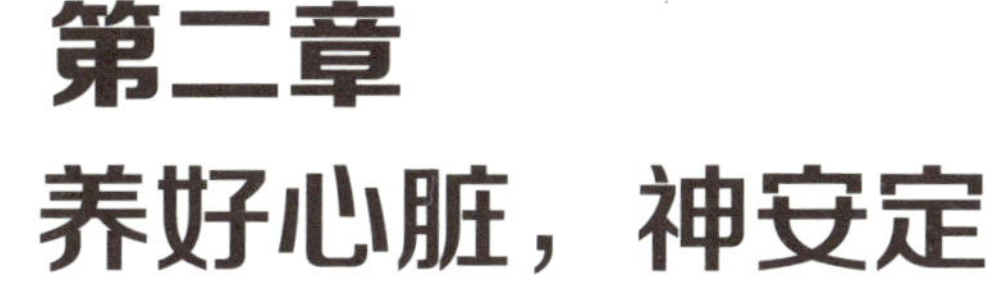

第二章 养好心脏，神安定

五脏之中心属火，像自然界中的太阳，无私地发光发热、泽被万物。依靠阳气的和煦升腾，使身体各部位得以滋养，蕴藏生机。由此，想要让这股升腾之力源源不断，就要让心的动力强劲，心气足，气血旺，人才会精神百倍。

你的心脏健康吗

远离损害心脏健康的生活习惯

心脏能行血、推动血液循环、滋养脏腑，若心脏出现了问题，生命活力就会下降，甚至危及健康。生活中“伤心”的不良习惯主要有以下几个方面。

暴喜过度或激动

喜为心志，意思是人的精神愉悦，在五脏中与心的关系最为密切。高兴、快乐是一种非常好的心理感受，它可以让人的心情舒畅欢乐，能缓解人的精神紧张和焦虑，可谓“喜则气和志达，营卫通利”。但是，过度强烈的精神刺激会影响心脏，例如突如其来的惊喜，或暴喜过度，当人体受到这种强烈刺激后，机体中的神经和内分泌系统就会极度地亢奋，体内肾上腺素等物质便会被大量地释放出来，从而导致人的心率加快、血压升高、呼吸急促、汗液分泌，严重时甚至还会出现休克、昏厥等异常情况。

尤其是对于那些患有心脑血管等慢性疾病的人来说，过喜的心理冲击对健康是一种严重威胁，它不仅可能会诱发疾病，还易加重病情。“喜乐者，神惮散而不藏”，人的神志宜收、宜藏，人的心神最害怕的就是神志涣散，造成它无法集中和收敛。所以，在日常生活中要善于调节自己的情绪，避免长时间过度兴奋、激动。

经常大汗淋漓

中医认为，人的津液经阳气蒸化之后，从玄府（汗孔）排泄而出，则为汗。因此出汗是人体阳气与阴津相互搏击的结果，故古人说“阳加于阴谓之汗”。自然界中热量的散发主要有三种形式，对流、辐射、蒸发，当人体温度高于环境气温时，身体就会以液体蒸发即出汗的形式，来调和营卫、疏通腠理、降低体温。

由于汗液属津液的一部分，与血液一样同为水谷精气所化生，且两者可相互渗透、互为补充，因此中医称“汗血同源”。如果人体经常出汗量过多，超过了津液和血液的生理代偿限度，就会耗伤津血，影响体内水和电解质的代谢与平衡，造成血黏度上升，血液的携氧能力下降。汗为心之液，不可过泄，否则可伤心阴。

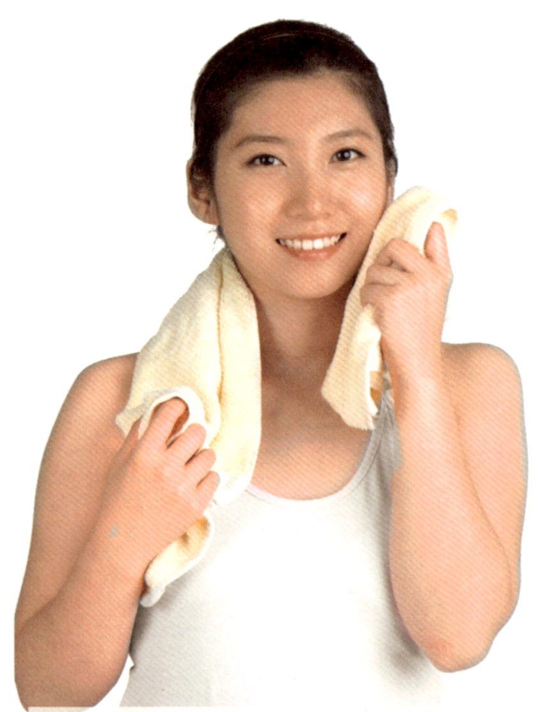

运动出汗后要及时擦干身上的汗液，换上干爽的衣服。

过分受冷

心为阳脏，五行中属火，又位于人体的上端，故古人将其比喻为人身之日，为阳中之阳。而且心主血脉，血液的运行与流通，无不依赖于心阳的温煦、心气的推动，所以中医认为，对心构成最大威胁的是六淫中的阴寒之邪。古书记载，“寒主收引”“天寒日阴，则人血凝泣”，各种寒冷的刺激，首先会令机体血管产生不同程度的收缩与痉挛，引发人体组织缺血、缺氧，同时，它还将大大增加体内儿茶酚胺类物质的分泌，导致血液黏稠度增高，形成血小板聚集和血栓梗死。

所以，每当冷空气活动频繁，特别是出现长时间的低温天气，日最低气温低于0℃时，就常会出现一波明显的心肌梗死发病高峰。即使在炎热的夏季，若长时间生活在低温的空调环境中，同样也会引起交感神经兴奋、血管痉挛收缩、血压增高，或血液循环受阻，引发心脑血管意外。

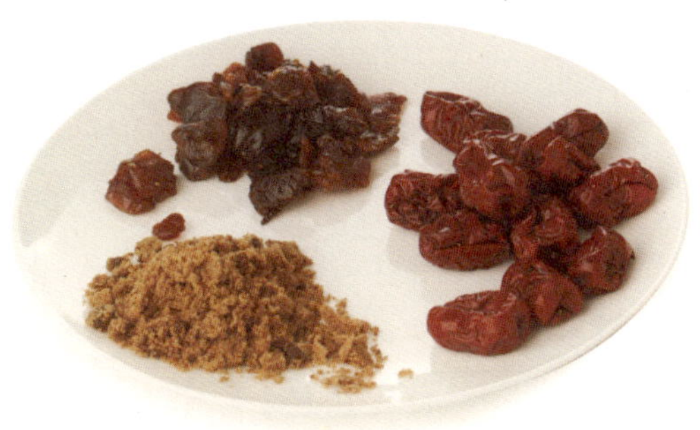

大枣、桂圆、红糖等具有补气益血、安心宁神的功效，很适合人们受冷时食用。

生活小提示

手脚易冷可按摩阳池穴

很多人容易手脚冰凉，特别是在气温下降之后，平时可以按摩阳池穴，有通调三焦、升发阳气、益阴增液的功效，可缓解手足冷。

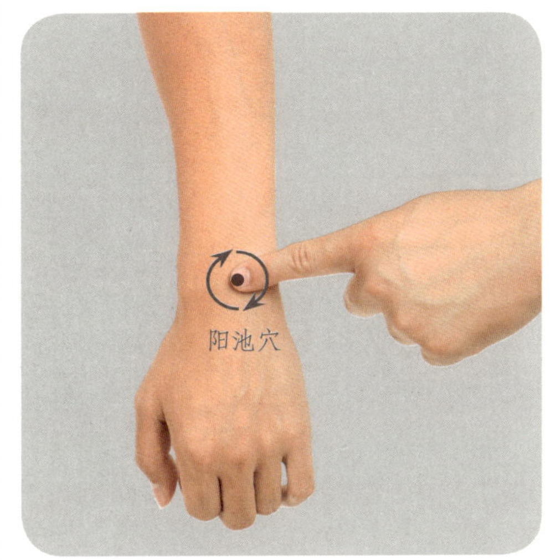

手指按揉阳池穴 3 分钟，按揉力度适中，冬天可每天坚持按摩。

长期吸烟

我们都知道吸烟有害健康，会影响肺脏功能。但许多人不知道的是，吸烟对心脏的损害也很大。因为吸烟会引起血管收缩或者痉挛，同时烟中含有大量的尼古丁，它们会导致肾上腺素和甲状腺素的分泌增多，而这些会引发心脏疾病。

长期不运动且肥胖

肥胖的人体内会有多余的脂肪堆积，这样就会增加循环血容量，从而导致心脏负荷加重。而且很多肥胖的人也不喜欢运动，这样也会导致心脏代偿能力下降。此外，在同样环境下，一般整天坐着不动的人，其心脏疾病发作率远远大于经常活动者。

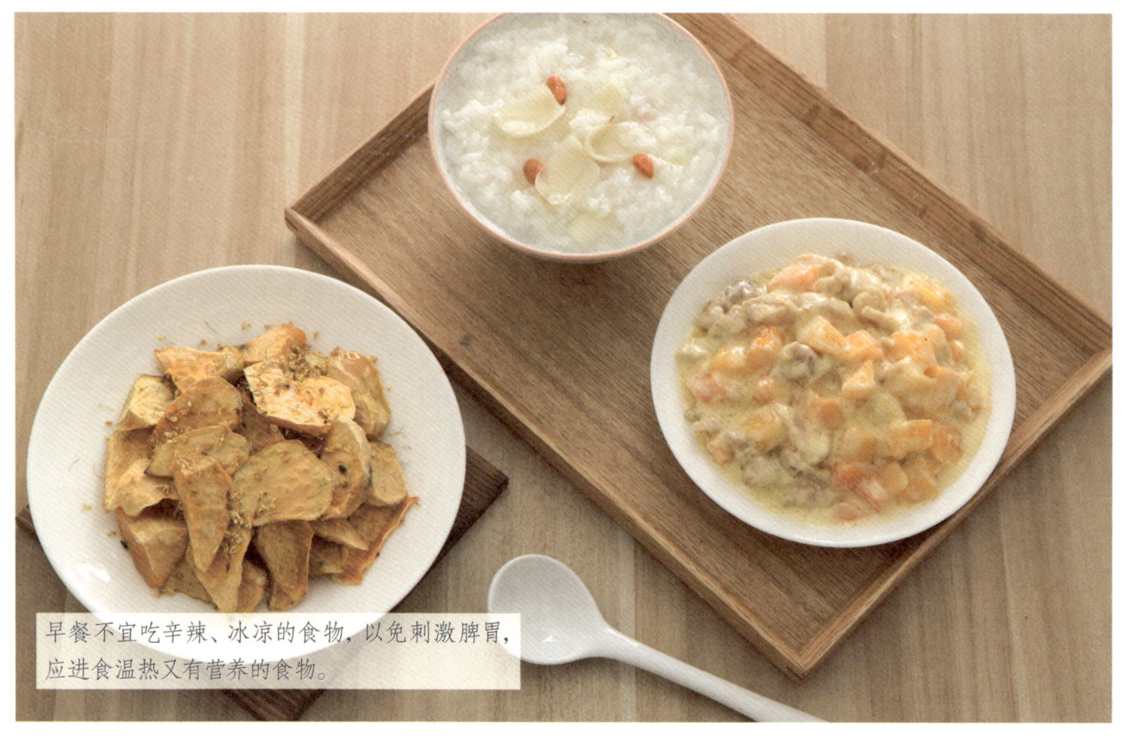

早餐不宜吃辛辣、冰凉的食物，以免刺激脾胃，应进食温热又有营养的食物。

不吃早餐

许多人因为各种各样的原因经常不吃早餐，其实长期不吃早餐影响的不只是胃，还有使人患上心脏病的风险。经常不吃早餐，容易使低密度脂蛋白沉积于血管内壁，导致动脉硬化的发生。此外，上午的活动需要消耗能量，如果没有进食早餐，体内无法供应足够的血糖来消耗，人便会感到疲劳、脑力无法集中、精神不振、反应迟钝、产生头晕等现象，影响一整天的工作效率和生活幸福感。

不控制“三高”

“三高”是高血脂、高血压、高血糖的总称，三种病皆易引起动脉粥样硬化。而动脉粥样硬化又是冠心病、脑梗死、外周血管病的主要发病原因。

动脉粥样硬化是全身大、中动脉管壁内沉积大量的胆固醇而形成的一种病理变化。当血脂过高又得不到控制的时候，胆固醇就沉积在大、中动脉管壁内，逐步形成动脉粥样硬化，从而增加患冠心病和心肌梗死的概率。许多血压高的人不重视病情，不注意控制血压，导致血压持续上升，这使得胆固醇容易在血管内膜下沉积，形成动脉粥样硬化。动脉粥样硬化形成后反过来还会加速高血压的进程。糖尿病患者往往伴随血脂异常，血脂异常又会促进动脉粥样硬化的发生与发展，患者患冠心病和心肌梗死的概率就更大了。

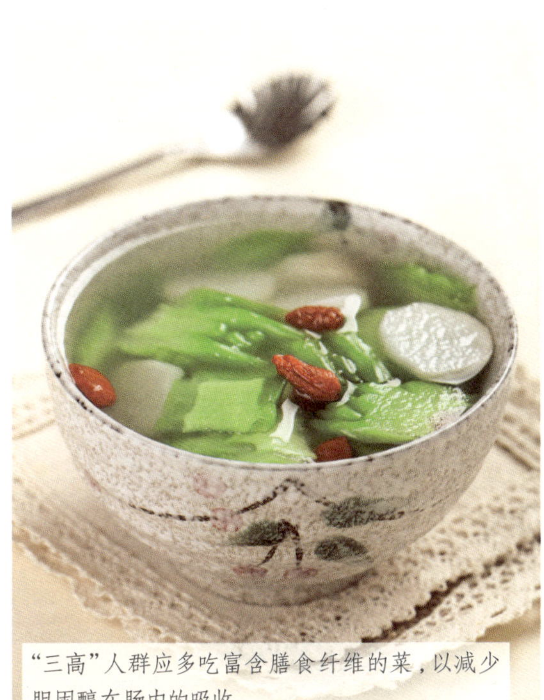
“三高”人群应多吃富含膳食纤维的菜，以减少胆固醇在肠内的吸收。

“三高”人群除了需要通过药物进行降血压、降血脂、降血糖治疗，还要注意饮食方面的控制。不宜吃高脂肪食物，如动物内脏、蛋黄、巧克力、肥肉、油炸食品、蛋糕、油条等，要多食富含膳食纤维的新鲜蔬菜及新鲜水果。

过度劳累

人的精神思维、情绪心理活动，在五脏之中与心肝两脏关系最为密切。心主神明、掌控全身，接收信息、分析处理、做出决策；而肝主疏泄、调节情志，通过喜、怒、忧、思、悲、恐、惊七情，折射出人的心理变化。心是“君主之官”，统治者，指挥中枢；肝是“将军之官”，执行者，办事人员。

“心者，五脏六腑之主也，故悲哀忧愁则心动，心动则五脏六腑皆摇”，所以心神应该静养，绝不能过于劳累。因为在这种累的背后，更多的是心血和心气的耗伤和不足，易导致心烦意乱、心神不定、心力交瘁等不适感。总而言之，过累可伤心，养神先养心。

生活小提示

适量吃补气血食物缓解失眠

许多人发现自己明明很累，却就是睡不着，出现失眠。中医认为心主神志，劳累后失眠与心脏有一定关系。睡眠的问题归心管，一旦人气血不足，心失所养，就易失眠。

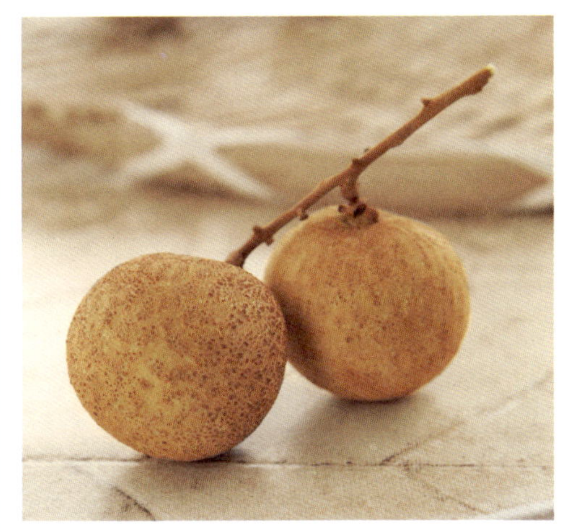
劳累且失眠的人平时可多吃补气血的食物，比如桂圆、大枣等，对失眠、神经衰弱等症状有缓解作用。但燥热体质及血糖高的人不宜多吃。

及时检查，警惕心脏疾病

心脏疾病在日常生活中是很常见的，但是心脏常见疾病有哪些，分别是什么症状，许多人不太清楚。多留意心脏疾病的早期症状，及时检查①、预防、干预，对于积极治疗早期心脏疾病，不使病情加重有着积极的意义。

心脏常见病及其主要症状

常见病	主要症状
风湿性心脏病	• 初期常无明显症状，后期表现为胸闷、心慌、气短、乏力、咳嗽、呼吸困难、下肢水肿、咳粉红色泡沫样痰等心功能不全的症状 • 轻症患者可仅有心悸、气促加重，或仅有头晕、疲乏、软弱无力等症状；严重者会出现心力衰竭，甚至死亡
先天性心脏病	• 先天性心脏病根据不同的分流方向会出现不同的症状。右至左分流最为严重。常见的症状有心悸、胸闷、气喘、疲乏、身体肿胀等 • 左至右分流的患者伴随症状有重者劳累后气短、乏力、多汗等；右至左分流的患者伴随症状有全身青紫、血氧饱和度降低和全身发绀等症状；无分流的患者伴随症状有呼吸困难、晕厥、心绞痛等
冠心病	• 典型症状：因体力活动、情绪激动等诱发，突感心前区疼痛，多为发作性绞痛或压榨痛，也可为憋闷感 • 其他症状：可伴有全身症状，如发热、出汗、惊恐、恶心、呕吐等
高血压心脏病	• 早期无明显自觉症状或仅有轻度不适如头痛、胸闷等，这些症状主要是高血压的一般症状，无特殊性。进展期由于动脉血管压力过高，阻碍心脏泵出血液，心脏长期高负荷工作就出现了心肌肥厚，血液供应相对不足，常导致心衰发作
肺源性心脏病	• 长期咳嗽、咳痰以及不同程度的呼吸困难，活动后症状加重
心肌病	• 扩张性心肌病症状以充血性心力衰竭为主 • 肥厚性心肌病可以无症状，也可以有心悸、劳力性呼吸困难、心前区闷痛、易疲劳、晕厥，晚期会出现左心衰的症状 • 限制性心肌病以乏力、呼吸困难和运动耐力下降常见
心脏肿瘤	• 典型症状：胸痛、昏厥、血性心包积液或心包填塞等，也会出现发热、贫血、消瘦、红细胞沉降率加快及恶病质等表现 • 其他症状：心脏肿瘤表面碎片或血栓脱落会引起栓塞，包括体动脉和肺动脉栓塞症状，例如偏瘫、失语等

①：在出现明显身体不适的症状时，我们要通过必要的检查，首先排除器质性的病变，而后才能遵医嘱进行中医调治。

一般来说，临床上的心功能检查项目主要有心电图、心脏超声、抽血检查等，主要检查心脏结构、心脏瓣膜以及心脏功能。

心功能检查及其意义

检查项目	意义
血脂四项	血脂浓度与心脑血管疾病关系密切，有助于诊断动脉粥样硬化、冠心病及肾病综合征
血流变	检查血液黏稠度。协助诊断与其相关的疾病，如冠心病、心肌梗死、高血压病、脑血栓形成、肺源性心脏病等
心肌酶四项	是心脏受影响的灵敏指标，协助诊断是否患有急性心肌梗死或者心力衰竭
C 反应蛋白	主要用于风湿病、炎症性感染、急性心梗等疾病的辅助诊断
心电图	检查有无心律异常、缺血性心脏病、心肌病变等心脏缺血缺氧性疾病
颈动脉超声	检查颈总动脉、颈内动脉有无狭窄及动脉粥样硬化斑块
心脏超声	检查心脏的结构是否正常，从而协助检查诊断心脏瓣膜病、主动脉疾病、先心病、心肌病，并对老年性退行性心脏瓣膜病提供心脏结构及心脏功能改变的临床诊断依据
经颅超声	能检测颅内及颅外各血管及其分支，甚至可以对微小的脑动脉瘤进行检测，对脑动脉硬化、脑动脉供血不足、脑血管痉挛、脑血管狭窄、脑血管闭塞、出血性及缺血性脑卒中的诊断及鉴别有重大作用

生活调养

饮食调养心脏——红色食物

中医认为，红为火、为阳，与心相通。红色食物进入人体后，可入心、入血，有助于增强心阳、心气、心血功能，尤其是心气不足、心阳虚弱者，可经常食用一些红色食物。红色食物多富含番茄红素、胡萝卜素等成分，具有抗氧化作用，可以提高机体的免疫功能。常见的红色食物有石榴、草莓、山楂、红豆、番茄等。

石榴

石榴味道酸甜可口，营养十分丰富，具有养心活血的功效。果实可直接食用或榨汁，常食有利于降低体内胆固醇含量。

性味：性温，味甘、酸。

功效：降低胆固醇、预防心血管疾病。

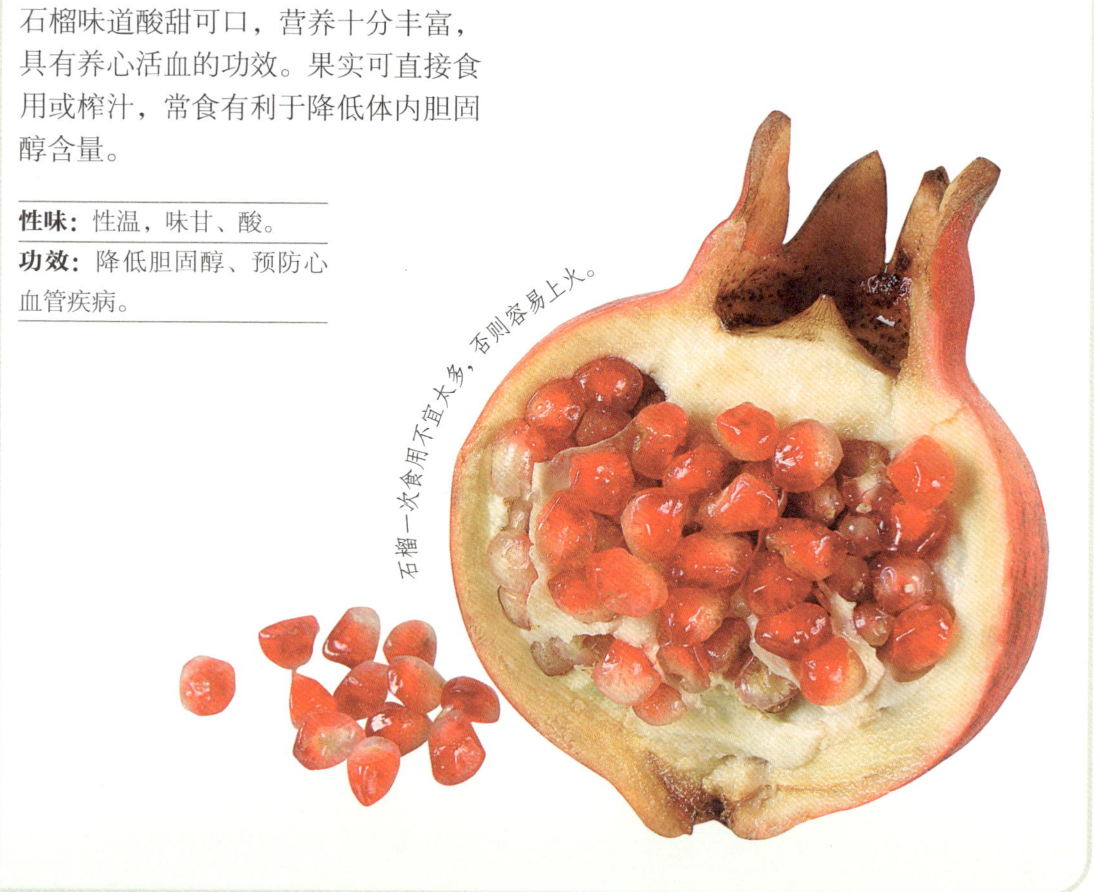

石榴一次食用不宜太多，否则容易上火。

樱桃

应选择色泽鲜艳、表皮饱满无凹陷的樱桃。

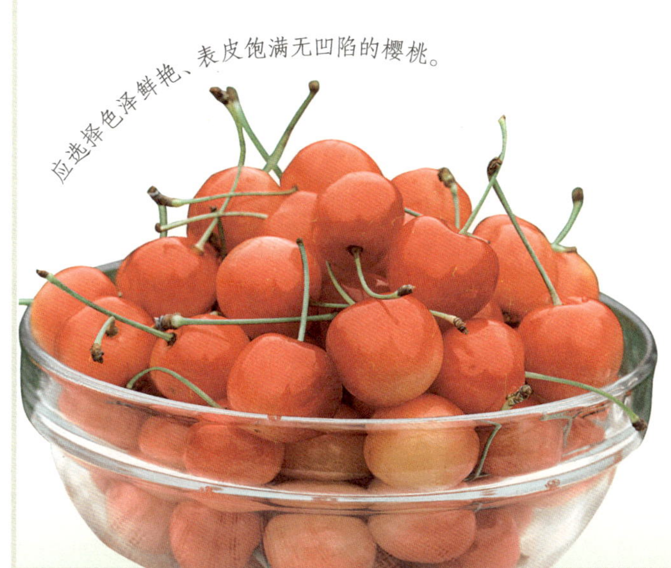

樱桃含铁量很高，常食樱桃有助于补铁，既可防治缺铁性贫血，又可增强体质，健脑益智。

性味：性温，味甘。

功效：养心血。

草莓

草莓中的维生素C含量很高，对动脉粥样硬化、冠心病等疾病有积极的预防作用。此外，草莓含有丰富的维生素和矿物质，还含有葡萄糖、果糖、柠檬酸、苹果酸、胡萝卜素等，对人体生长发育有很好的促进作用。

性味：性凉，味甘、酸。

功效：预防心血管疾病。

草莓不易保存，最好鲜食。

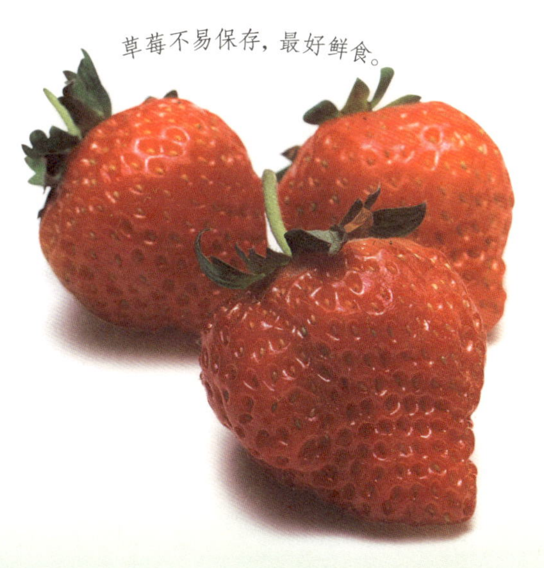

番茄

番茄富含番茄红素、维生素A、苹果酸、柠檬酸、果胶等成分，有助于疏通、软化血管，有一定预防心血管疾病的作用，还能改善视力、缓解油腻、促进毒素排出。

性味： 性微寒，味甘、酸。

功效： 健胃消食、清热凉血。

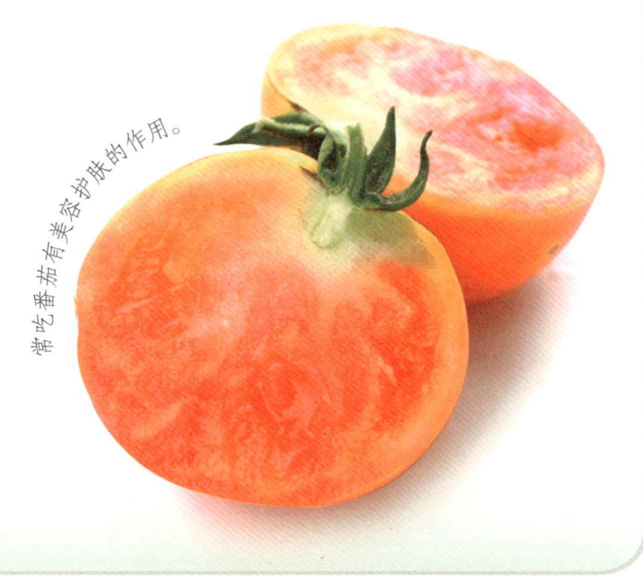

常吃番茄有美容护肤的作用。

红豆

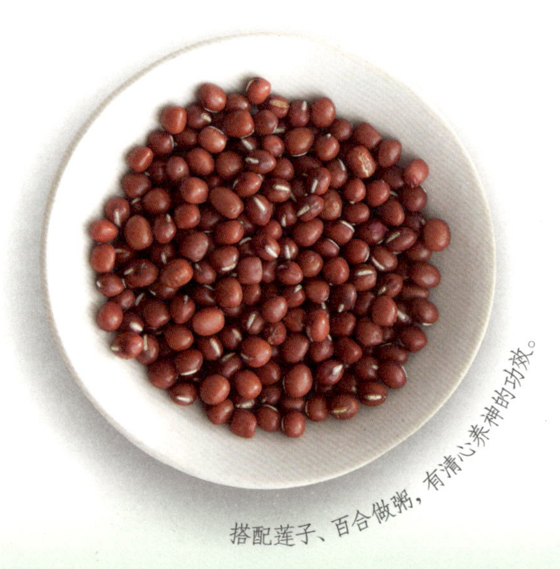

搭配莲子、百合做粥，有清心养神的功效。

明代医药学家李时珍将红豆称为“心之谷”，强调了红豆养心的功效。红豆能清心火、补心血，还有助于降血脂、降血压，改善心脏功能。

性味： 性平，味苦。

功效： 理气活血、清热解毒。

花生

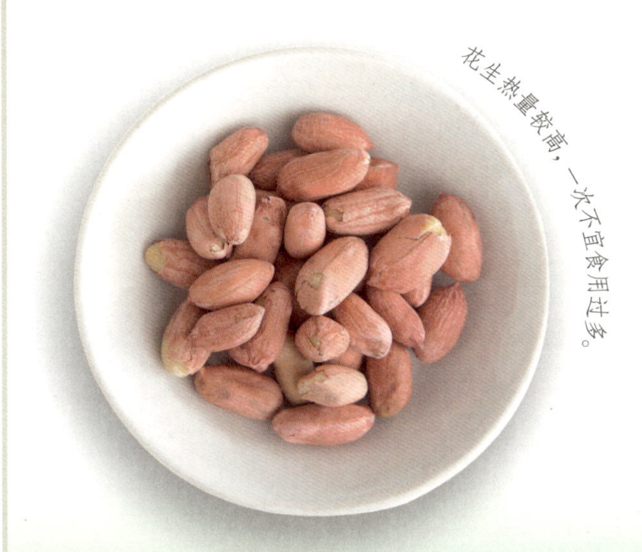

花生中含有不饱和脂肪酸、胆碱、卵磷脂等，有助于降低体内胆固醇，防治冠心病和动脉粥样硬化。

性味：性平，味甘。

功效：降低胆固醇。

猪心

猪心为猪的心脏，是补血佳品。猪心含蛋白质、脂肪、维生素、核黄素等，具有补虚、养心安神的作用。此外，适量食猪心还可增强心肌营养，改善心脏功能。

性味：性平，味甘、咸。

功效：安神定惊、养心补血。

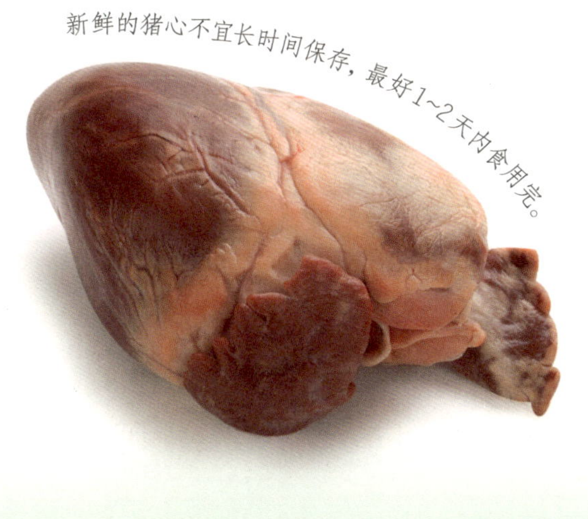

饮食调养心脏——苦味食物

苦味属阴，能燥湿坚阴，有疏泄作用，可清除人体内的湿热。心在五行中属火，苦能助心气，平衡阴阳，从而保证心脏正常运行，推动血液和氧气输送到身体各部位。常见的苦味食物有苦瓜、苦菊、莴笋叶、苦荞麦、莲子心等。

需要注意的是，中医认为夏季是人体心火旺的季节，而肺气相对虚弱。尽管苦味食物有清热降火功效，却还是会助心气、抑制肺气。所以饮食上宜省苦增辛，少吃苦味食物，适量吃辛味食物以养肺气。冬季心气相对衰弱时，可适量[①]多吃些苦味食物。

苦瓜

苦瓜具有清热消暑、养血益气的功效，有助于清心火，防止火气上扰致心神难安，还可保护心脏健康，预防心脑血管疾病的发生。

性味：性寒，味苦。

功效：利尿活血、消炎退热、清心明目。

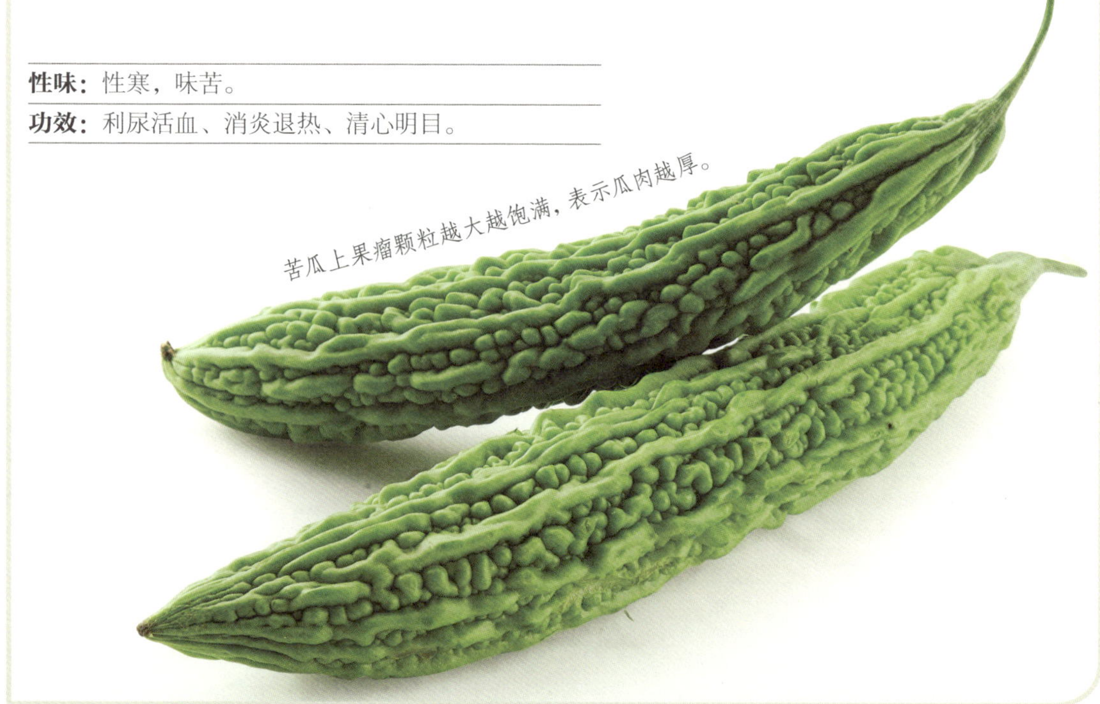

苦瓜上果瘤颗粒越大越饱满，表示瓜肉越厚。

①：五味适量对五脏有益。若长时间偏嗜某个口味导致摄入过量，反而易损害脏器甚至引起疾病。

苦菜

苦菜性寒，一次不宜食用过多。

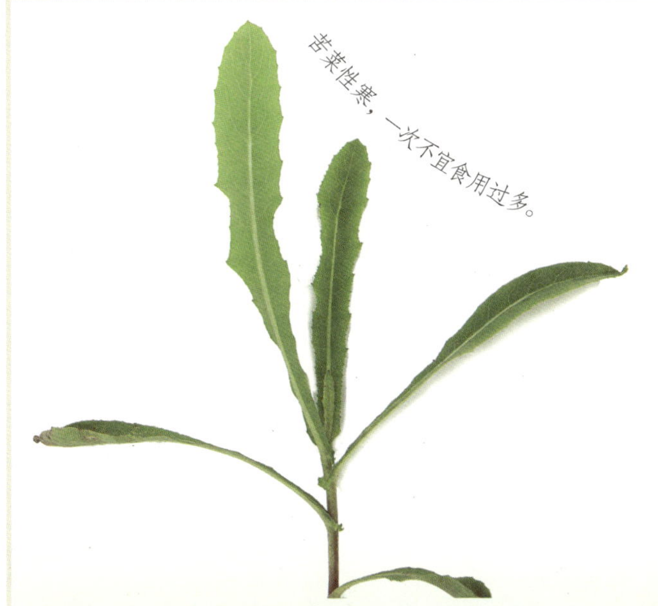

苦菜，别名天香菜、无香菜等，因其叶似蛇形，山东地区也叫蛇虫苗。味感略苦，可炒食或凉拌。苦味养心，苦菜具有清心火、助心气的功效。

性味： 性寒，味苦。

功效： 清热凉血、安心益气。

苦菊

苦菊颜色碧绿，可炒食或凉拌，是清热降火的佳品，有抗菌、解热、消炎、明目等作用。

性味： 性寒，味苦。

功效： 清热、明目。

苦菊热量低，也适合肥胖人群吃。

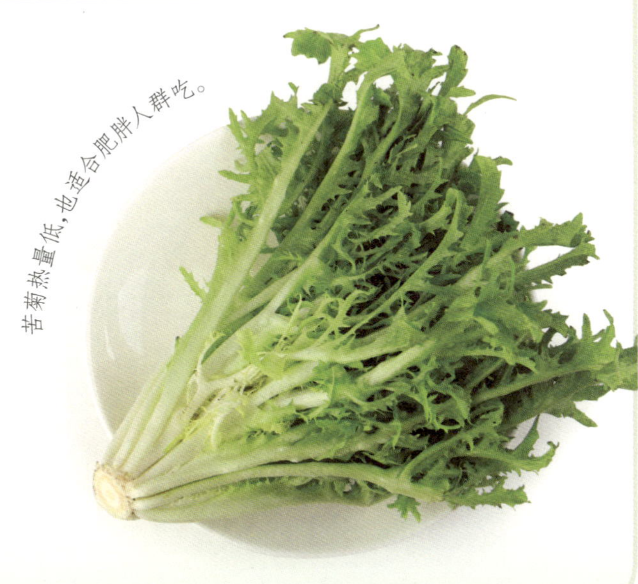

莲子心

莲子心是成熟莲子仁内的绿色胚芽，味苦，常用以泡茶饮，有清心火、助心气的作用，对心肾不交、阴虚火旺的失眠人群有好处。莲子心中含有莲心碱、荷叶碱、黄酮类等成分，有助于降血脂、消炎、抗氧化等。

性味： 性寒，味苦。

功效： 清心安神、交通心肾。

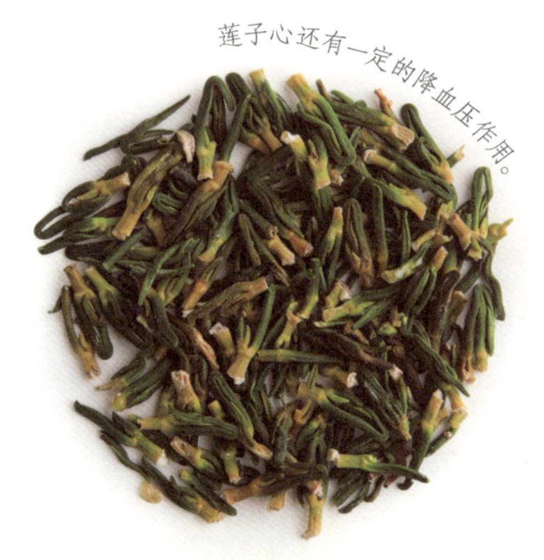

莲子心还有一定的降血压作用。

蒲公英

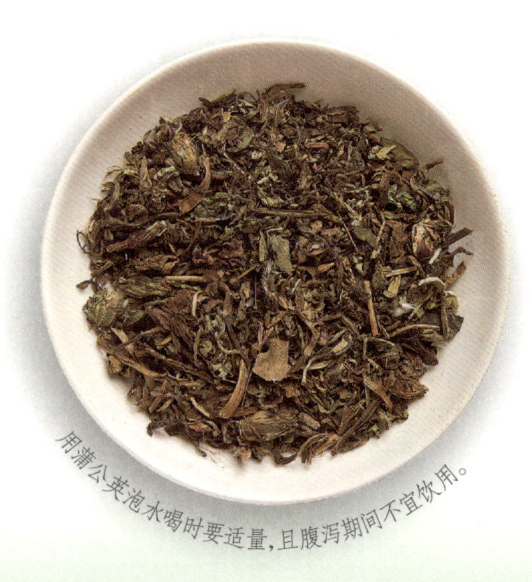

用蒲公英泡水喝时要适量，且腹泻期间不宜饮用。

蒲公英是路边常见的野菜，含有丰富的营养物质，还有很高的药用价值，中医认为其有清热排毒、利尿、散结、养心安神等功效。

性味： 性寒，味苦。

功效： 清热解毒、利湿。

栀子

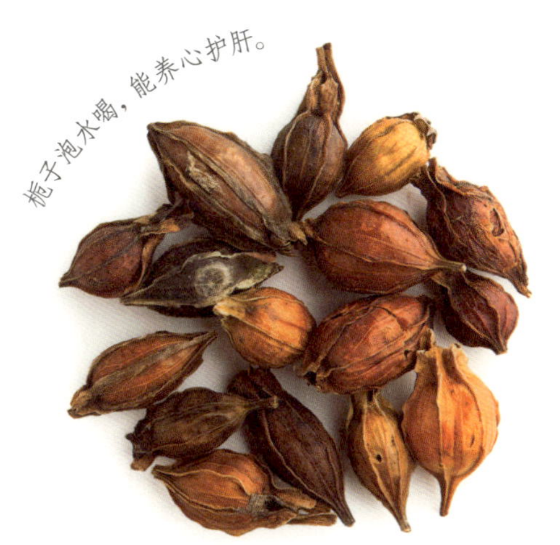
栀子泡水喝，能养心护肝。

中医认为，栀子能清泻三焦之火，具有泻火除烦、清热利湿、凉血解毒的功效。此外，栀子也可外用消肿止痛。

性味：性寒，味苦。

功效：清热泻火、凉血利湿。

苦杏仁

苦杏仁富含维生素 B_2、维生素 E、镁和锌，适量食用有益于心脏健康，也可以调节情绪、缓解压力。经常适量食用苦杏仁有助于消除体内自由基，预防心脏病。

性味：性微温，味苦。

功效：养护心脏、调节情绪。

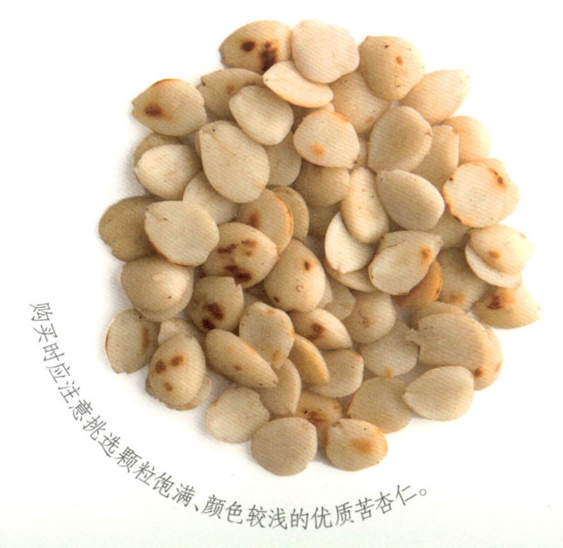
购买时应注意挑选颗粒饱满、颜色较浅的优质苦杏仁。

饮食调养心脏——茶饮

心主神志，如果心脏功能正常，人就会精神饱满、意识清楚；反之，则会失眠、多梦、健忘、心神不宁。对于心神失养者来说，除了调节心情、饮食，也可以饮用一些养心安神的茶饮来调理①。

灵芝大枣茶

灵芝养心，可用来缓解气血不足、心神失养所致的心神不宁、失眠、惊悸、多梦、健忘、体倦神疲、食少等症状。灵芝与大枣一同煮茶喝，可养心安神，改善体质，提高免疫力。

原料： 灵芝 5 克，大枣 2 颗。

做法： 灵芝、大枣洗净，煎煮 40 分钟，温服。

灵芝有助于缓解心脑血管疾病。

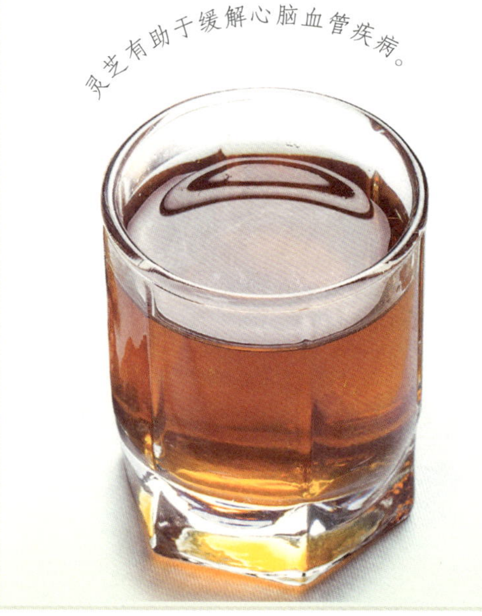

丹参茶

丹参，别名红根、紫丹参、血参根，是著名的活血化瘀中药。丹参能够促进血液循环，改善心肌缺血，还有助于降血压。

原料： 丹参 5 克，冰糖适量。

做法： 丹参放入锅中，加清水 200 毫升，煎煮约 15 分钟，加冰糖，分两次饮用。

还有助于缓解高脂血症。

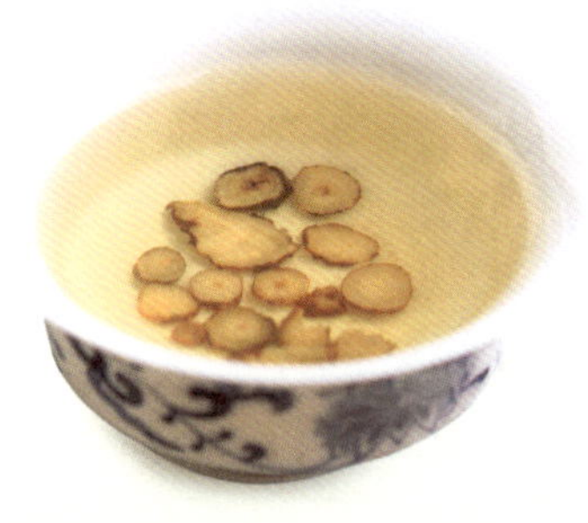

①：凡事过犹不及，所有茶饮方不宜长期持续饮用。若有治疗疾病的需求，还应及时就医。

乌梅茶

此茶还有增进食欲的功效。

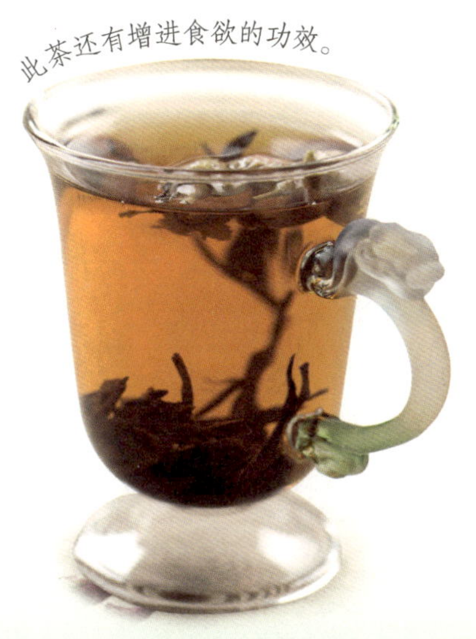

心情烦躁、容易生气是心脏需要排毒的信号。在玫瑰花茶里加一些乌梅，不但能止渴生津、降心火、缓解烦躁，还能消脂减肥。

原料：玫瑰 5 朵，乌梅 2 颗，红茶 2 克。

做法：将玫瑰、乌梅、红茶一同放入杯中，冲入热水，加盖，闷泡 15 分钟后即可饮用。

玫瑰参茶

有些人心神失养、气血双亏时，不但面色暗黄，而且整个人显得无精打采。在玫瑰花茶里加些西洋参，可补气养阴，还能促进血液循环，改善面部气血，润泽肌肤。

原料：玫瑰 5 朵，西洋参 2 片，大枣 1 颗。

做法：将大枣、玫瑰、西洋参片放入杯中，冲入热水，加盖，闷泡 15 分钟后即可饮用。

有一定美容养颜的作用。

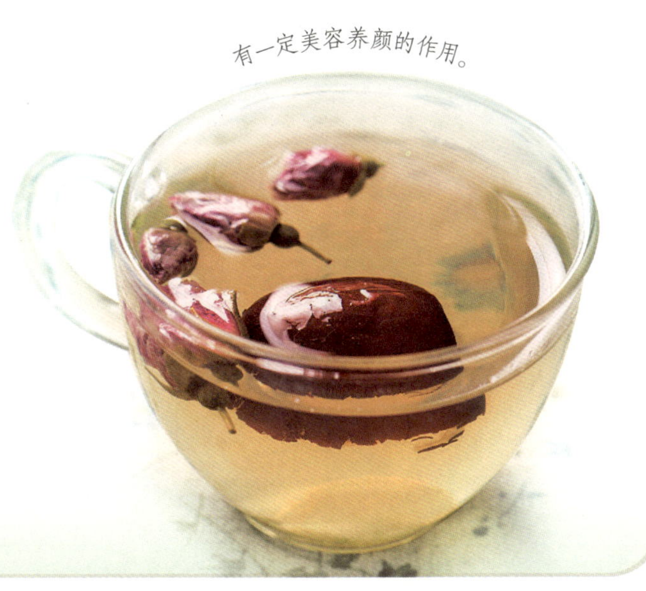

洛神茶

食用洛神花有助于减少人体内的胆固醇和甘油三酯，防治心血管疾病。此外，心绪不宁、失眠多梦的人也适合喝洛神花茶。

原料：洛神花 2 朵，菊花 1 朵，冰糖适量。

做法：将洛神花、菊花、冰糖一同放入杯中，用开水冲泡，加盖，闷泡 10 分钟后即可饮用。

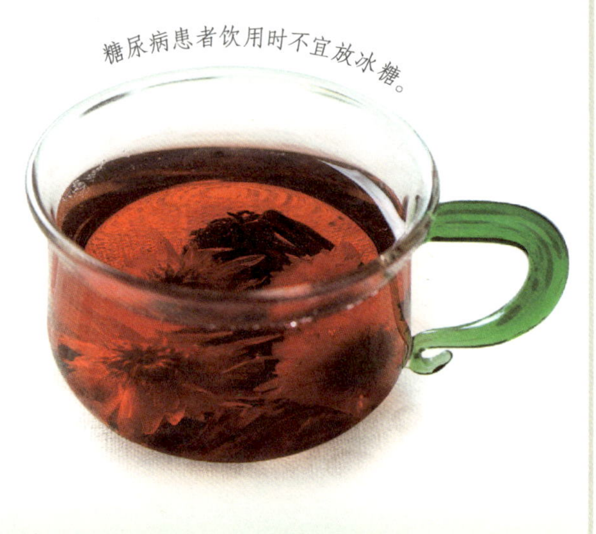

糖尿病患者饮用时不宜放冰糖。

桂圆茶

桂圆具有益心脾、补气血、安心神的功效。

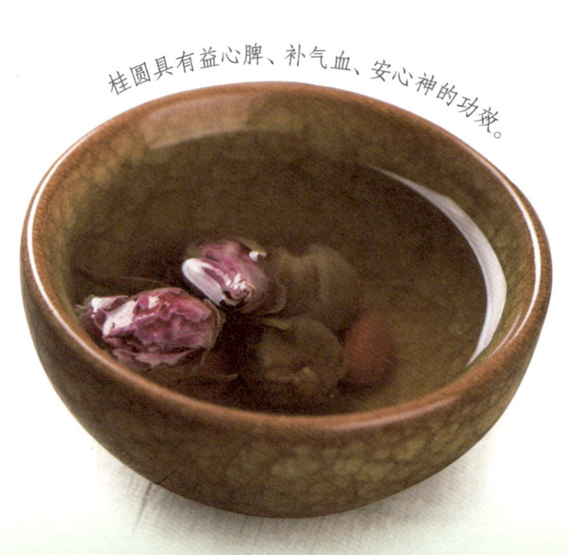

很多人经常熬夜，时间一长，皮肤变得无光泽，还有明显的黑眼圈。这时候，心、肝都需要排毒，让气血运行恢复正常。适量喝一些此茶能行气活血、滋阴养颜，改善熬夜带来的不适症状。

原料：玫瑰 2 朵，干桂圆 2 颗，枸杞子适量。

做法：干桂圆与枸杞子一同放入杯中，用开水冲泡 10 分钟后放入玫瑰花，继续闷泡 2 分钟后即可饮用。

五味子松仁茶

适量饮此茶，还有护肝养肝的功效。

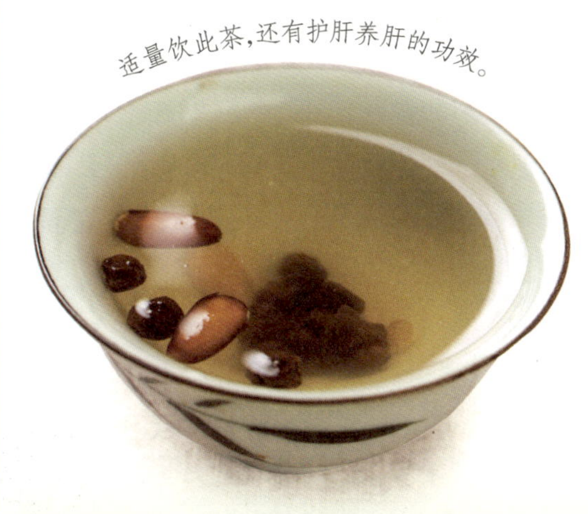

心虚、心悸、健忘、失眠都是心脏不健康的表现。这时候最好保持心态平和，情绪平稳，再食用一些养心的食物，如五味子，能安心神，是中老年人和心脏病患者的良药。

原料： 五味子、松仁各2克，蜂蜜适量。

做法： 将五味子放入杯中，倒入开水，加盖闷15分钟后，倒入松仁、蜂蜜，搅拌均匀即可饮用。

苦瓜薄荷茶

苦瓜中富含膳食纤维、维生素C、钙、铁等营养物质，能提高机体免疫力，预防动脉粥样硬化，保护心脏。此外，苦瓜还有助于加速体内毒素的排出。天气炎热时，喝些苦瓜薄荷茶不仅能降心火、排心毒，还能提神醒脑、清热。

原料： 薄荷叶、苦瓜各3片，冰糖适量。

做法： 将薄荷叶、苦瓜片、冰糖一同放入杯中，倒入开水，加盖，闷5分钟后即可饮用。

腹泻期间不宜饮用此茶。

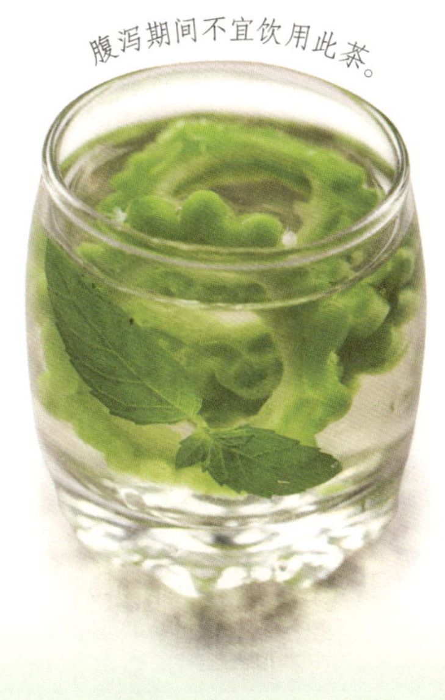

运动调养心脏

中国古代经典医学著作《黄帝内经》中把人的五脏六腑命名为十二官，其中心为“君主之官”，若主不明，则十二官危。警惕心脏疾病的发生，并积极预防，对全身各部位健康都有益处。那么，有益心脏的运动有哪些呢？

散步

散步是很好的调养心脏的运动，有助于促进血液循环，增强血管弹性，提高心脏功能，从而预防心脏疾病。心脏强健了，有利于全身气血畅通。

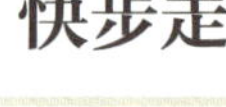

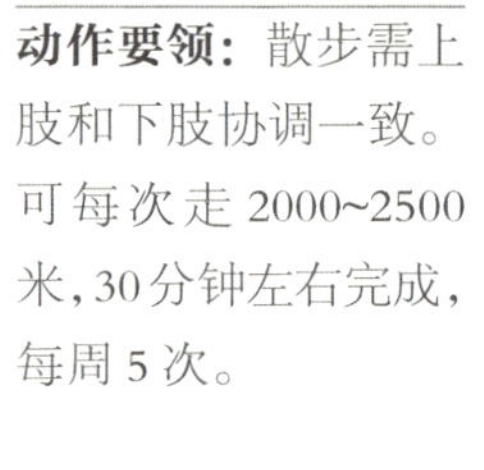

动作要领： 散步需上肢和下肢协调一致。可每次走 2000~2500 米，30 分钟左右完成，每周 5 次。

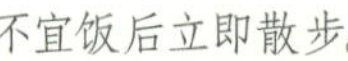

不宜饭后立即散步。

快步走

平时养成快步走的习惯，可加快新陈代谢，预防动脉粥样硬化，提高机体代谢效率，改善身体的健康状况。

动作要领： 抬头，挺胸，收腹，尽量使耳朵、肩膀和臀部保持在同一条垂直线上，摆动双臂，尽量紧贴身体两侧。肘关节自然弯曲，步子不要太大。运动结束时要慢慢停下来，让心跳逐渐恢复到平静状态。快步走比散步时的速度稍快些，可每次走 3000~3500 米，30 分钟左右完成。

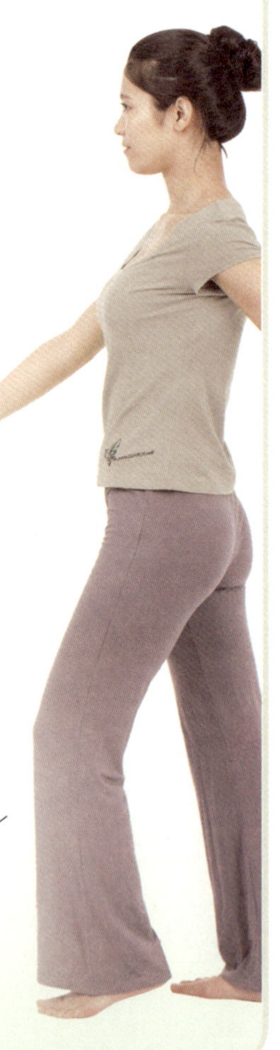

经常快步走可加快机体新陈代谢。

慢跑

慢跑属于有氧运动，有氧运动能使心血管系统功能得到显著提升，心肌更发达，还能使心脏舒张期延长，让心脏得到更好的休息，延缓心脏功能的衰退。对保持良好的心脏功能，防治冠心病、高血压、动脉粥样硬化等具有积极的作用。通过慢跑不但能够养护心脏，还可以增强自身体质，提高抵抗力。

动作要领：腰背保持挺拔，同时身体稍微前倾。小臂抬起，与大臂呈 90° 夹角，自然垂在身体两侧，双手微微握拳。落地时脚的中间部位先着地，然后过渡到两边。在发力时，前脚掌蹬地，这样发力比较轻松。每次慢跑至少 30 分钟，每周 5 次左右。

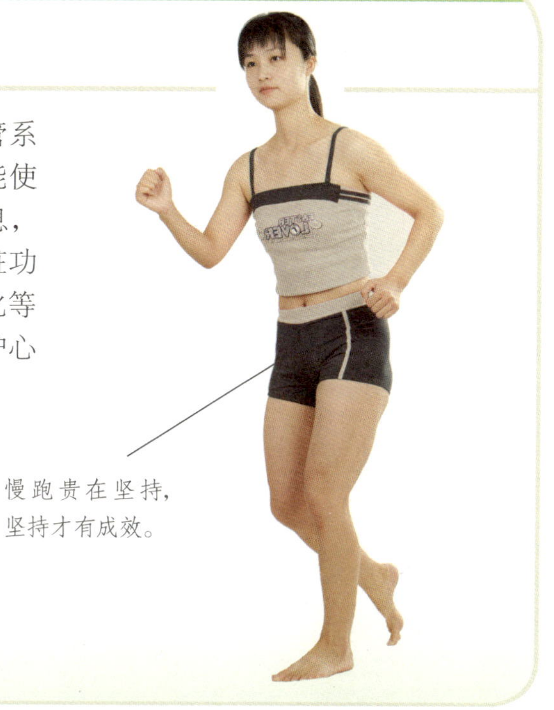

慢跑贵在坚持，坚持才有成效。

跳绳

跳绳属于有氧运动，经常跳绳不仅能促进肠胃蠕动和血液循环，还有助于增强人体心血管、呼吸和神经系统的功能。担心因为跑步造成膝关节疼痛的人，可以选择跳绳运动。

动作要领：大臂贴近身体两侧，小臂外展，手腕摇绳，注意手腕做弧形摆动，落地时稍有屈膝缓冲动作，呼吸要有节奏，全身要放松。每周 5 次，每次 10~30 分钟为宜。

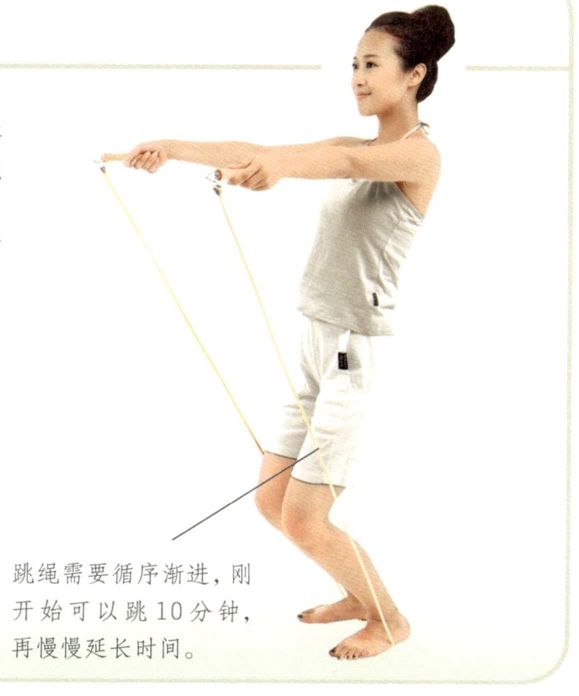

跳绳需要循序渐进，刚开始可以跳 10 分钟，再慢慢延长时间。

太极拳

太极拳的动作舒展缓慢，可使全身肌肉放松，心脏得到充足供血，不会加快心率，也不会加重心脏的负担。太极拳通过缓慢、细长、均匀的腹式呼吸，使人体肺部的氧气充足，血液循环的含氧量增高，使血管处于舒展扩张状态，能很好地保养心脏。

动作要领：打太极拳时要全神贯注，动作圆活连贯，以腰为轴，腰脊保持直立灵活，带动四肢做各种动作，同时保持呼吸和动作协调配合，自然呼吸。

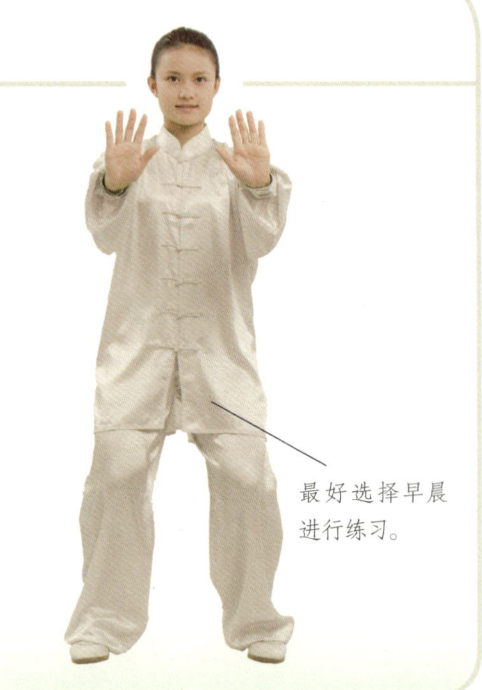

最好选择早晨进行练习。

跳舞

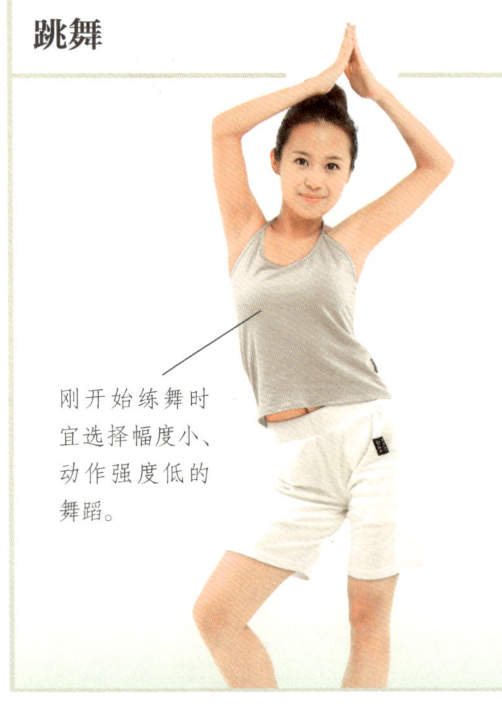

刚开始练舞时宜选择幅度小、动作强度低的舞蹈。

跳舞可以增强心肺耐力，但已经患有心脏疾病的人跳舞时要尽量选择舒缓的舞蹈。此外，跳舞时需要集中精神，可以宣泄焦虑、紧张等不良情绪，舒畅气血，对心理障碍引起的失眠也有缓解作用。

动作要领：舞蹈动作通常有一定的规律性，找出规律，记住动作就会更容易。跳舞的同时每天做基础的拉伸训练，这样会使身体柔软，动作更显优美。

空中蹬车

此运动还能锻炼大
腿、腰和小腹，达到
减脂的目的。

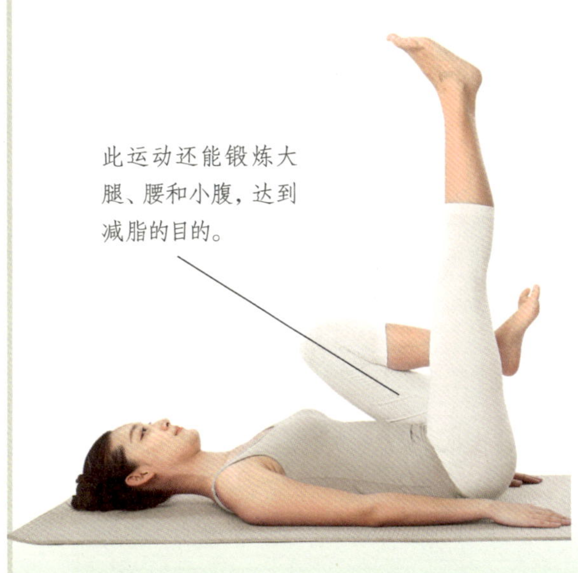

此运动腿部呈倒立状态，能改善下肢血液循环。此外，蹬自行车的动作还会促进身体微循环，有效强健心肺功能。

动作要领：仰卧，双手放在身体两侧，双腿弯曲抬起 45°，两腿交替向前伸出，缩回，脚向前踩，就像骑自行车的腿部动作一样，配合好呼吸，力求每一个动作都标准到位，每次坚持做 10~15 分钟。

游泳式瑜伽

瑜伽体式中的游泳式在运动时需要扩张胸部，能增强人体的心血管功能和心肌力量，促进全身血液循环。还能加强腰骶椎力量，缓解腰背部疼痛，对患腰椎疾病及颈椎疾病的人也有益。

动作要领：俯卧，两臂伸向正前方，手心朝下；吸气，抬起两手臂及两腿，同时，两手臂划向两侧，尽力抬起头部及胸部，自然呼吸；呼气，轻轻放下所抬起的各身体部位，两手臂伸向正前方，反复操作 10 次。

练习过程中要学会
调整呼吸。

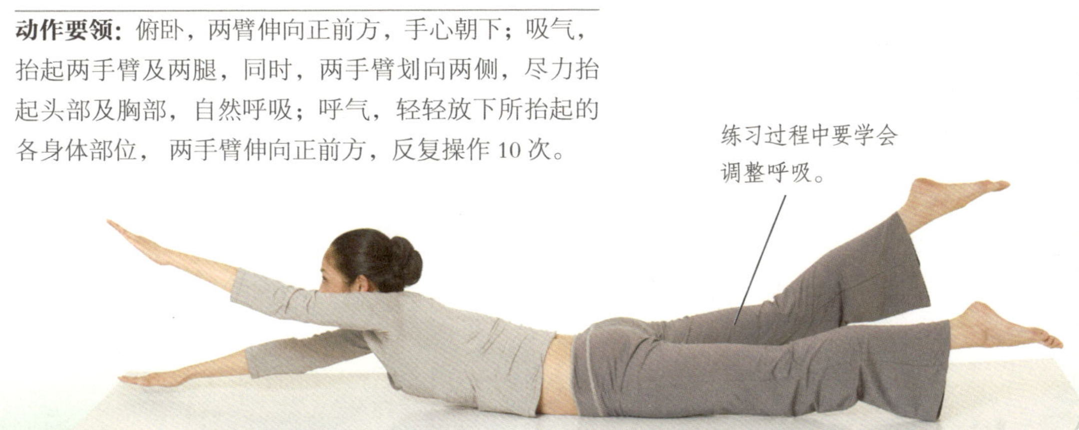

经络穴位调养心脏

扫码看
穴位保健视频

提到心脏，人们常会联想到血液，这是因为心脏与血液密切相关。人体血液的正常运行，有赖于心气的推动，如果心气不足，就不能正常推动血液运行，容易导致血脉阻塞，产生各种心血管疾病。要想预防各种心脑血管疾病，平时可以多刺激养心、强心的几大穴位，增强心脏功能。

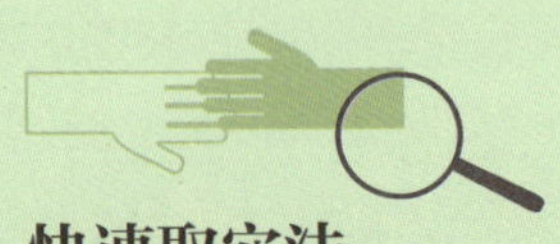

快速取穴法

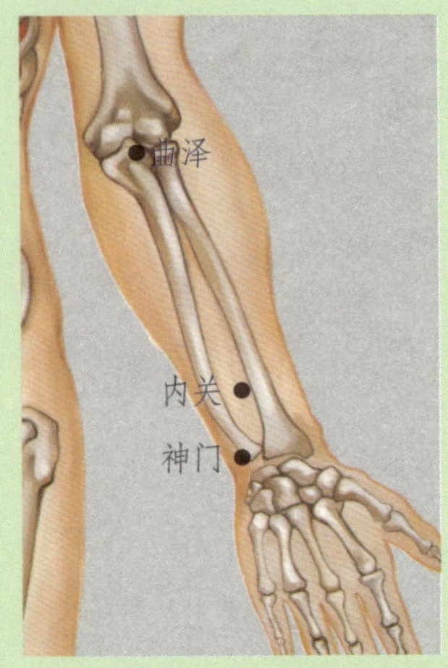

▲ **神门穴** 伸臂仰掌，腕掌侧横纹尺侧，肌腱的桡侧缘。

▲ **内关穴** 从腕横纹向上 3 横指，两索状筋之间即是。

▲ **曲泽穴** 肘微弯，肘弯里可摸到一条大筋，其内侧横纹上可触及凹陷处即是。

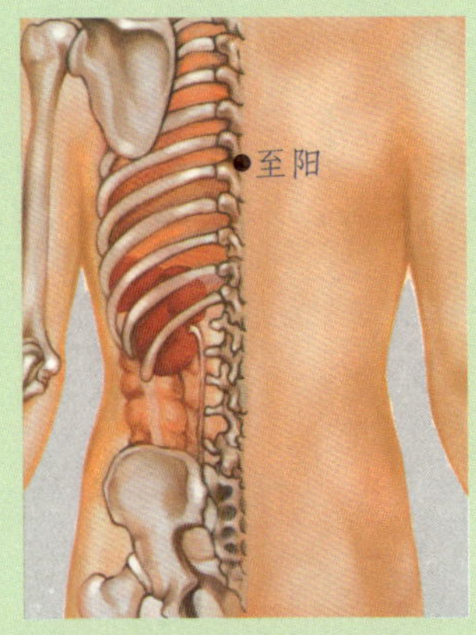

▲ **至阳穴** 两侧肩胛下角连线与后正中线相交处椎体，下缘凹陷处即是。

按揉神门穴

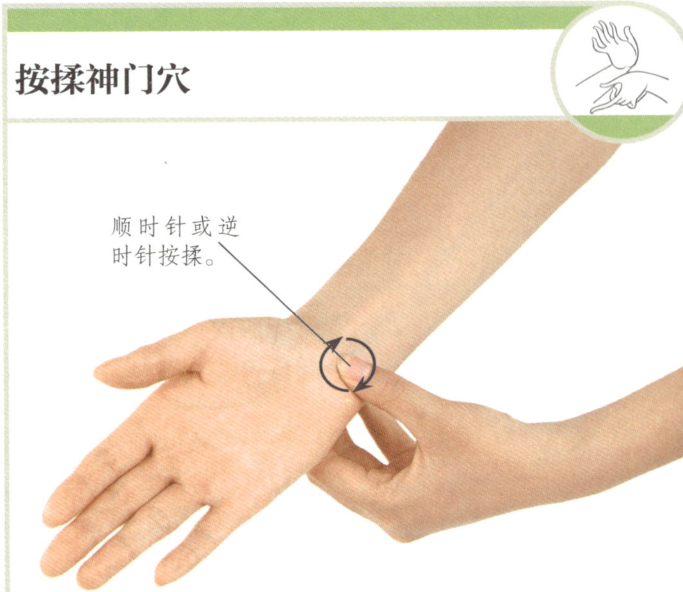

神门穴是心经的原穴，是心经之动力源泉。刺激神门穴具有补心益气、安神降火的功效，主要用于治疗失眠、心悸、心痛、高血压、心绞痛、神经衰弱等症。经常按揉神门穴，可调理心经的气血，以维持心脏的正常运行，从而防治心慌、盗汗、心痛、健忘等心脏系统疾病。

按摩手法：用拇指指腹按揉神门穴 1~3 分钟。

功效：益心安神。

按揉内关穴

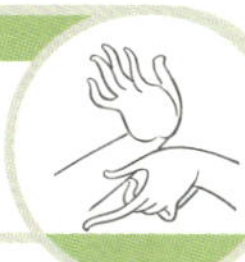

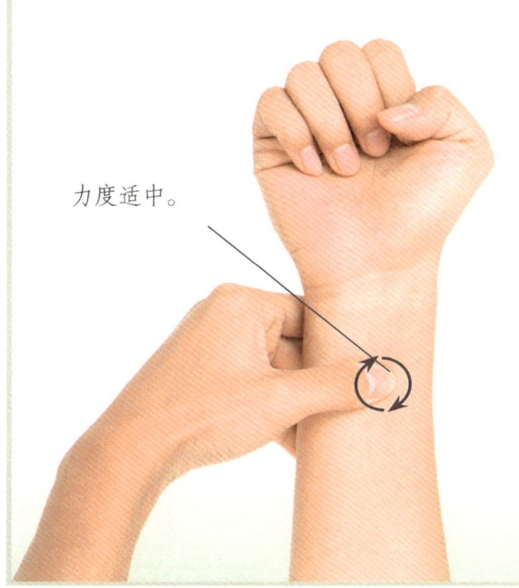

气血的流畅有助于维系心脏健康，若是气滞血瘀，时间长了必将损及心脏，气血流动差易患心脑血管疾病，可以通过刺激内关穴来活血化瘀，疏通气血。按揉内关穴，对胸闷、偏头疼、恶心、呕吐、心绞痛等症均有一定的改善作用。

按摩手法：用拇指指腹按揉内关穴 2~3 分钟。

功效：宽胸理气、和胃降逆、养心定神。

按揉曲泽穴

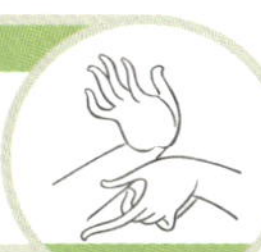

刺激曲泽穴能清心泻火、养心安神，从而保护心脏健康。可采用按揉的方法对曲泽穴进行刺激。

按摩手法：用拇指指腹按揉曲泽穴 2~3 分钟。

功效：清心火、安神。

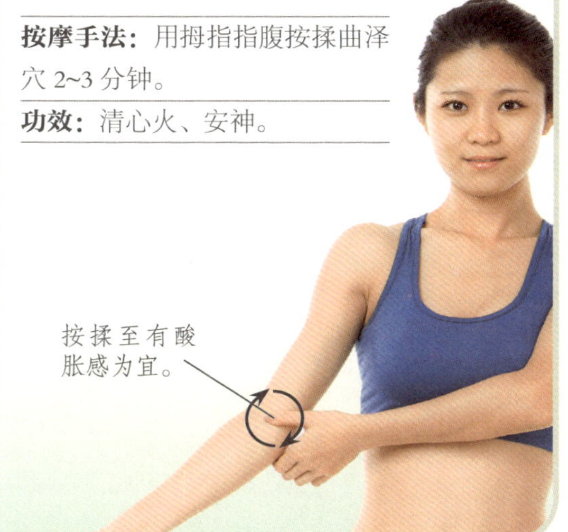

按揉至阳穴

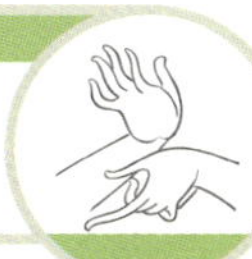

至阳穴属于“宽心穴”，能起到补益心阳、促进气血循环的作用，对促进心脏供血有好处。对至阳穴进行刺激，还有助于缓解心绞痛。

按摩手法：用拇指指腹按揉至阳穴 3~5 分钟，也可用手掌掌根按揉。

功效：补心阳、益气血。

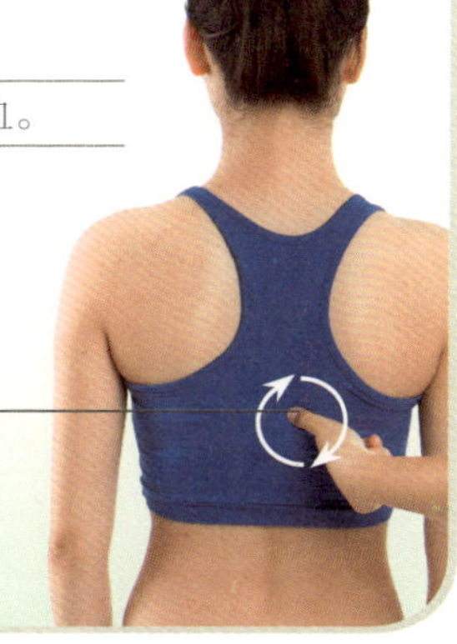

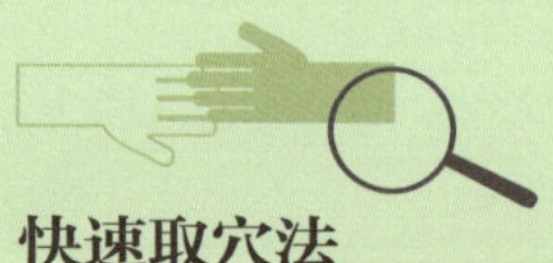

快速取穴法

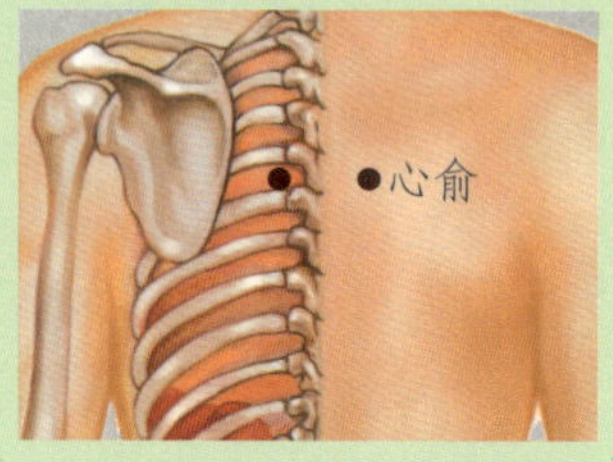

▲ **心俞穴** 肩胛骨下角水平连线与脊柱相交处，上推2个椎体，正中线旁开2横指处。

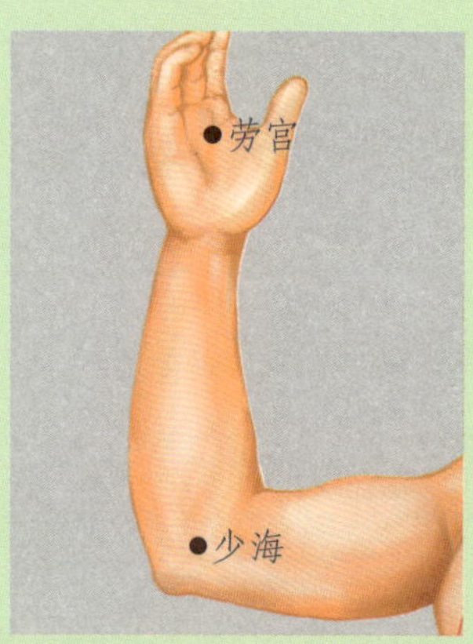

▲ **少海穴** 屈肘90°，肘横纹内侧端凹陷处即是。

▲ **劳宫穴** 握拳屈指，中指指尖所指掌心处，按压有酸痛感处即是。

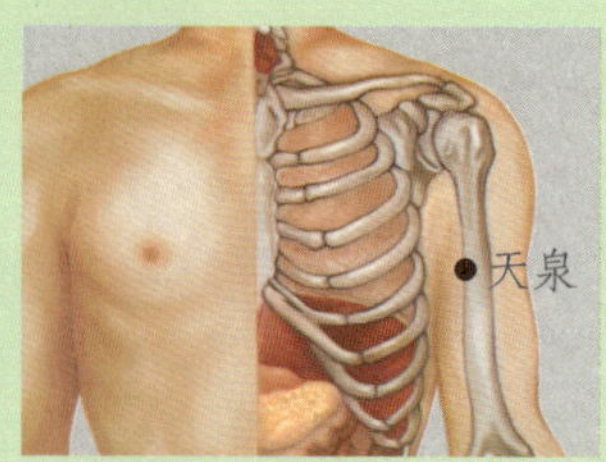

▲ **天泉穴** 伸肘仰掌，腋前纹头直下3横指，在肱二头肌肌腹间隙中，按压有酸胀感处即是。

按揉心俞穴

心俞穴位于背部，与心脏相邻，能够将心气输送到后背，适当刺激心俞穴能有效调节心脏功能，补充气血，达到养护心脏的目的。按摩心俞穴还能缓解心悸、呼吸不畅、神经衰弱、失眠等症状。

按摩手法： 用拇指指腹按揉心俞穴2~3分钟。

功效： 宽胸理气、养心定神。

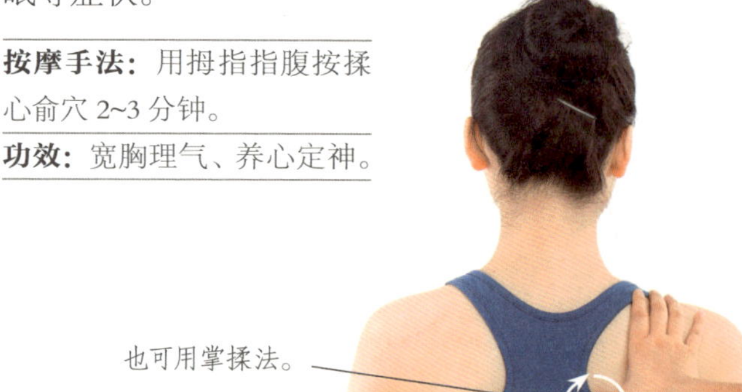

艾灸少海穴

少海穴是心经的合穴，心经的水、气二物在此汇合，刺激少海穴可以理气通络，缓解心脏不适。

艾灸手法： 点燃艾条，温和灸少海穴5~10分钟，以有温热感为宜。

功效： 理气通络、益心安神。

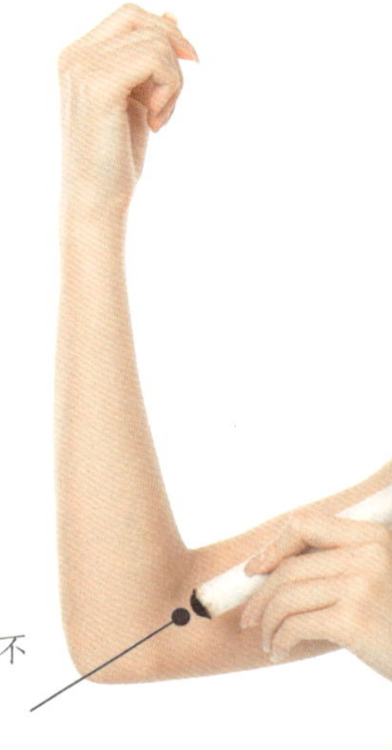

按压劳宫穴

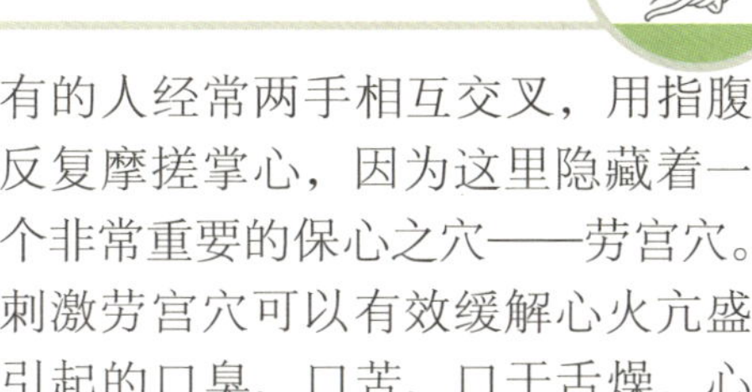

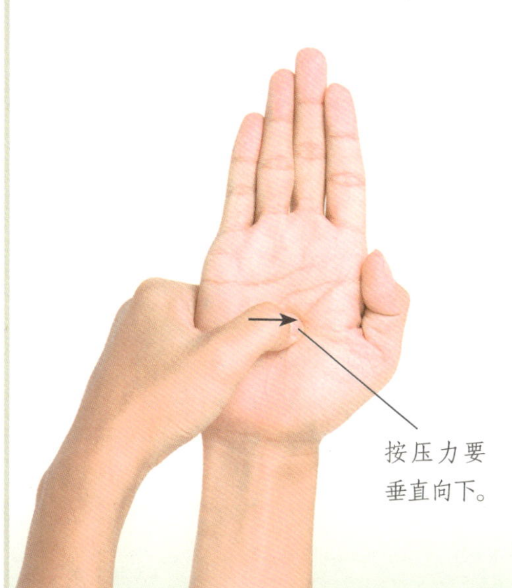

有的人经常两手相互交叉，用指腹反复摩搓掌心，因为这里隐藏着一个非常重要的保心之穴——劳宫穴。刺激劳宫穴可以有效缓解心火亢盛引起的口臭、口苦、口干舌燥，心神不安导致的精神情绪异常，以及心脉痹阻造成的心悸、胸闷、疼痛。

按摩手法： 用拇指指腹按压劳宫穴 1~3 分钟。

功效： 清心、安神。

按揉天泉穴

有些人经常感觉胸闷气短，可能是心脏供血不足引起的；或者有的人出现胸口憋闷、咳嗽、咯痰，这时可对天泉穴进行刺激。

按摩手法： 用手指指腹按揉天泉穴 2~3 分钟。

功效： 宁心、止咳平喘。

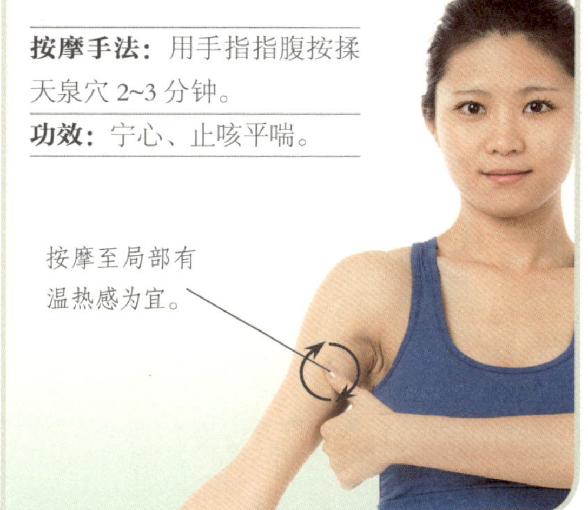

拍打心经

心经位于手臂内侧，刺激心经上的穴位，有助于防治心脏疾病。可在午饭前轻拍心经循行路线，长期坚持，有养护心脏的功效。

拍打手法： 用手掌沿心经循环路线拍打 3 分钟左右，拍完一侧再拍另一侧。

功效： 养护心脏。

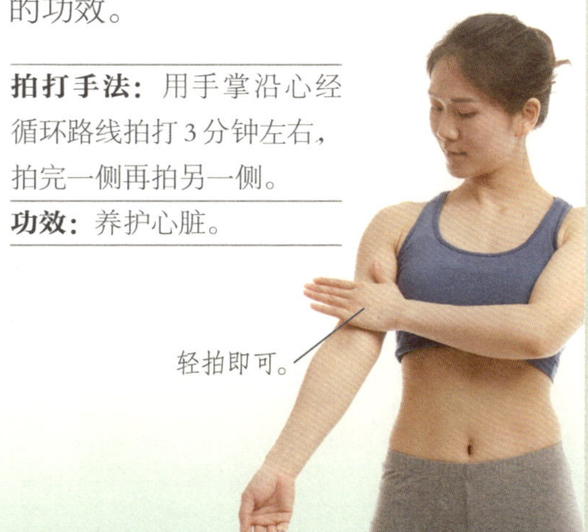

生活小提示

养心宜静

养心要戒怒戒躁，切忌大喜大怒，应尽量保持心境平和。平时可以多做一些偏静的文体活动。

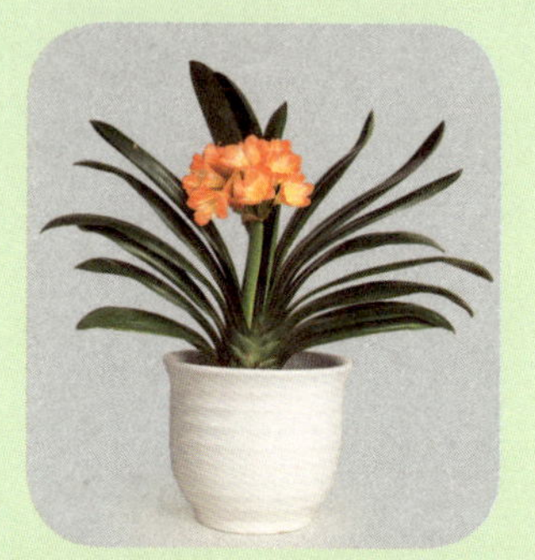

画画、练书法、下棋、种花等，这些都有助于让人的心静下来，起到静心安神的作用。

情志调养心脏

人的健康与否离不开情志的影响，心脏也是一样。突然的大喜、情绪过于激动皆会导致心脏承受不住，人就易出现晕厥等不适症状，所以保养心脏离不开对情志的控制和调养。

恐吓可制喜

恐在肾属水，喜在心属火，五行中“水克火”，因此恐胜喜。“恐则精却”“恐则气下”，中医认为，对喜伤心者用恐吓的方法，使其产生畏惧、惊惶的情感，从而治疗过喜所致的心气涣散、心神恍惚、嘻笑不休、状若癫狂等病症。

谨防乐极生悲，保持平常心

我们都知道，乐极生悲是形容一个人快乐到极点转而发生悲哀的事情。人逢喜事精神爽，但不可得意忘形，以免乐极生悲，好事变坏事。面对大喜的事情，应该尽量保持平常心，如此才是养心之道。《黄帝内经》中讲到“恬淡虚无，真气从之，精神内守，病安从来”。真正会养生的人，都是懂得保持平常心的人，只有真正做到“不以物

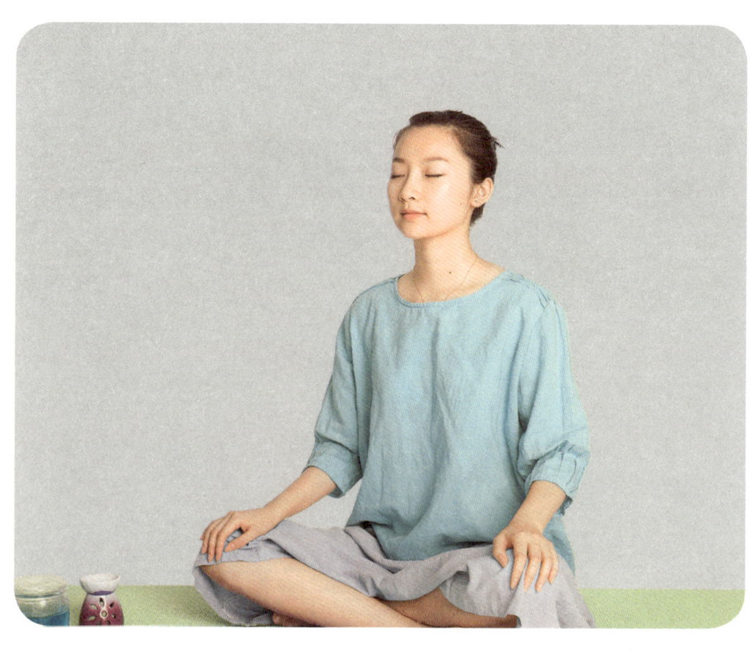

心烦意乱时，静坐也有助于保持心情平静。

喜，不以己悲”，才能保持心情平静，不受情绪牵制。正所谓“人生七十古来稀，剩有僧人历更稀。若问延年何法术，一生淡泊养心机”。

大笑有益于心脏健康

研究表明，压力及其他负面情绪会导致血管收缩，降低血流量。也有研究认为，积极情绪有利于扩张血管。所以，如果人经常处于不良情绪及压抑的状态下，就要多笑一笑，这样才有益于心脏健康。

控制情绪，避免过于激动

喜悦能使人气血调和，精神振奋，对人有益。但如果是突如其来的惊喜或过分的大喜，也是一种强刺激。大脑受到这种刺激后，会导致神经兴奋，并释放大量肾上腺素，导致心跳加快、血压升高、呼吸急促，如果超过了人的承受能力，就会造成机体功能紊乱。尤其对于高血压和心脏疾病患者，更是一种对生命的严重威胁。所以，在日常生活中要避免过分激动，大喜时要注意控制自己的感情。

生活小提示

急躁时需清心火

心火旺盛不仅造成情绪急躁、心神不宁、失眠，还容易引起其他疾病，所以要及时清心火。

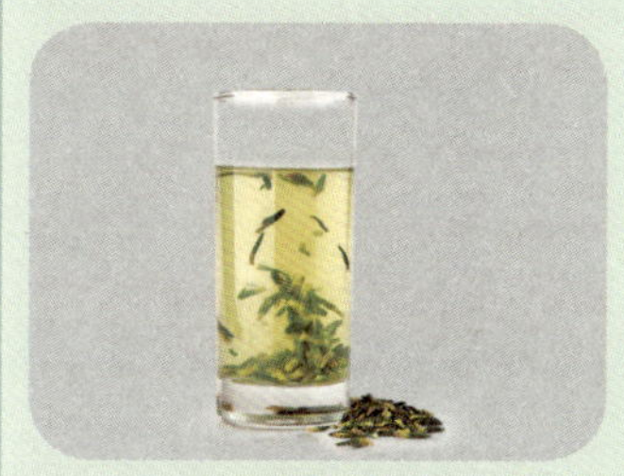

莲子心味苦，可以发散心火。可以用莲子心泡茶，对实火灼盛者尤为有效。不过莲子心泡茶虽能清心火，但由于其性寒不能一直喝，体质偏寒的人更要注意。

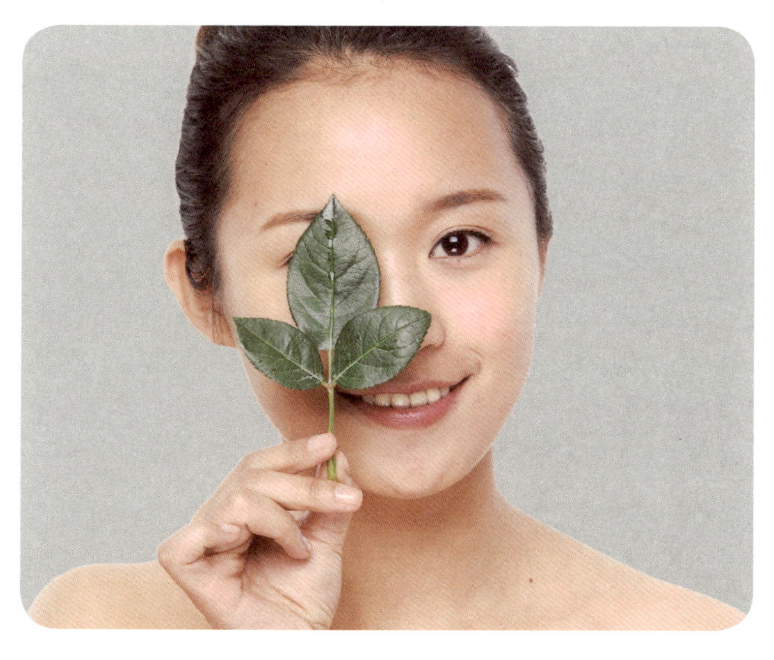

要尽量保持情志开怀、心情舒畅，安闲自在，笑口常开。

养心小妙招

握拳

反复做握紧拳头又迅速放开的动作，可以促进血液流通和新陈代谢，使心气平顺，还能缓解紧张的情绪，非常适合心慌气短者。而且这样做可以刺激到手上的中冲穴和劳宫穴，让人心情平缓、愉悦。

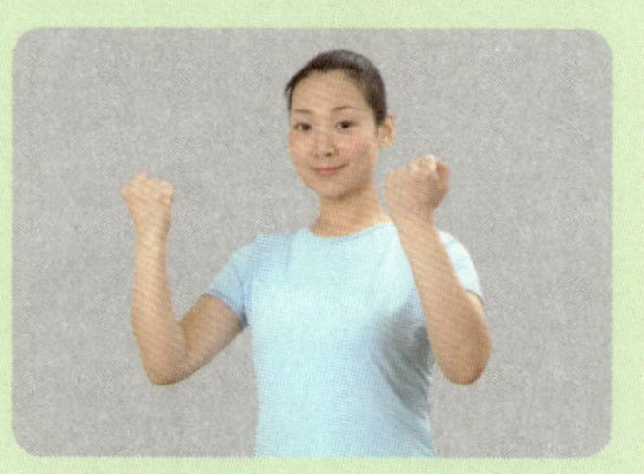

端坐，调匀呼吸。两手用力握拳，大拇指在其他四指内；然后双手张开。呼气时紧握，吸气时张开。反复进行，可连续做 10 次。

顺时调养心脏

夏养心，神清气爽

五行中，夏季属火，为一年中阳气最旺之时。按照五行配五脏的原则，心为火，与夏相通。由于夏季艳阳高照、地热熏蒸，导致人的阳气外浮、阴气暗伏，气血运行亦相应地旺盛起来，活跃于机体表面，人易感到困倦烦躁和闷热不安，因此养心首先要使自己的思想平静下来，神清气静，切忌暴怒，以防心火内生。在精神调摄方面，要保持愉快而稳定的情绪，切忌大喜大悲，以免以热助热，火上浇油。

夏季宜晚睡早起

中医一直都非常重视人与自然的关系，提出“人与天地相参也，与日月相应也”。也就是说人作为天地中的一份子，不能脱离自然而独立存在，应与自然相互协调，共同发展；同时，自然时刻与人体产生各种感应，影响着人体的生命节律和疾病的转归。所以中医养生，需要根据不同的节气时令，因时而宜，因地制宜。

《黄帝内经》中针对夏三月，特别提出了夜卧早起的观点，也就是晚些睡觉，以弥补自然界中阴气的不足；天亮即起，以顺应自然界中阳气的充盛。

一早一晚勤锻炼

中医认为，四季中春生、夏长、秋收、冬藏，夏季自然界华英成秀，呈现出一派繁荣兴旺的景象，这时人们应该多到室外活动，宣泄疏通体内的阳气，以防肝木郁结、滋生心火。

夏季天气炎热，易损伤心血、心神，夏季时人们宜在早晚气温凉爽之时运动，可外出游泳、林间散步、打打太极拳等，以疏通肝木、宣泄心火。在子午阴阳转换之际宜静，如夜晚听一段音乐、泡一泡足浴，闭目养神、安然入睡，以交通水火、养心安神。

午时阳气最旺，午睡养心

午时（11：00~13：00）太阳高悬于人的头顶之上，直射于下，光芒万丈，投向地面的阴影最短，因此午时被中医认定为一天当中阳气最为充盛之时，还是人体十二经脉中心经的当令之时，所以此时段最适合养心。午时养生重要的两件事就是吃午饭、睡午觉。

午时到点吃饭

午时是心经当令，到了下午 1 点以后就是小肠经当令了。所以，最好在下午 1 点之前吃完午饭，只有吃了午饭，人体才能得到能量和营养元素，补充脑力和体力，小肠才能正常运作，否则人会出现心慌、乏力、头晕的症状，如果心脏得不到充足的养分，就无法提供充足的血液。午餐在一日三餐中起到非常重要的承上启下的作用，吃得健康、吃得适量是午餐的重要原则。

午睡多久合适

养心、护心者，在午时小憩片刻，休养生息，能让身体进行自我调整，协调脏腑之间的关系，帮助身体恢复元气。此外，很多人的失眠与心火过旺有关，而每天坚持午睡，可以使心火慢慢降下来。午睡也是有讲究的。首先，午睡时间宜在 15~30 分钟。如果睡不着也没关系，闭上眼睛眯一会儿，对身体也是非常有好处的。

生活小提示

无法午睡者可按揉中指

有的人习惯了午睡，不午睡下午状态就会差一些，感觉身心疲惫，沉困不已，这时可以试着按揉中指。

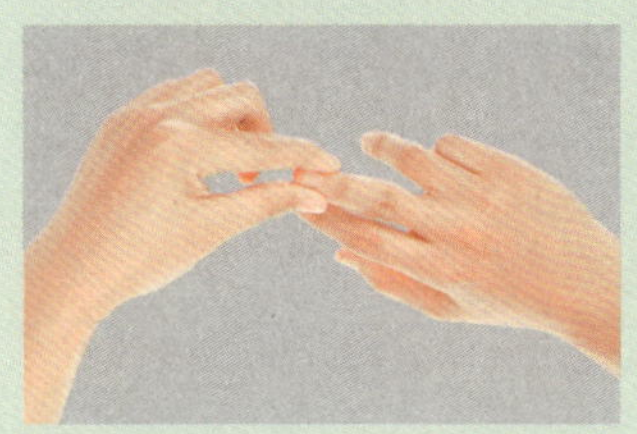

午时按揉中指指甲根部两侧一个较痛的点，按压 3 分钟，力度不要太大，以微痛可忍受为度，可以缓解沉困、心力交瘁。

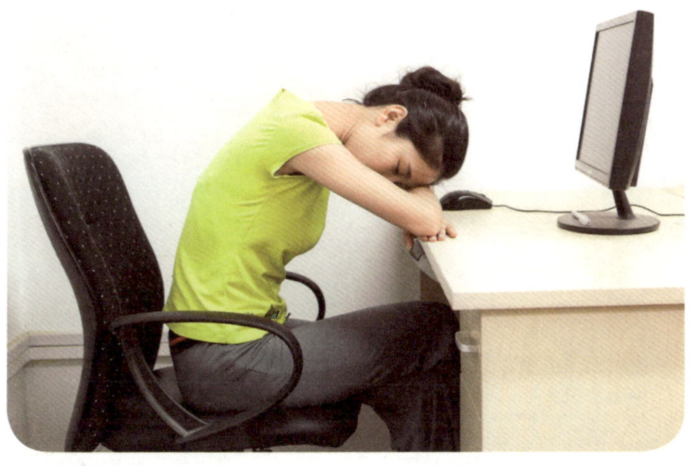

午睡最好不要趴着，以免影响心脏和胃部的气血运行，有条件最好平躺着小睡一会儿。

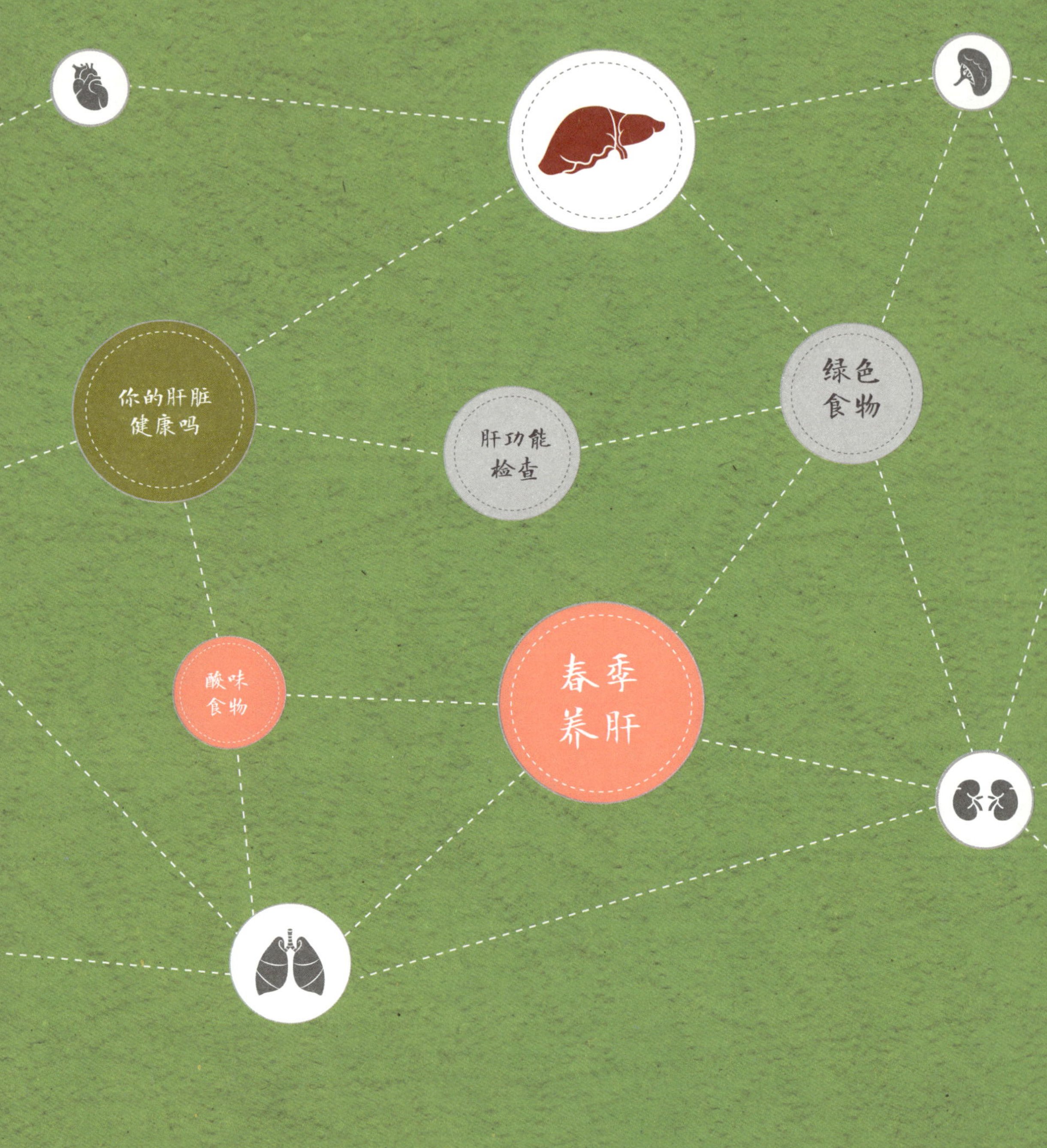
你的肝脏
健康吗
肝功能
检查
绿色
食物
酸味
食物
春季
养肝

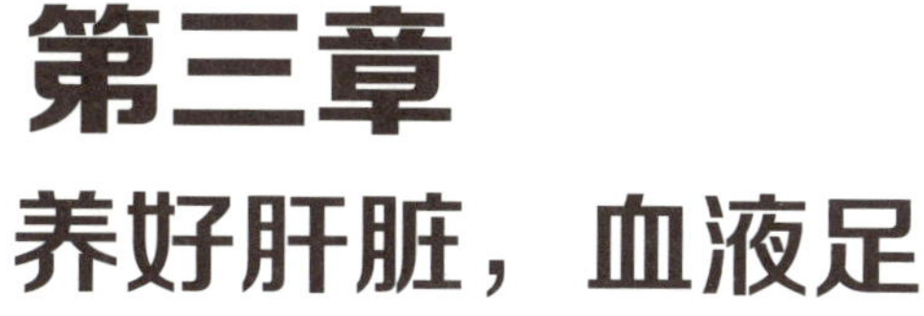

肝藏血，具有贮藏血液、依据机体之需调节循环血量的作用。此外，肝脏是人体的代谢器官，我们吃进去的食物都需要肝脏进行合成、分解。若肝脏功能异常，身体各个器官都会受到影响。要想养好肝，在精神上要保持柔和、舒畅，力戒暴怒和抑郁，以维持肝脏正常的生理功能。

你的肝脏健康吗

远离损害肝脏健康的生活习惯

肝主疏泄，能让人情志畅达；肝主藏血，可调节全身气血运行。如果肝脏受损，人就容易出现肝气郁结、气滞血瘀的症状。所以，在生活中一定要避开损害肝脏的坏习惯，比如经常熬夜、用眼过度、滥用药物等。

经常熬夜

为什么现代人亚健康状况如此普遍？一个很重要的原因就是缺少睡眠与休息，过度操劳。中医认为，睡眠是人体恢复阴阳平衡的非常重要的调节手段，是生命在代谢过程中很好的节能方法。

通过睡眠与休息，人可以储备能量、消除疲劳、缓解压力。因为在自然界中，阴主静，静生阴，阴气盛则寐；阳主动，动升阳，阳气盛则寤。所以当人睡觉时，阴血就会回归于肝，静卧可以滋润肝气，此时人就会阴平阳秘，宁静安详。相反，经常熬夜、缺少睡眠，阴血就会散布于外，肝不藏血，肝中的阳气就会躁动不安，从而导致肝阳上亢、肝风内扰，引发各种病症。

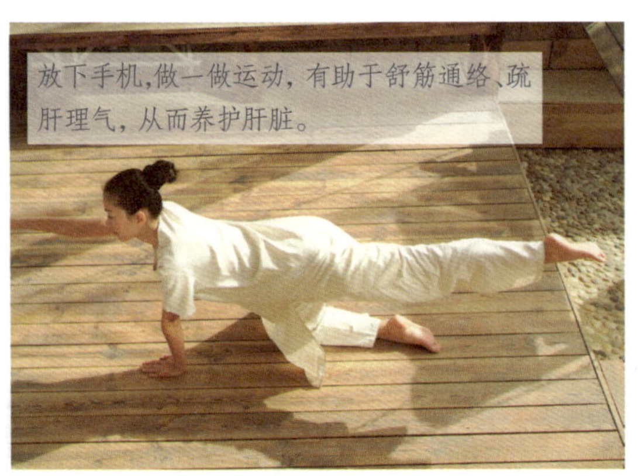

放下手机，做一做运动，有助于舒筋通络、疏肝理气，从而养护肝脏。

用眼过度

人们的生活、工作、娱乐消遣，都越来越离不开电脑和电视，长期盯着显示屏，看上去损伤的只是眼睛，其实受伤害的还有肝脏。

《黄帝内经》中说“肝开窍于目”，肝血和肝气是眼睛明亮有神的物质基础。正是有了肝脏所提供的血液和津液的滋养，才使眼睛能够正常视物、辨别物体和色彩。眼睛若长时间得不到休息，过度疲劳，就会大量消耗肝血。

生活小提示

按摩四白穴保护视力

眼睛疲劳、黑眼圈重者平时除了补益肝血外，还可选择四白穴进行按摩，疏通眼部气血。

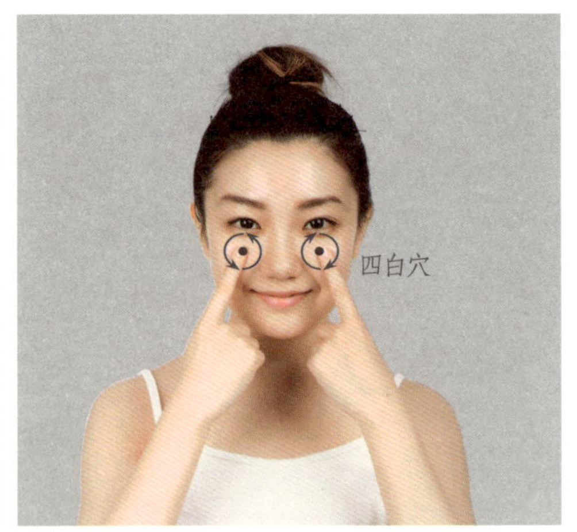

手洗干净，用双手食指指腹轻轻按揉四白穴1~3分钟，每天1次。

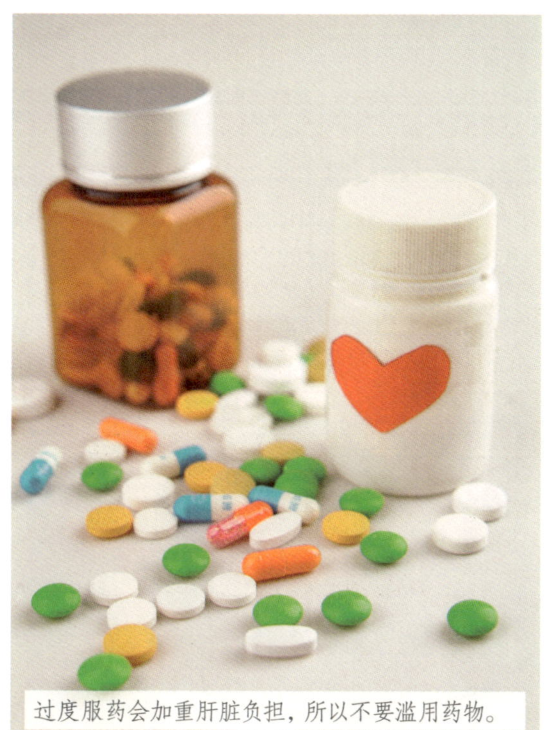
过度服药会加重肝脏负担，所以不要滥用药物。

滥用药物

众所周知，肝脏具有强大的解毒功能，新陈代谢也很旺盛。正是因为肝脏的代谢有降毒、解毒的作用，被人们吃进、吸进身体里的食品添加剂、酒精、药物、烟尘等才不至于威胁人们的身体健康。但是如果总是滥用药物，让肝脏不停地工作，总有一天它会吃不消的。

现在许多人服用一些药物时不加节制，如减肥药、美容药等，但“是药三分毒”，哪怕是对症药物，也要先由肝脏进行代谢、解毒，医学上叫“首过效应”，意指不是针对它的，也得先过它这一关。患病吃药已经加重肝脏负担了，没病还要滥用药物，这会让肝脏更疲劳，很容易导致肝功能减退。

饮酒无度

酒中含有大量的乙醇，乙醇进入人体后，需要通过肝来分解和解毒。长期过量饮酒，对肝细胞的损害很大，不仅会干扰肝的正常代谢，甚至会引发酒精性肝炎及肝硬化。

肝作为人之血库、气机疏泄的枢纽，内藏阴血，主管气的升降出入，助脾运化水谷，因而大量饮酒损害的不只肝。此外，肝经围绕人的生殖器官循行而过，所以大量饮酒还会影响人的性功能和生育能力，不利于优生优育。所以，在应酬交际的时候，为了自己的身体健康，还是少饮酒，特别是高浓度的烈性酒和劣质酒，更不宜饮用。

生活小提示

重视酒后肝脏发出的警报

有的人喝酒之后发现，排出来的尿液呈浓茶色，赤黄而浑浊，这可能是肝脏发出了警报。身体健康时，人的尿液一般是淡黄色或者无色，当肝脏功能出现异常时，体内胆红素的代谢就会紊乱，血液和尿液中的胆红素会增加，这样就导致尿液为浓茶色的情况。所以，如果喝酒后发现尿液有异常，就要重视起来，尽量戒酒，同时还要去做肝功能检查。

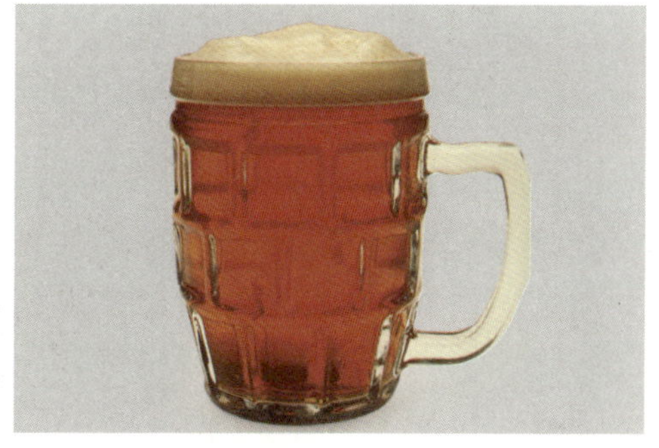
在生活中尽量少饮酒，注意保护肝脏。

不控制慢性病

许多老年人患有慢性病，比如高血压、高脂血症、糖尿病等，这些慢性病并发脂肪肝比例较高。脂肪肝会使脂肪代谢功能减退，进而影响肝脏功能。尤其是糖尿病患者，由于胰岛素分泌不足或相对缺乏，容易引发肝脏代谢紊乱。所以，如果不注意控制这些慢性病，就很容易引发肝脏疾病。

很少体检

虽说越来越多的人注重养生，但是也有相当多的人不重视体检，认为只要没有身体不适，就不需要体检。事实上，这样的习惯并不好。不定期体检，就会造成很多隐蔽性较强的疾病没有被及时发现，肝脏疾病就是其中一类。所以，一定要坚持定期体检，及时发现健康隐患。至少一年体检一次，养成这样的好习惯，就能够更加全面了解身体可能出现的问题，对于伴随的异常病症也有很好的判断。

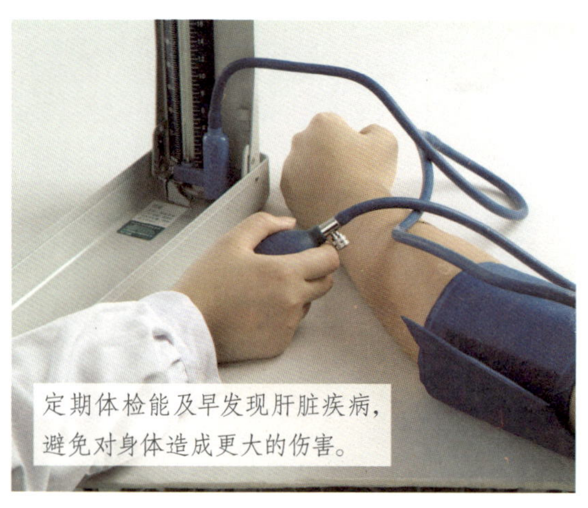

定期体检能及早发现肝脏疾病，避免对身体造成更大的伤害。

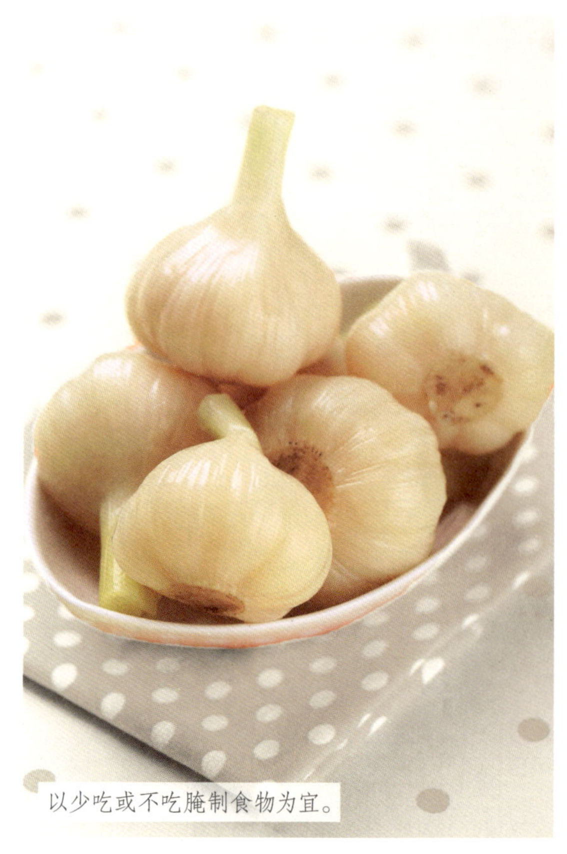

以少吃或不吃腌制食物为宜。

常吃腌制食物

在生活中，我们经常可以看到各种腌制食物，比如腌萝卜、腌酸菜、腌雪里蕻等。腌菜方便，吃法多样，也易于存放，所以受到许多人喜爱。但是，常吃腌菜对人体健康不利。因为蔬菜腌制后，所含的维生素损失较多，腌菜中的添加剂也会对人体肝脏造成负担。

腌菜中含有很多盐，大量进食会导致盐分摄入过多，影响身体的水盐平衡，造成血压波动及肾功能损害。肝肾同源，肾受到损伤自然也不利于肝脏健康，所以，要少吃腌制食物。

强忍怒气、经常郁闷

大怒、大悲、大喜等过度的心理反应会伤及肝脏。但同样强忍怒气、郁闷，压抑自己的情绪，有怒而不发，也不利于身体健康。研究发现，人的眼睛在受到洋葱等气味刺激时，流出来的泪水是“无毒”的，而在遭受剧烈心理打击时，流出来的泪水却含有“有害”成分。压抑不良情绪易导致体内毒素排泄不畅。

强忍怒气是一种极不愉快的情感体验，是一种消极的，甚至具有很大破坏作用的心理状态。长期忍耐，会导致神经和内分泌功能的失调，降低机体的免疫力，诱发各种疾病。所以生气时千万不要强忍怒气，最好的方法就是给予正确、合理的情感宣泄，去疏导、化解怒气，消除怨恨。

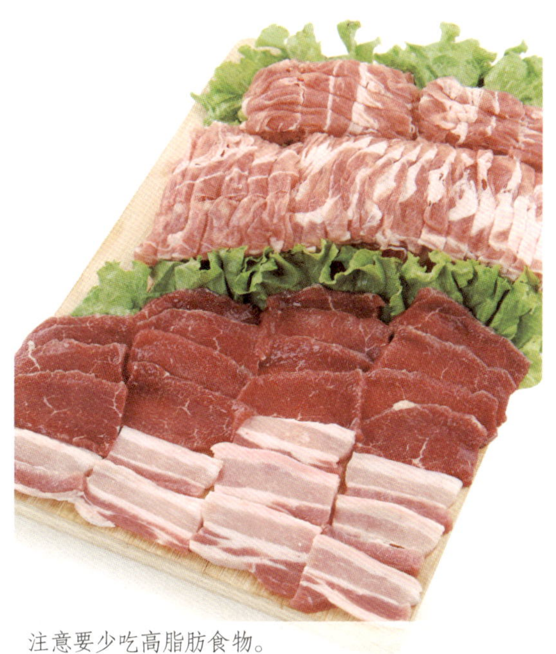

注意要少吃高脂肪食物。

生活小提示

热水泡脚可养肝

经常用热水泡脚，可使神经放松，缓解和释放压力，避免肝气郁结。同时还能疏通气血，缓解肝气郁结引起的失眠、抑郁、神经衰弱等症状。

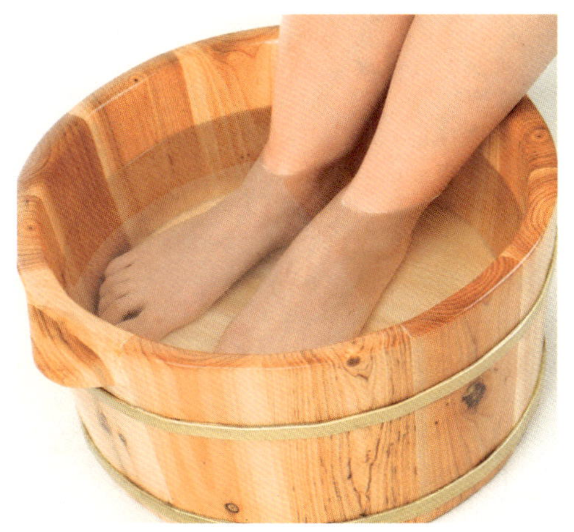

泡脚水的水温在40℃左右为宜，一次泡脚时间以15~30分钟为宜。老年人可适当缩短泡脚时间，一次不超过20分钟，以免因泡脚时间过长引起心慌等症状。

嗜吃高脂肪食物

如果过量摄入油腻、高脂肪食物，就会加重肝脏的负担，不利于肝脏健康。经人体消化吸收后的一部分脂肪进入肝脏，再转化为体脂贮存起来。人在饥饿时，贮存的体脂先被运送到肝脏，然后进行分解。如果吃太多高脂肪、油腻食物，容易导致脂肪代谢紊乱，使脂肪堆积于肝脏内形成脂肪肝。除了少吃高脂肪食物，还要少吃油炸、油煎的菜肴，多选择蒸、煮的烹饪方式。火腿肠、腊肉、培根等加工肉制品脂肪含量也很高，应尽量少吃。

及时检查，警惕肝脏疾病

提起肝脏疾病，许多人能想起来有脂肪肝、乙肝、肝癌等，但并不清楚具体症状是什么。一起来了解一下常见肝脏疾病的主要症状吧，多了解一些相关知识，才能帮助我们及早发现肝脏疾病，并积极干预。

肝脏常见病及其主要症状

常见病	主要症状
甲肝	●乏力、纳差、腹痛、腹胀、恶心、厌油等
乙肝	●全身症状：体力不支、身体倦怠、睡眠质量差、失眠多梦 ●消化道症状：食欲减退、恶心呕吐、上腹部饱胀、身体消瘦、体重下降 ●黄疸：皮肤以及眼睛会变得发黄，同时伴随瘙痒等不适感 ●其他表现：面色晦暗、皮肤有色素沉着等
丙肝	●急性丙肝：恶心、食欲减退、全身无力、尿黄、眼黄等 ●慢性丙肝：容易疲劳、食欲缺乏、腹胀等
脂肪肝	●轻度脂肪肝：一般无临床症状 ●中度脂肪肝：乏力、纳差、腹胀等 ●重度脂肪肝：明显的食欲缺乏、疲倦乏力、黄疸等，如合并肝硬化可出现腹水、消化道出血、肝性脑病等
酒精肝	●轻度酒精肝：全身不适、倦怠、易疲劳、恶心呕吐、食欲缺乏、腹胀 ●重度酒精肝：乏力、消瘦、肝区痛，部分患者会出现吐血的现象
肝硬化	●乏力、腹胀、轻度黄疸、肝掌、蜘蛛痣、面色晦暗、尿少、双下肢水肿、鼻出血、紫癜
肝癌	●早期症状：肝区疼痛、腹胀、纳差、乏力、消瘦，部分患者有低热、黄疸、腹泻、上消化道出血等 ●中、晚期症状：肝肿大、黄疸、腹水等。此外，合并肝硬化患者常有肝掌、蜘蛛痣、下肢水肿、男性乳腺增大等

肝功能检查是指通过各种生化试验方法检测与肝脏功能代谢有关的各项指标，以反映肝脏功能基本状况的一种方法。

肝功能检查及其意义

检查项目	检查意义
白蛋白	反映肝细胞代谢问题
转氨酶	可反映出肝细胞是否存在损伤，或者是损伤的程度
胆红素	反映肝脏解毒功能的指标
磷酸酶	判定肝脏胆汁分泌功能的指标
胶原	诊断是否存在肝硬化，或者是肝脏纤维异常

肝功能检查注意事项

1. 保持空腹

肝功能检查需空腹时抽血，空腹时间一般为 8~12 小时。检查当天不能吃早餐、不能喝水，检查前一天晚上 9 点后最好不要再进食。

2. 饮食要清淡

肝功能检查前几天，饮食要保持清淡，避免吃太过油腻、辛辣等刺激性的食物，因为这类食物可能会造成转氨酶等其他指标不正常，使检查结果出现误差。

3. 避免食用含有胡萝卜素、叶黄素的食物

肝功能检查前一天，应避免食用富含胡萝卜素、叶黄素的食物，此类食物会使血清呈黄色，影响黄疸指数测定结果。

4. 避免食用高脂肪食物

高脂肪食物可使血脂增高，因此需在抽血前 10 小时不食用高脂肪食物。

5. 禁止喝酒

肝功能检查前一天不要喝酒，否则会影响到肝功能中转氨酶的指标，使得检查结果中的转氨酶升高，影响检查结果。

6. 不剧烈活动

进行肝功能检查的当天早上，不宜进行剧烈的体育运动或锻炼，到医院后安静休息 20 分钟后再抽血化验比较好。

7. 保证充足的睡眠

肝功能检查前，要注意保证充足的睡眠，良好的睡眠对保证正常的检查结果有积极作用，睡眠不足会影响转氨酶指数。

生活调养

饮食调养肝脏——绿色食物

中医认为，五色食物中绿色食物与肝对应。不少绿色食物中含有大量的纤维素，能促进肠胃蠕动，帮助体内代谢物质排出，从而减轻肝脏的负担，保护肝脏。常见的绿色食物有韭菜、佛手瓜、菠菜、芹菜、丝瓜、黄瓜、猕猴桃等。

佛手瓜

佛手瓜别名五指橘、佛手柑，蛋白质、钙、维生素含量丰富，且热量低。佛手瓜具有疏肝解郁、理气和中等多种功效。常食有助于缓解肝胃气痛等症。

性味： 性温，味苦、酸。

功效： 疏肝解郁、理气和中、和胃止痛。

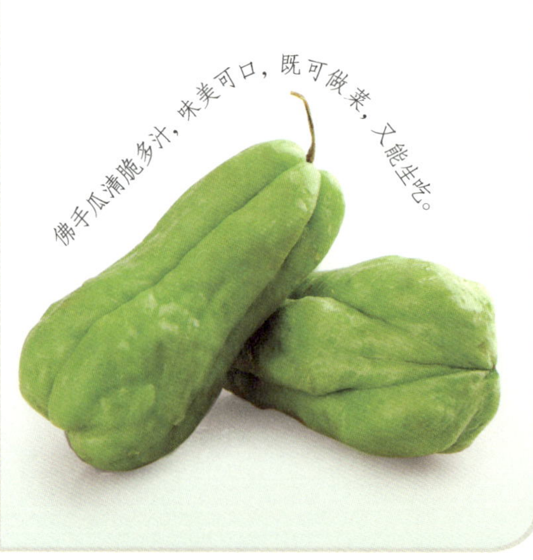

佛手瓜清脆多汁，味美可口，既可做菜，又能生吃。

菠菜

菠菜是常见的绿色蔬菜，富含钙、叶酸、胡萝卜素等多种营养物质，常吃可促进人体新陈代谢、增强抗病能力。中医认为，菠菜具有滋阴平肝、疏肝养血等作用。

性味： 性凉，味甘。

功效： 滋阴平肝、通利肠胃、促进消化。

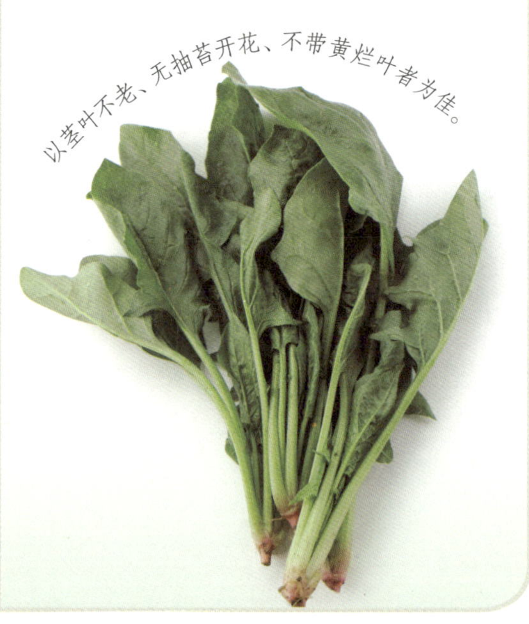

以茎叶不老、无抽苔开花、不带黄烂叶者为佳。

芹菜

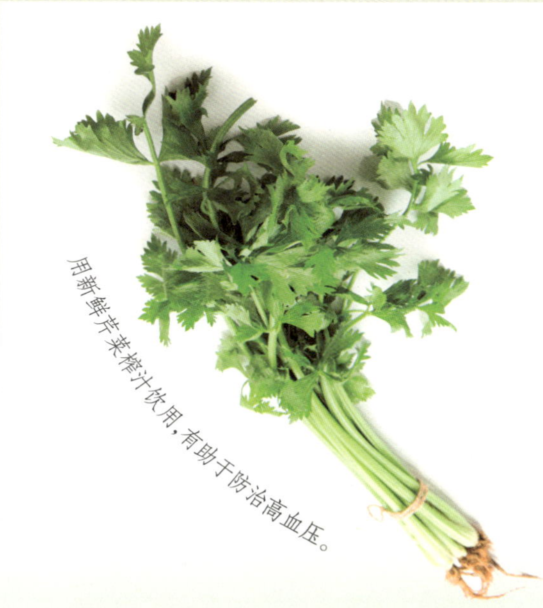
用新鲜芹菜榨汁饮用，有助于防治高血压。

芹菜富含纤维素，可以加快肠蠕动，促进排泄。其蛋白质、钙和铁的含量也较高，具有一定降低血清胆固醇的作用，并可辅助治疗脂肪肝、高脂血症及高血压。

性味：性平，味甘。

功效：清热除烦、平肝潜阳、利水消肿。

莴笋

莴笋富含维生素 C，食之有助于清除体内自由基，增强人体免疫力，还有助于清除肝脏毒素，增强人体对病毒的抵抗力，养肝功效佳。

性味：性凉，味甘。

功效：清肝养肝。

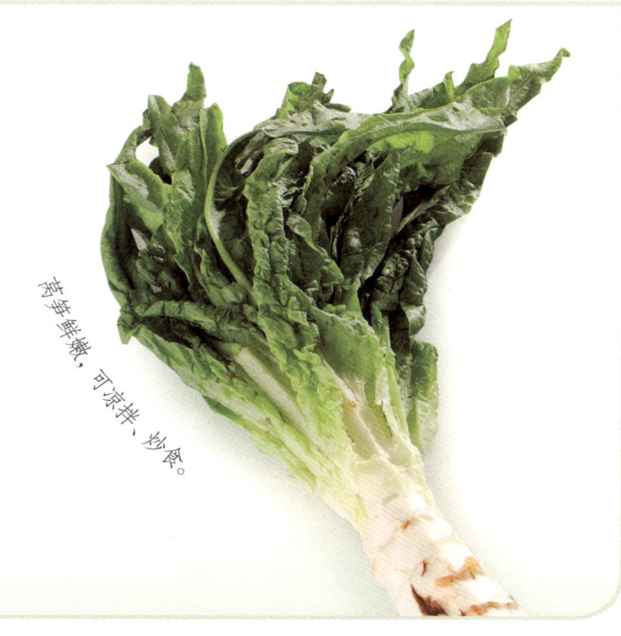
莴笋鲜嫩，可凉拌、炒食。

西蓝花

西蓝花富含胡萝卜素、钙、铁、锌、维生素C、叶酸等，有助于促进肝脏排毒、养护肝脏。此外，平时适量吃西蓝花还有助于清除血管中的垃圾，预防血管阻塞、动脉粥样硬化等。

性味：性平，味甘。

功效：保护血管、排毒养肝。

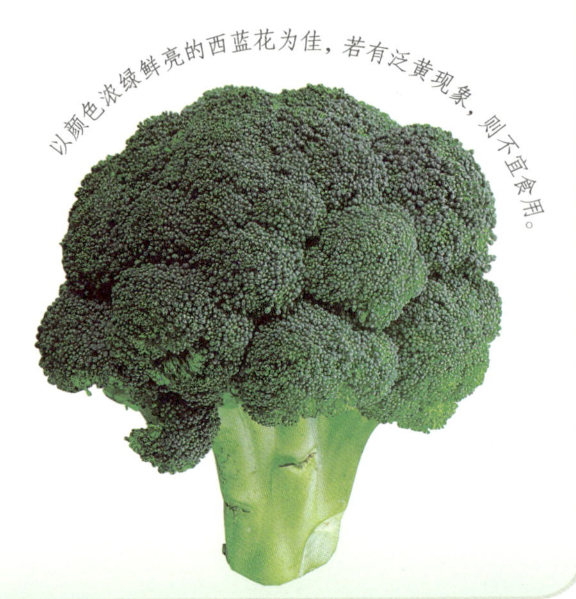

以颜色浓绿鲜亮的西蓝花为佳，若有泛黄现象，则不宜食用。

空心菜

有助于预防肠道内菌群失调。

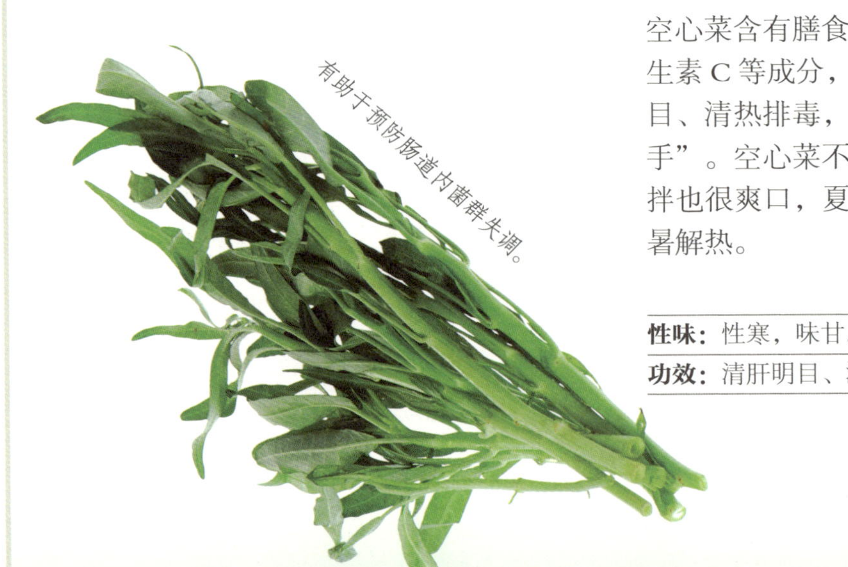

空心菜含有膳食纤维、烟酸、维生素C等成分，经常吃可清肝明目、清热排毒，被称为“护肝高手”。空心菜不仅清炒好吃，凉拌也很爽口，夏季经常吃还可防暑解热。

性味：性寒，味甘。

功效：清肝明目、清热排毒。

油菜

以颜色嫩绿、新鲜肥美、叶片有韧性者为佳。

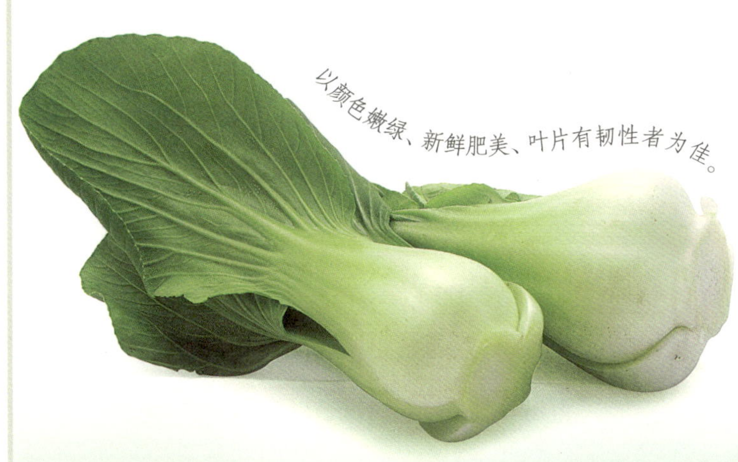

油菜又名上海青、小青菜等，含有丰富的钙、铁、维生素C和胡萝卜素，有助于促进血液循环，增强肝脏的排毒功能。此外，油菜还有助于降血脂。

性味： 性凉，味甘。

功效： 养肝排毒。

绿豆

绿豆不仅能除体内湿热，帮助肝脏排毒，还对治疗热证有一定的帮助，比如对身体发热就有很好的缓解效果。夏季可煮汤常饮。

性味： 性凉，味甘。

功效： 清热利湿、排毒。

服温补药时不宜吃绿豆，因为同食会降低药效。

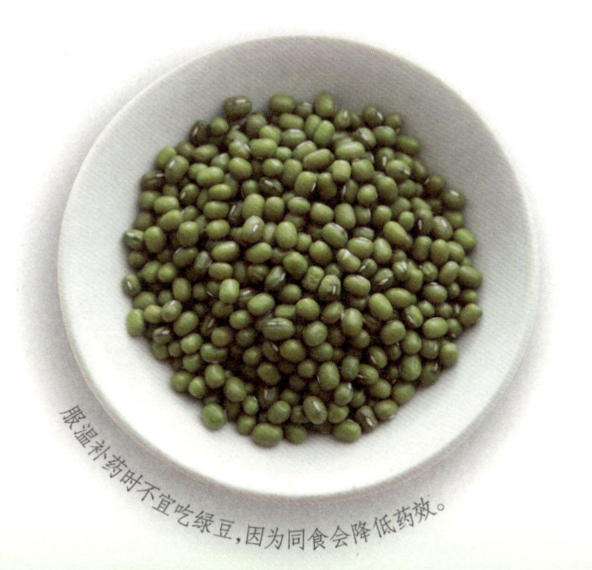

饮食调养肝脏——酸味食物

中医认为酸味入肝，具有收敛、固涩、止汗、止泻等作用，还可增强人的消化功能、降血压、软化血管等。常见的酸味食物有乌梅、山楂、橙子等。

需要注意的是，中医认为春季肝气旺，易脾虚，所以饮食上宜省酸增甘，少吃酸味食物，适量吃甘味食物以养脾气。秋季肝气相对虚弱时，可适量多吃些酸味食物。

山楂

山楂入胃后，能促进胃酸分泌，有助于降低体内胆固醇，减少脂肪在血管壁的沉积。因此，常食山楂对于缓解轻度脂肪肝有一定益处。

性味： 性微温，味酸、甘。

功效： 预防脂肪肝。

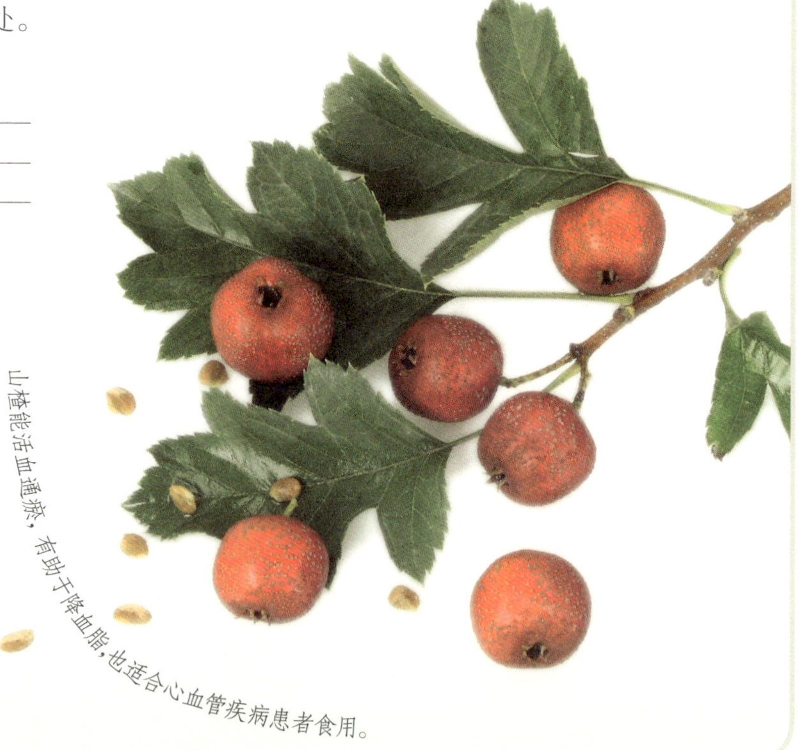

山楂能活血通瘀，有助于降血脂，也适合心血管疾病患者食用。

猕猴桃

猕猴桃热量低，也适合减肥人士食用。

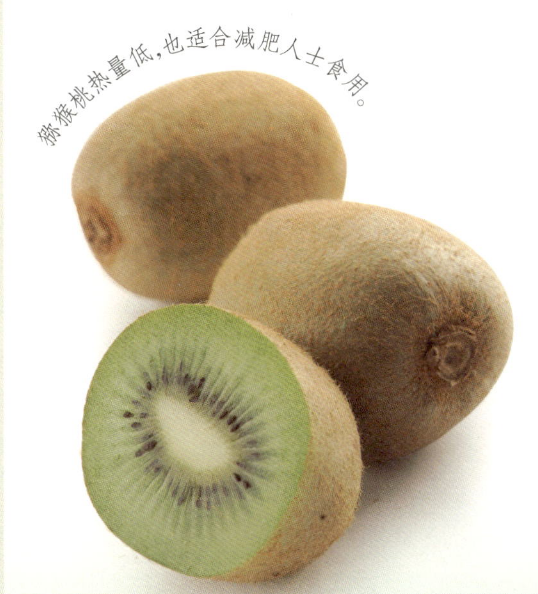

猕猴桃营养价值高，经常食用有助于养肝护肝，提高肝脏活性，减轻肝脏压力，并帮助肝脏排毒。此外，猕猴桃中含有丰富的维生素C，还具有美容、抗衰老的作用。

性味：性寒，味甘、酸。

功效：养肝、抗衰老。

葡萄

葡萄具有良好的抗氧化作用，有助于减少体内自由基对肝脏的伤害，有利于肝脏排毒。此外，葡萄中的果酸能帮助消化，促进食欲。

性味：性平，味酸、甘。

功效：抗衰老、养肝护肝。

葡萄中的糖主要为葡萄糖，易被人体吸收。

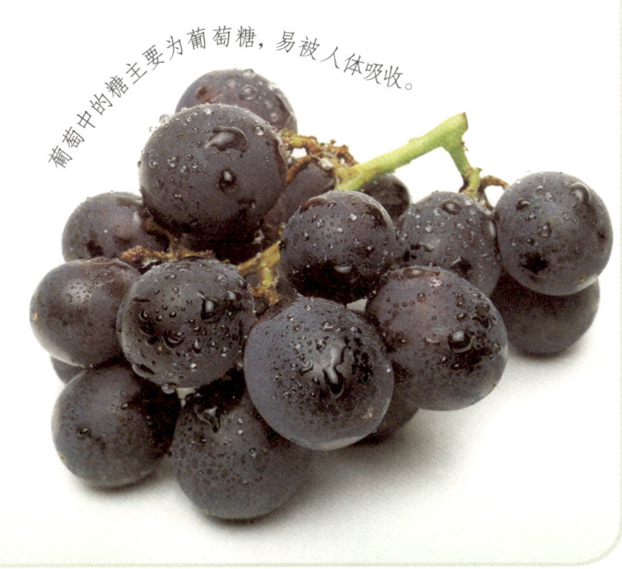

柑橘

常吃柑橘有助于预防肝脏疾病，尤其是对酒精肝的预防有一定作用。柑橘橘瓤上面的白色网状丝络为橘络，有通络化痰、理气消滞功效；橘核有理气止痛的作用；橘根、橘叶等可入药，具有疏肝等功效，可谓柑橘全身都是宝。

性味：性平，味甘、酸。

功效：通络化痰、疏肝理气。

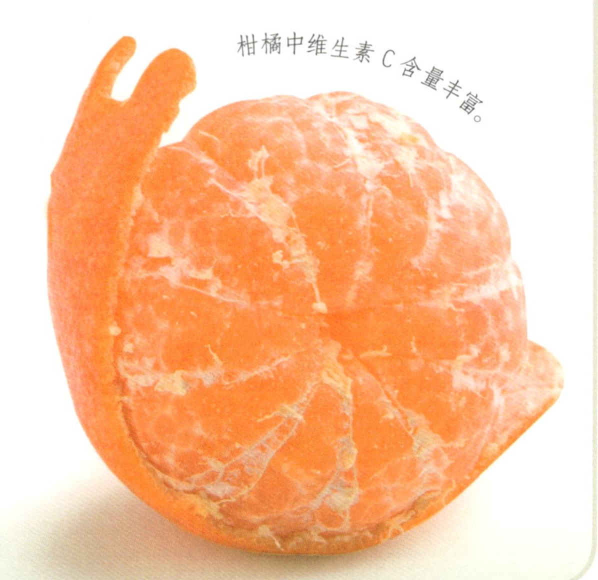

柑橘中维生素C含量丰富。

青苹果

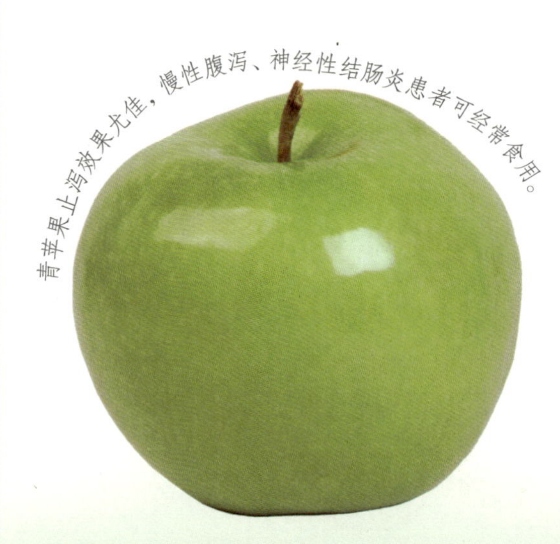

青苹果止泻效果尤佳，慢性腹泻、神经性结肠炎患者可经常食用。

青苹果不是还没熟的苹果，是颜色为青色的成熟苹果，具有益肝、和胃润肠的功效，有助于降低血液中的胆固醇，常吃不但对防治脂肪肝有益，对心脑血管疾病患者及肥胖人群也有好处。

性味：性平，味甘、酸。

功效：益肝、和胃润肠。

李子

李子具有保肝利水的作用，有一定防治肝硬化腹水的作用。要注意的是，李子富含果酸，避免空腹食用，以免损伤肠胃。

李子与冰糖炖食，有润喉开音的功效。

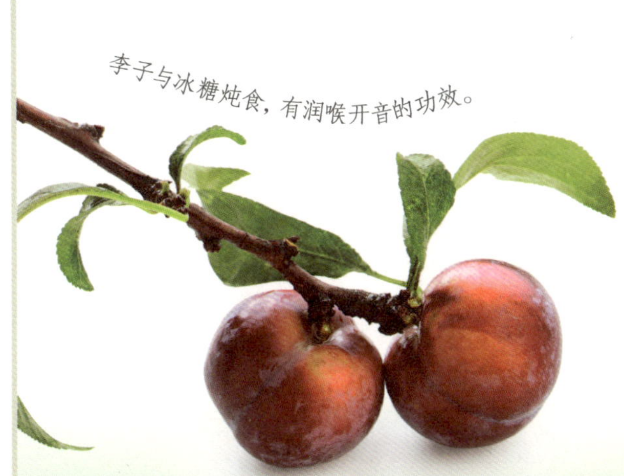

性味：性平，味甘、酸。

功效：生津止渴、保肝利水。

柠檬

柠檬能帮助人体溶解体内多余的脂肪，排出体内毒素，减轻肝脏排毒负担。此外，柠檬能化痰止咳、生津健胃，可用于缓解食欲缺乏、中暑烦渴等症状。

性味：性平，味甘、酸。

功效：排毒养肝、生津止渴。

柠檬较酸，食用后，注意保护牙齿。

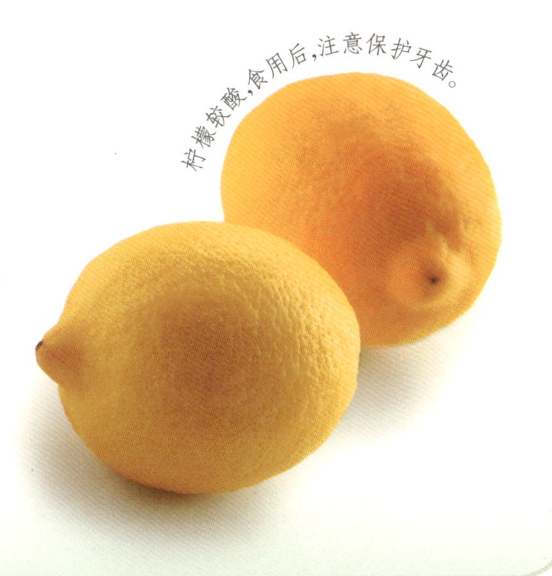

饮食调养肝脏——茶饮

许多人白天工作对着电脑，晚上回家看电视，临睡前还要再看手机，导致用眼时间过长。中医认为“肝开窍于目”，意思是肝脏的精气通于目窍，视力的强弱与肝脏功能强弱有密切的关系。若肝血不足，便会目失所养，从而出现两眼干涩、视力模糊等情况。反之，如果用眼过度也会消耗肝血。在日常生活中，除了尽量少看电脑、手机等电子产品外，还可以通过喝养生茶饮来养护肝脏。

菊花茶

菊花能疏散风热、清肝明目，可缓解头昏脑涨、视物不明。加有冰糖或蜂蜜的菊花茶，具有清热、降火气、润喉等功效，夏天火气大的人可多饮。

原料：菊花 3 朵。

做法：将菊花放入杯中，倒入开水，加杯盖，闷泡 3~5 分钟后即可饮用。

加适量冰糖同泡，味道更佳。

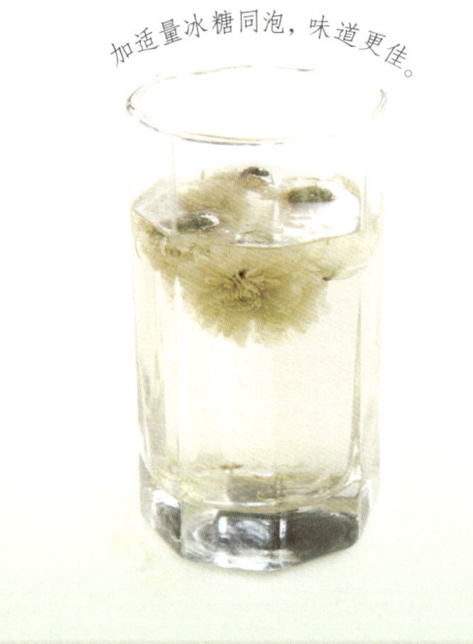

决明子茶

决明子可排肝毒、护眼睛，与菊花搭配使用，养肝明目的效果更佳。两者同用还能缓解内热引起的焦躁易怒、面部烘热等症。

原料：菊花 2 朵，决明子 2 克。

做法：将菊花和决明子一同放入杯中，倒入开水，加杯盖，闷泡 5 分钟后即可饮用。

体质偏寒的人不适宜饮用过频。

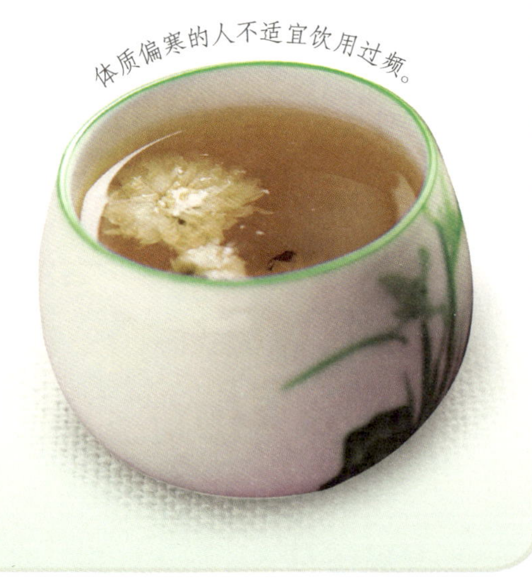

薄荷桑叶茶

常饮此茶还有助于缓解疲劳。

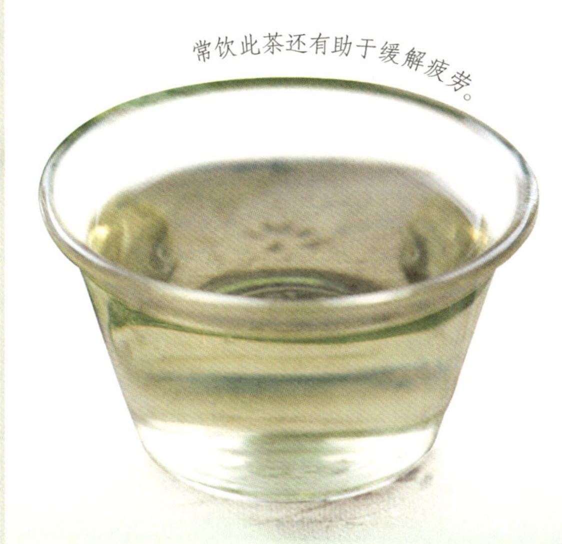

薄荷中含有丰富的薄荷油，有提神醒脑的作用。桑叶有疏肝行气、促进肝脏排毒、保护肝脏的作用，搭配薄荷泡茶，有清肝明目的功效，可缓解肝郁气滞、胸闷气短、眼睛肿痛等症状。

原料： 薄荷叶 3 片，桑叶 5 片。

做法： 将桑叶放入锅中，加水煮 5 分钟左右，再放入薄荷叶煮 1 分钟即可。

天麻茶

此茶有平肝、化痰、清利头目的功效，适用于肝阳上亢、痰浊上扰所致的头昏目眩、心情烦躁、胸脘满闷、失眠多梦、食欲缺乏等症。

原料： 天麻 3 克，菊花 2 朵。

做法： 将天麻、菊花一起放入杯中，用沸水冲泡，加盖闷 20 分钟即可饮用。

血虚、阴虚者不宜过多饮用此茶。

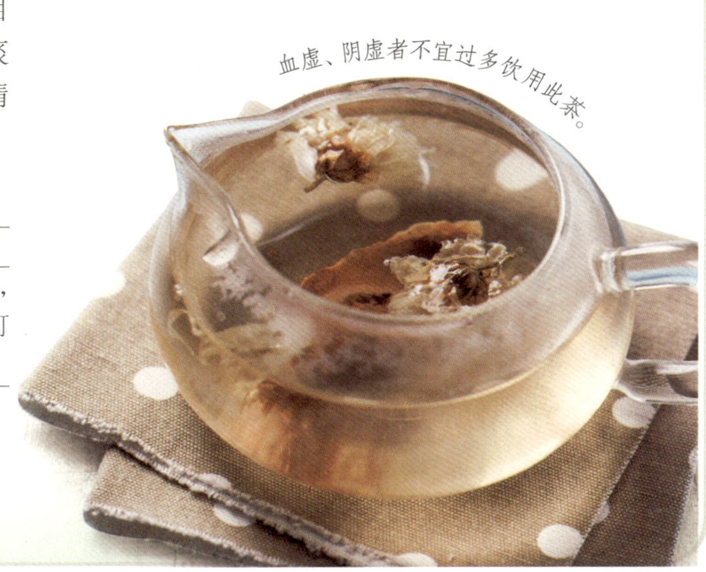

金银花茶

金银花不仅可以清肝明目、清热解毒、凉血，还有一定消炎作用，有助于缓解流感、牙周炎、扁桃体炎等。春季是流感多发季节，适量喝金银花茶不但可以养肝，还可以提高自身免疫力，抵御流感病毒侵袭。

原料： 金银花 3 克。

做法： 将金银花放入杯中，倒入开水，加杯盖，闷泡 15 分钟即可饮用。

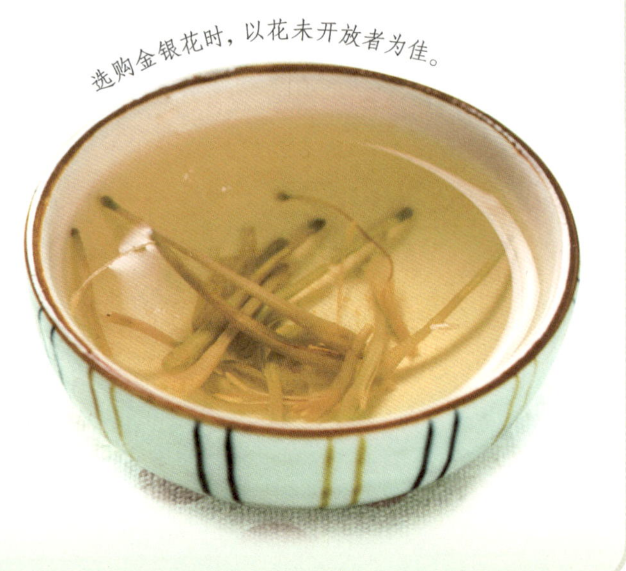

选购金银花时，以花未开放者为佳。

苦丁茶

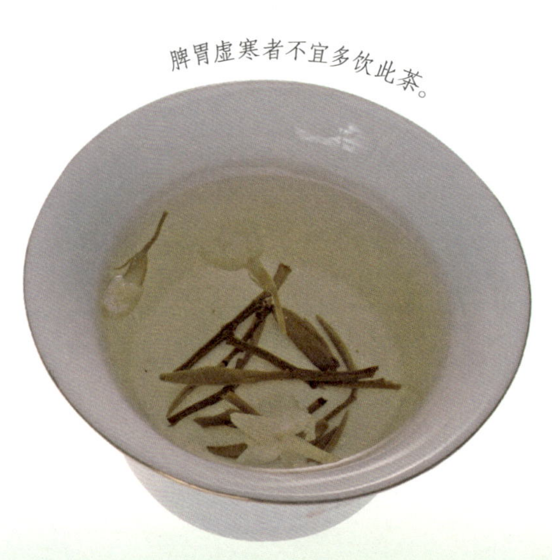

脾胃虚寒者不宜多饮此茶。

苦丁茶为清肝散风的良药，可除肝火、明目，对肝脏有很好的调理作用。此外，适量饮此茶还有降血压、清咽利喉的作用。

原料： 苦丁 3 克。

做法： 将苦丁放入杯中，倒入开水，加杯盖，闷泡 10 分钟后即可饮用。

枸杞子茶

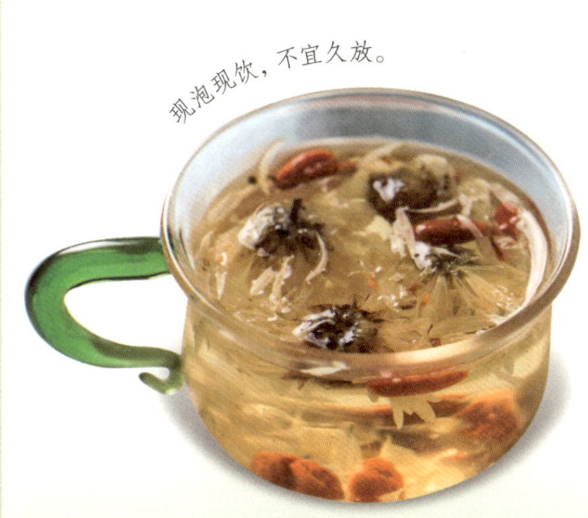

枸杞子具有滋补肝肾、益精养血、明目消翳的功效。枸杞子药性平和，所以和许多中药都能搭配，比如搭配菊花，明目之功效更佳，可缓解肝肾虚损引起的视力下降、夜盲症等。

原料：枸杞子 3 克，菊花 5 朵。

做法：将枸杞子和菊花一同放入杯中，倒入沸水，加杯盖，闷泡 15 分钟即可。

五味子杜仲茶

杜仲可补肝肾、强筋骨；五味子敛肺滋肾、生津敛汗、涩精止泻，二者搭配有补肝肾、降血压、降血脂的作用，还有一定的抗衰老作用。

原料：五味子、杜仲各 2 克。

做法：将五味子、杜仲一同放入杯中，倒入开水，加杯盖，闷泡 10 分钟后即可饮用。

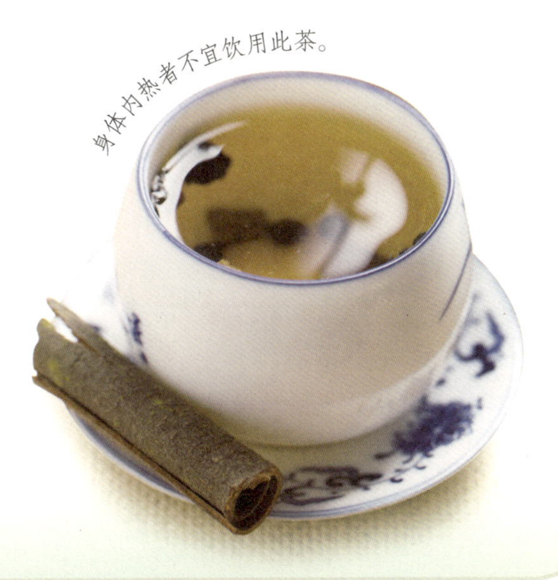

运动调养肝脏

运动是提升人体生命活力的好方法。通过运动可以畅达气血、增强代谢、排出体内浊气，使肝获得足够的氧气和营养物质供应，达到保肝护肝的作用。尤其是在春季到来之时，正是肝气旺盛时，适量运动可调顺肝气，更好地开启新一年的生活周期序幕。

“嘘”字功

“嘘”字功是一种很有效的护肝明目之法，主要用来调养肝脏。肝开窍于目，春天肝阳上亢，不仅肝病容易发作，还易引起眼部不适。春天练习“嘘”字功，可以养肝明目、扶正祛邪，还可缓解肝虚、肝火旺、两眼干涩、头晕目眩等症。

动作要领：1. 站立，两脚自然分开，两手臂自然下垂，两眼平视前方。2. 采用腹式呼吸。呼气时收腹，吸气时腹部隆起。用鼻吸气，用口呼气。3. 站定放松，两手缓缓上提（掌心向上），经腰上肩，过头顶后两手重叠，右手掌覆在左手掌上，掌心向里，轻压在头后。头慢慢转向右侧，身体也随之右转，转的过程中慢慢吸气，待转至右侧，头微微向右上方仰，用力呼气，同时发出“嘘”字音。左右方向各做一遍为一次，做三次。4.“嘘”后调息。采用正常呼吸，鼻吸气，口呼气，一呼一吸为一次，做三次。

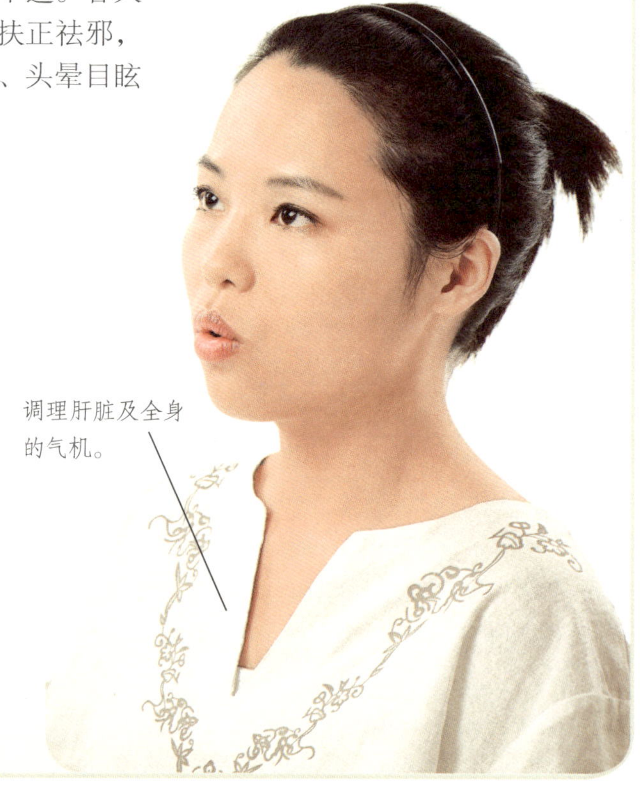

调理肝脏及全身的气机。

眼部运动

“肝开窍于目”，要想肝好同时还要养目，因此眼部运动一定是少不了的。平时要科学用眼，用眼一段时间之后，要闭目休憩或者做眼部运动，能起到养肝明目的作用。

动作要领：睁大眼睛，先向右看，然后慢慢向左看，再向上看、向下看，而后眼睛转动一圈，闭上眼睛3~5秒钟，再睁开眼睛。重复做5次，有助于放松眼部肌肉，促进眼部血液循环。

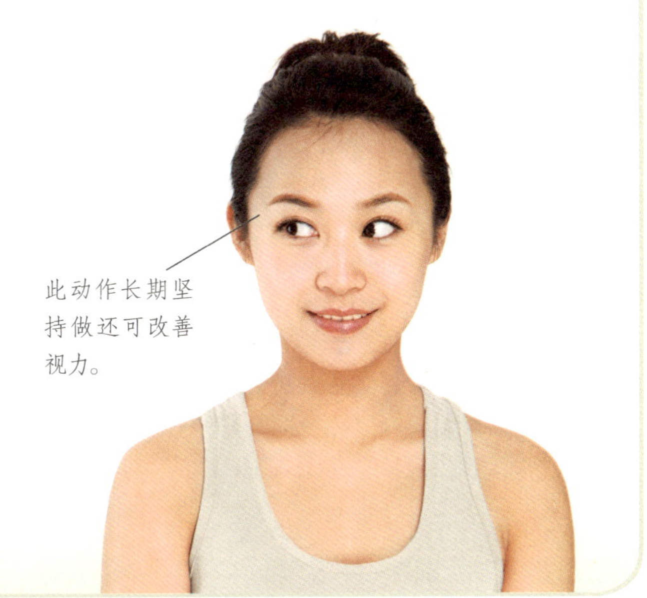

此动作长期坚持做还可改善视力。

体后拉手

平常肝气不畅的人可以做一做体后拉手动作，长期坚持有疏肝理气的作用。做此动作要注意循序渐进，以免拉伤肌肉。

动作要领：自然站立，左侧上肢内旋并向后伸的姿势，右侧手拉左侧手或腕部，逐渐拉向右侧并向上牵拉，牵拉幅度以耐受为度。做完一侧再做另一侧。

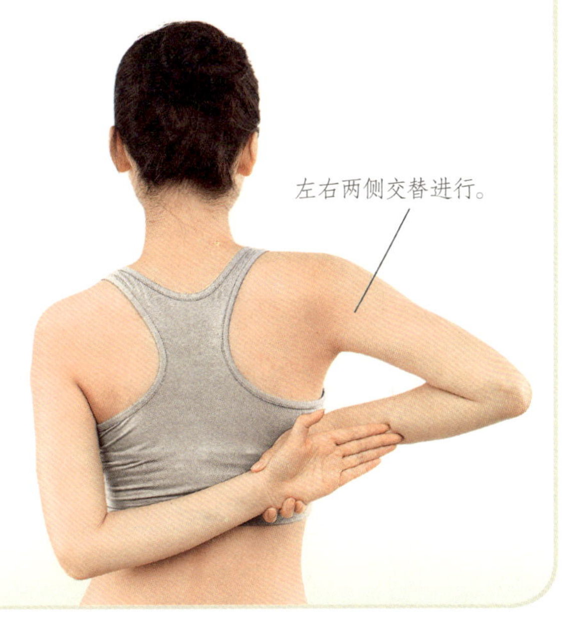

左右两侧交替进行。

怀抱式肝脏运动

肝主疏泄，肝脏发挥正常的疏泄功能可起到调畅全身气机的作用。长期坚持做怀抱式肝脏运动，有养肝护肝、疏肝理气的功效，使脏腑组织功能正常协调。

动作要领： 两手交叉抱住前胸，左手在外。身体慢慢往左扭转上提，深吸气直到不能吸为止，然后缓缓吐气，回正身体。身体往右扭转再重复做一遍。

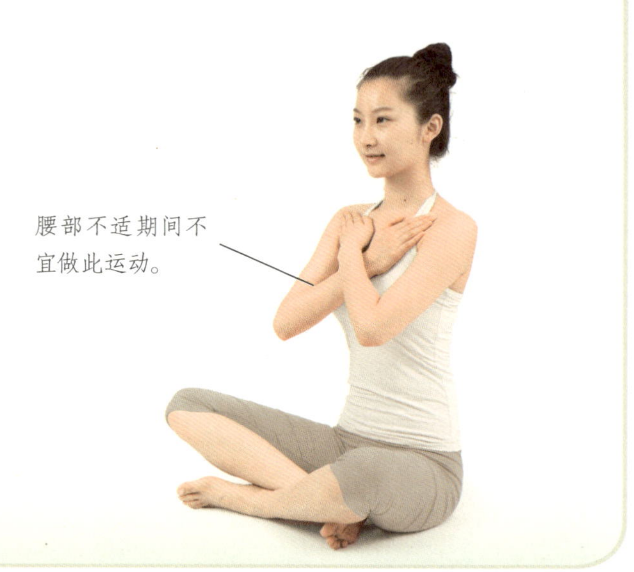

腰部不适期间不宜做此运动。

伸懒腰

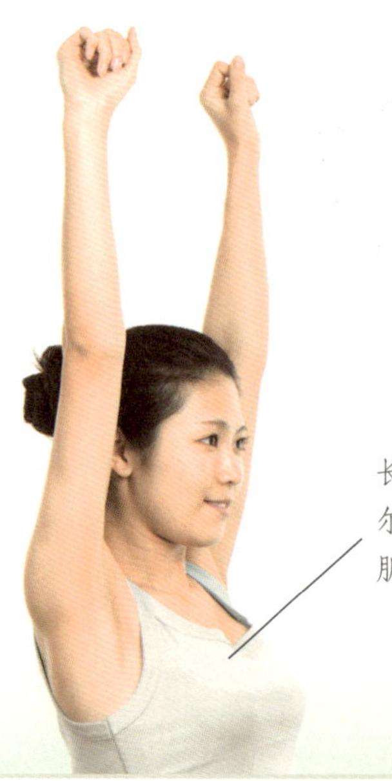

长期坐电脑前的人偶尔伸伸懒腰可以拉伸肌肉、缓解疲劳。

经过一夜睡眠后，人体疲软懈怠，气血周流缓慢，人在刚醒之时总觉得懒散而无力。此时伸伸懒腰则有吐故纳新、行气活血、疏肝理气、振奋精神的作用。

动作要领： 双手过头部向上伸直，同时伸腰展腹，全身肌肉用力，并配以深呼吸。

放风筝

留意气候变化，天气恶劣时，应马上停止。

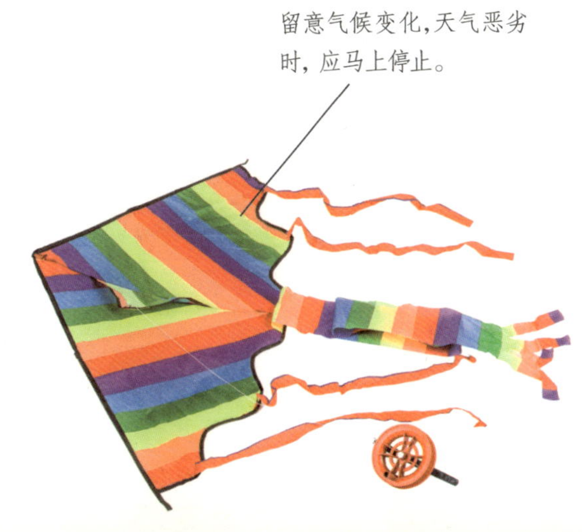

放风筝是集休闲娱乐和运动为一体的养生方式。风筝放飞时，人不停地跑动、牵线、控制，通过手眼的配合和四肢的活动，可达到疏通经络、调和气血、强身健体的目的；眼睛远眺，看风筝高飞，还可以缓解眼部疲劳，有养肝明目的功效。

注意事项：放风筝应选择平坦、空旷的场地，不要选择湖边、河边以及人多、有高压线的地方，以免发生意外。

拉韧带

剧烈活动前拉伸韧带，可提高身体的承受能力和各部分肢体的延展能力，防止突然运动使韧带承受不住。肝主筋，而筋就是指人体的韧带、肌腱等，因此，常常拉韧带可以起到养肝护肝的作用。

拉韧带前先活动头、手、腰、腿的各处关节。

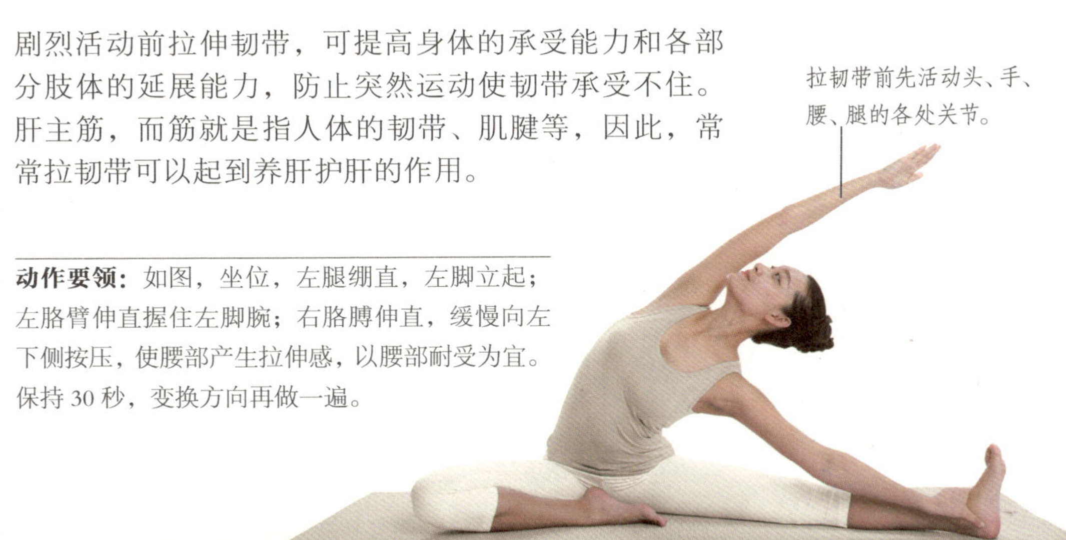

动作要领：如图，坐位，左腿绷直，左脚立起；左胳臂伸直握住左脚腕；右胳膊伸直，缓慢向左下侧按压，使腰部产生拉伸感，以腰部耐受为宜。保持 30 秒，变换方向再做一遍。

经络穴位调养肝脏

扫码看
穴位保健视频

肝脏具有维持全身气机疏通畅达，使机体通而不滞、散而不郁的作用。如果肝失疏泄，肝气郁结，就会出现胸闷、乳房疼痛等症状。坚持按揉一些重要穴位，如三阴交穴、阳陵泉穴、太冲穴、期门穴等，对肝脏有调理作用。

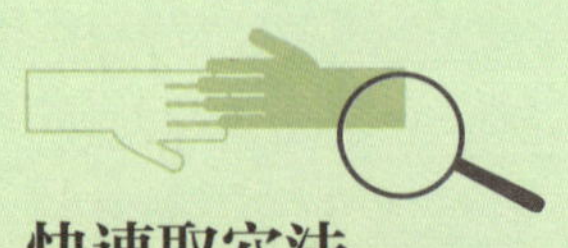

快速取穴法

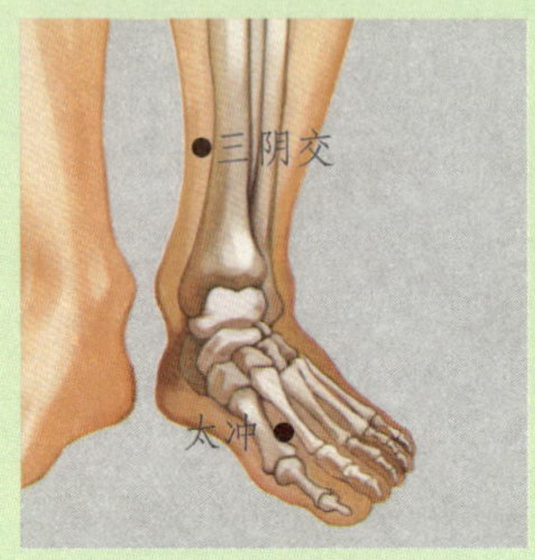

▲ **三阴交穴** 正坐或仰卧，内踝尖直上 4 横指，胫骨内侧面后缘处即是。

▲ **太冲穴** 足背，沿第 1、2 趾间横纹向足背上推，可感有一凹陷处即是。

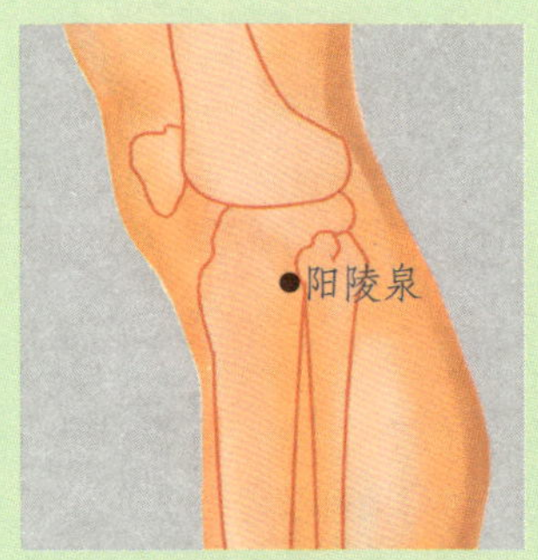

▲ **阳陵泉穴** 屈膝 90° ，膝关节外下方，腓骨头前下方凹陷处即是。

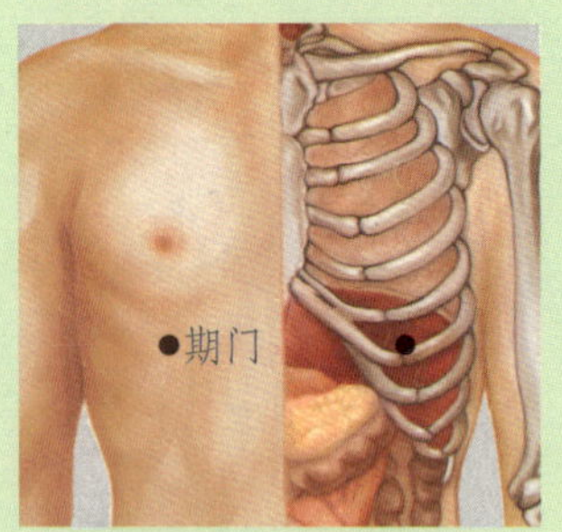

▲ **期门穴** 正坐或仰卧，自乳头垂直向下推 2 个肋间隙，按压有酸胀感处即是。

按揉三阴交穴

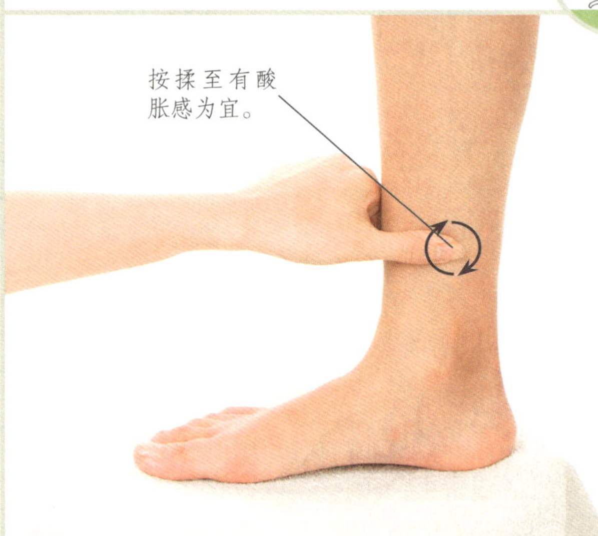

三阴交穴是足太阴脾经、足少阴肾经、足厥阴肝经的交会之处，对此穴进行刺激，可强健肝、脾、肾三脏。不仅能养血补肝，还能增强脾和肾的生理功能。

按摩手法：用拇指指腹按揉三阴交穴 2~3 分钟，先按揉一侧三阴交穴，再按揉另一侧。

功效：健脾和胃、补益肝肾、调经止带、涩精止遗。

刮痧阳陵泉穴

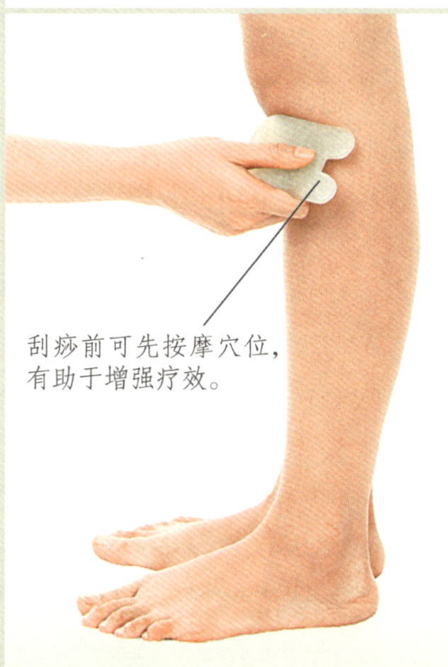

刮痧前可先按摩穴位，有助于增强疗效。

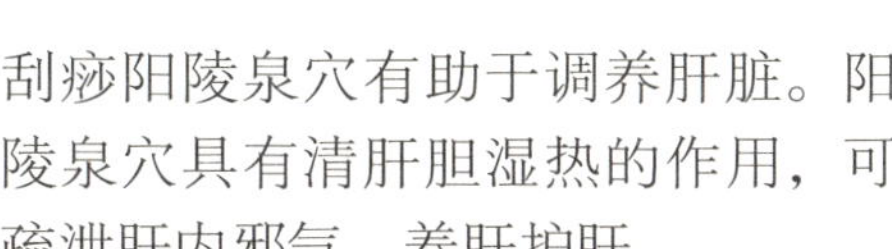

刮痧阳陵泉穴有助于调养肝脏。阳陵泉穴具有清肝胆湿热的作用，可疏泄肝内邪气，养肝护肝。

刮痧手法：手持刮痧板，用面刮法刮拭阳陵泉穴 5 分钟。

功效：增强肝的疏泄功能。

掐按太冲穴

中医认为，人肝气不畅时易烦躁暴怒、情绪失常，掐按太冲穴，有助于疏肝理气、调节情绪、消除怒气。因此有人将太冲穴称为人体的“消气穴”。

掐按手法：用拇指指尖掐按太冲穴 1 分钟。

功效：疏肝理气。

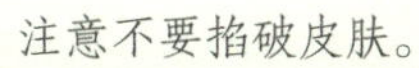

注意不要掐破皮肤。

按揉期门穴

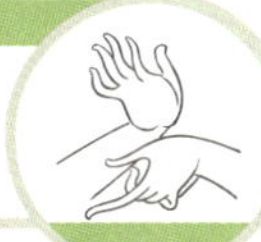

肝气不畅不仅会损及肝，同时也会影响到脾胃的生理功能。有些肝病患者，往往平时也会消化不良，有时候还会出现腹胀、胃痛等问题。对于肝气不畅伴脾胃不适者，可经常按揉期门穴，有疏肝健脾的功效。

按摩手法：用拇指指腹按揉期门穴 2~3 分钟。

功效：宽胸理气、行气止痛、疏肝健脾。

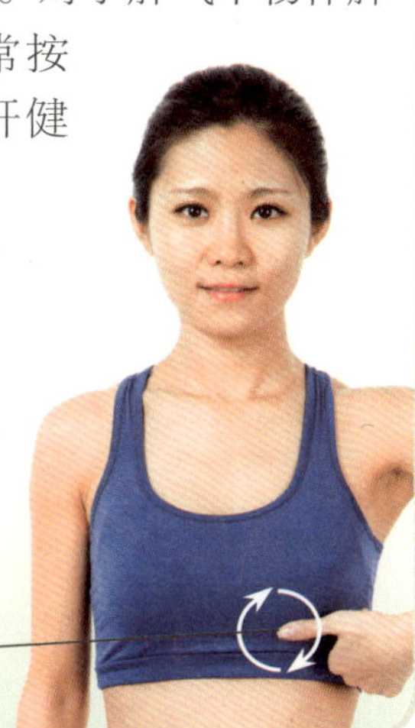

可两侧穴位同时进行。

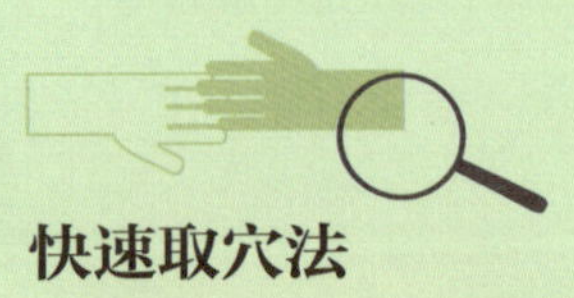

快速取穴法

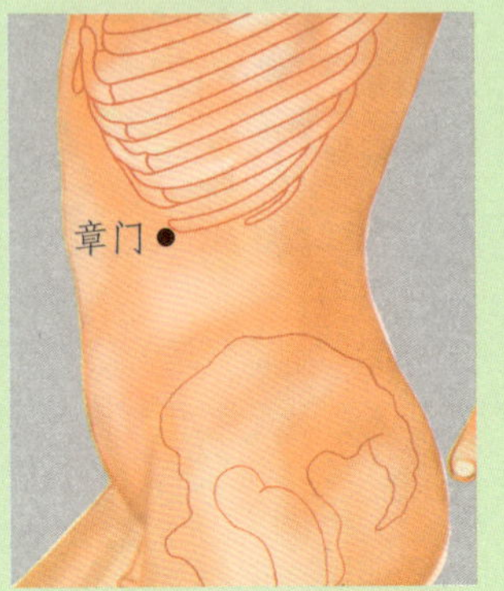

▲**章门穴** 正坐，屈肘合腋，肘尖所指处，按压有酸胀感处即是。

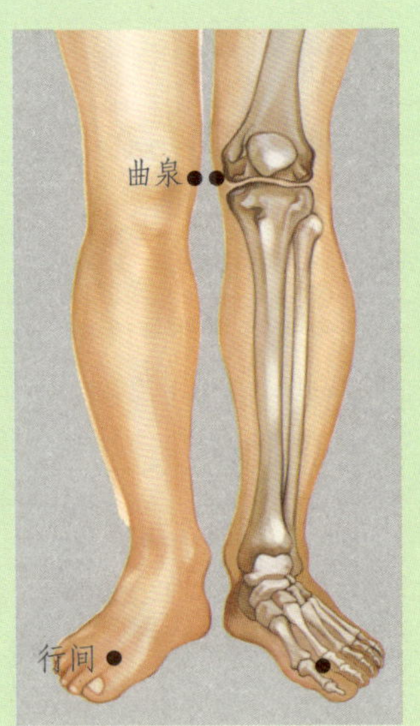

▲**行间穴** 坐位，在足背部第1、2趾之间连接处的缝纹头处即是。

▲**曲泉穴** 膝内侧，屈膝时可见膝关节内侧面横纹端，其横纹头凹陷处即是。

艾灸章门穴

章门穴是肝经上的穴位。对章门穴进行刺激，不仅能疏肝健脾，同时还能改善体内环境，促进肝脏健康。

艾灸手法： 点燃艾条，温和灸章门穴5分钟。

功效： 疏肝健脾、理气散结。

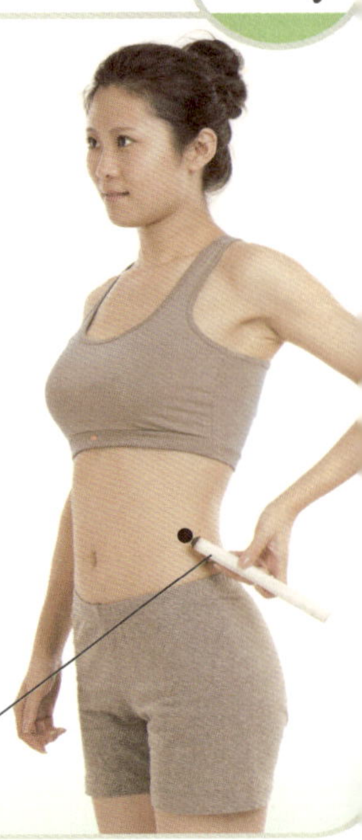

注意距离皮肤不要太近，以免烫伤。

点按行间穴

行间穴为肝经的荥穴，有疏肝解郁、清肝火的作用。经常刺激此穴，有助于调理气血、疏经通络。

按摩手法： 用食指指腹点按行间穴3分钟。

功效： 疏肝解郁、调理气血。

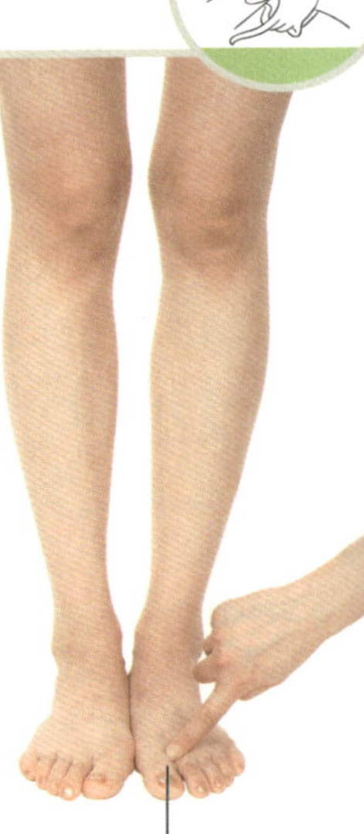

用力要垂直向下。

刮痧曲泉穴

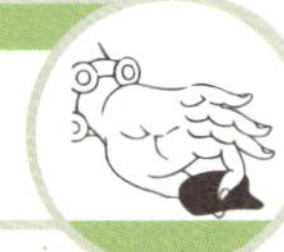

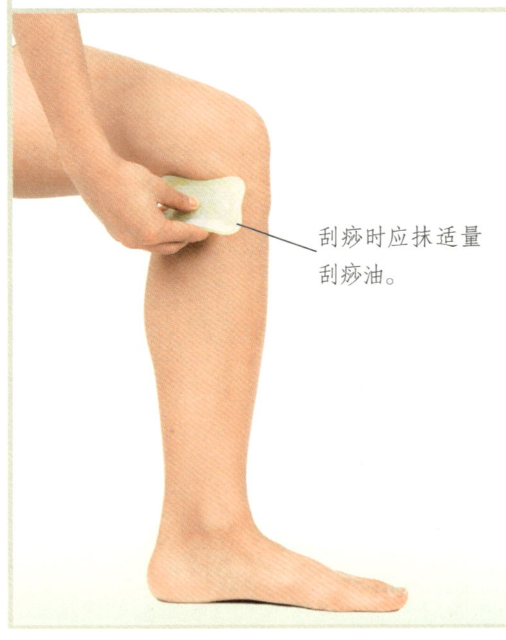

当身体出现头晕目眩、视力模糊、月经量稀少等肝血不足之象时；或者经常熬夜、用眼过度致肝血受损者，可刮拭曲泉穴，有活血化瘀、清肝明目的功效。

刮痧手法：手持刮痧板，用面刮法刮拭曲泉穴 1~2 分钟。

功效：活血化瘀、清肝明目。

拍打肝经

肝经和肝、胆、胃、肺、眼、咽喉等器官组织都有联系，肝经不通时，就容易出现口苦口干、眼干、胸胁胀痛等问题。平时适当拍打肝经，有助于防治其循行部位上的相关疾病。

拍打手法：肝经在大腿内侧，敲时坐在床上或者沙发上，让腿弯一点儿，内侧面朝上，手握拳轻轻拍打肝经循行路线，以自己能感觉有刺激的力度就可以了，不可用蛮力。

功效：疏肝理气、行气活血。

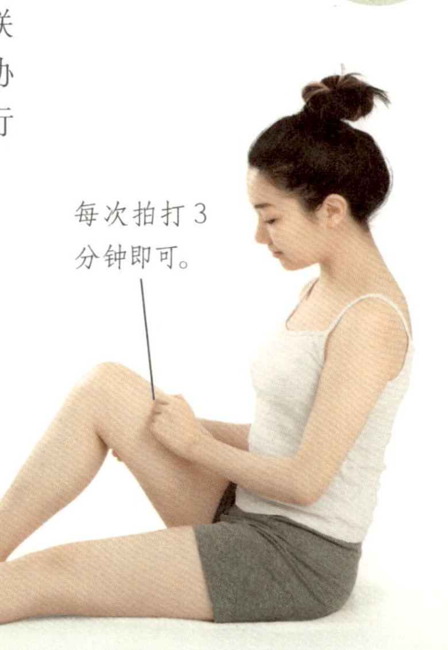

小知识大健康

月经不调和肝有关

女性"以血为主""以肝为本"，月经期间，肝中阴血多汇聚于子宫，阴血潜行于下，阳气浮越于上，就容易导致肝气横逆。如果肝的藏血功能受到损害，女性就容易月经不调。此外，人的脏腑、经络、肢体，皆为血所养，肝血不足时，流向全身的血液就会明显减少，从而影响到氧气和营养物质的输送，人就容易因缺氧和营养不良而产生疲倦感。

情志调养肝脏

当人急躁恼怒时，如果发泄不出，就易生火化热，使得气滞血瘀，进而造成肝阳上亢，还会影响脾胃的消化吸收功能，灼伤肾阴。所以，保养肝脏，要注重畅达情志，保持心情舒畅，这样才有助于肝气疏泄和气机条达。

学会宣泄不良情绪

中医强调肝宜柔养、宜疏泄。生活中保持肝气的柔顺、平和与宁静，对于健康是非常重要的。一个人在情绪激动时，应该让其自然释放，而不是竭力地去阻挠。只有将郁积之气倾泻出来，心情才会好。

宣泄的方法

流泪是一个好方法，哭的时候，肺气就旺盛起来，肝、肺有相互制约关系，当肺气旺盛起来的时候，肝气就会平下来。所以当你特别郁闷的时候，可以找个适合的场地大哭一场，哭完了就会觉得心情舒畅许多。宣泄不良情绪的方法还有诉说、运动、流汗等方法。

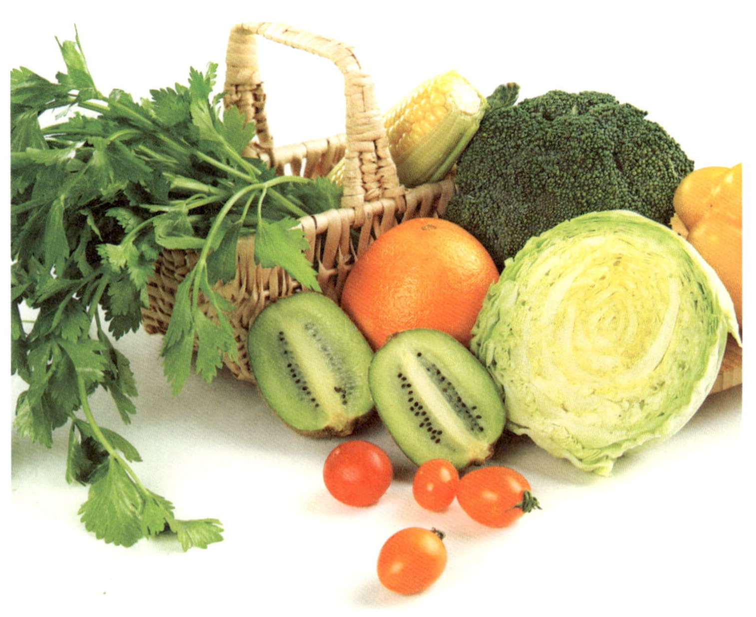

心情不好时多吃富含维生素 C 的食物，有助于肝脏排毒，保护肝脏。

避免大怒、暴怒

一般来说，怒作为人的一种情志活动，同其他情志活动一样，是一种正常反应，不会对身体构成危害。但是这种大怒或过怒，超过了人体自身所能调节的限度，就成为了一种致病因素，会对身体构成危害，易造成肝阳上亢、肝气郁结等现象。反之，中医也认为，烦怒、大怒、盛怒、暴怒、狂怒等情绪反应及喜怒、善怒等情绪习惯，均属肝之藏象，即肝在内的生理活动及在外的生理、病理现象。一个人如果总是发怒，或者发怒过度，就说明其肝脏疏泄功能可能出现了问题。因此，人应该保持心境平和，避免大怒、暴怒。

生活小提示

谨防肝气郁积

有些人在日常生活中，经常无缘无故地出现心情烦闷、头晕脑涨、特别爱生气的情况，虽然未必会发生器质性病变，但从中医角度而言，这可能是情志异常的疾病，具体来讲就是肝气郁积。此时宜疏肝、理气、解郁，可做一些强度适中的运动宣泄情绪，症状会有明显的改善。

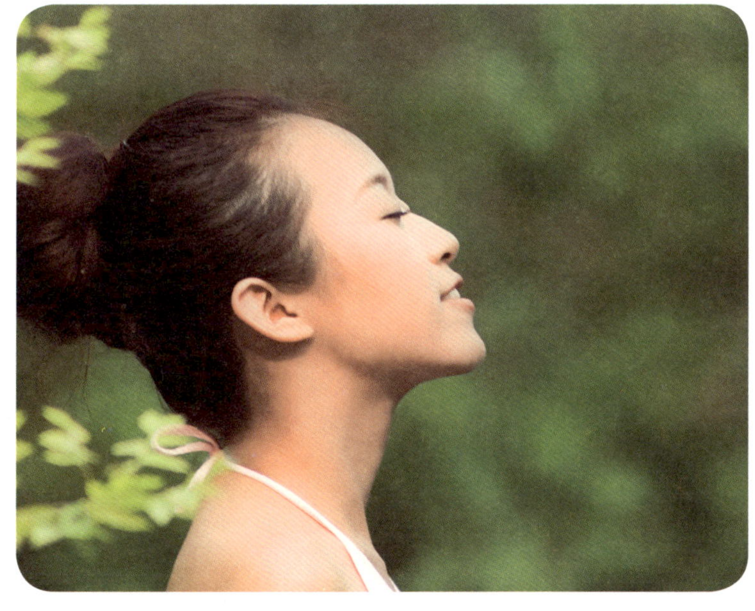

心情不好时，做做深呼吸有助于消怒气，平复心情。

生活小提示

学会调节情绪

养肝的重点在于自我调节，尤其是情绪方面的调节。经常抑郁沉闷、胡思乱想的人，可以尝试去景色优美的地方散散心，听一些曲调活泼的音乐，看一些治愈类的电影。

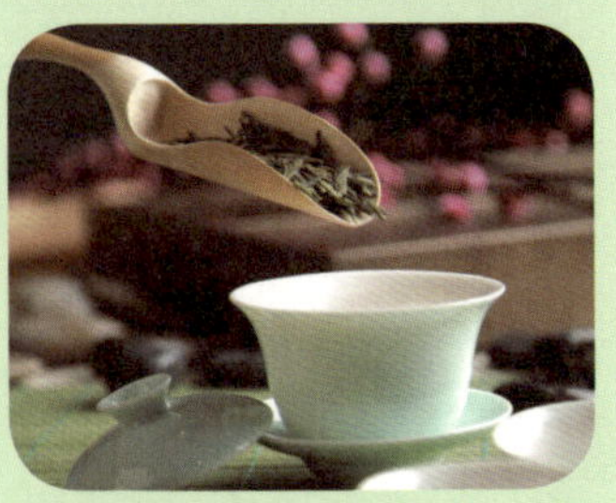

喜欢安静的人可以读读书、喝喝茶。心情愉悦，肝气才会畅达。

顺时调养肝脏

春季养肝，肝气顺达

《黄帝内经》中说："春三月，此谓发陈。天地俱生，万物以荣。"根据中医理论，五行之中木与肝配，四季之中春与肝通。因此，春季既是肝木最旺之时，也是养肝护肝的最佳时节。

春季应注意保暖，防上火

春天气候变化较大，不应骤减衣服，一旦寒气袭来，会使人体血管痉挛，血流阻力增大，影响机体功能，引发各种疾病。所以要保持"春捂"，衣服可以逐渐递减，衣着宜"下厚上薄"。但是要注意春季气候干燥，风力较大，容易导致体内水分流失，要及时补水，促进新陈代谢，加强毒素排出，减少身体代谢物对肝脏的损害。饮食上，注意少吃易导致上火的食物，以清淡为宜。

谨防春困，适度运动

"春困"不是疾病，而是一种因季节变化出现的正常生理现象。但是"春困"往往会影响学习和工作效率，所以要设法消除。养成有规律的生活起居习惯，使机体逐渐适应春季的气候，是消解"春困"的关键之一。

首先，要保证睡眠充足，提高夜间睡眠质量，不熬夜，早睡早起精神好。睡懒觉反而会引起惰性，使人越睡越懒。其次，加强锻炼，慢跑、练习瑜伽等有氧运动能加快大脑的反应速度，有效防止"春困"。由于冬季天气寒冷，很多人缺乏运动，导致人体的新陈代谢变慢，而到了春季，可以适度运动，舒筋活络，也是养护肝脏的方法之一。

丑时养肝，净化血液

肝脏作为人体中的代谢器官，许多重要的物质皆在这里进行合成或转化；各种“有毒”成分，也大多在这里被分解。因此，当肝脏受损时往往会引起全身不适，所以要重视养肝。丑时（1:00~3:00）肝经当令，正是养肝的好时机。

睡好觉，少熬夜

肝主藏血，全身的气血归于肝，由肝来藏血，净化血液。因此，丑时人体应该进入深度睡眠，以利于肝血的代谢。如果此刻没有好好休息，肝血不能“推陈出新”，肝的功能就会受到影响，从而引发疾病。

子时入睡较好

一般来说，丑时保持熟睡，那么应该在子时前就躺下入睡，这样肝脏才可以得到更好的养护。这个时候千万不要酗酒或沉溺于玩游戏，应该让身体得到休息。如果前一天没有休息好，第二天也应找个时间适当地休息一会儿，这样才能养好肝脏。

丑时老醒，睡不着怎么办

这是典型的肝出现问题的表现，丑时肝气旺，肝有异常则会自动攻伐从而造成人自动醒来，再难入睡。直至丑时一过，经气由肝经转入肺经时，才可睡去。有此情况的朋友平时要注意吃些养肝护肝的食物，还可以多按摩肝经上的穴位，比如太冲穴，长期坚持可起到改善的作用。

生活小提示

养肝时，别忘健脾

一年之中春季肝气最旺，五行之中脾土原本就为肝木所克，倘若春季肝木过于旺盛，就很容易造成肝强脾弱的现象，从而影响到机体消化吸收、生长发育的功能。所以春季在养肝护肝的同时，必须随时注意肝木和脾土之间的平衡，疏肝柔木、培土健脾。

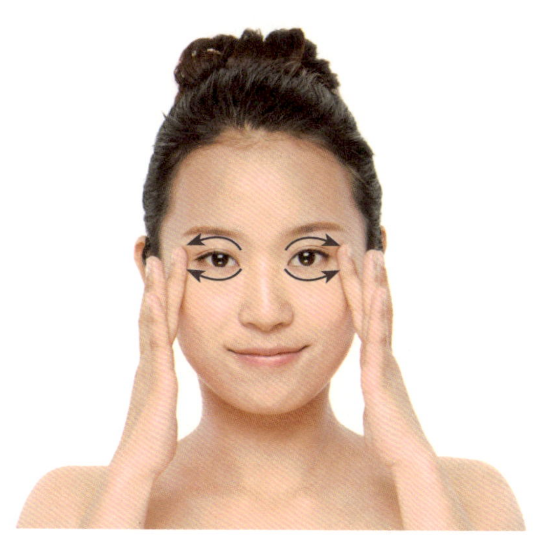

平时感觉疲劳时，按摩一下眼周皮肤，有缓解眼疲劳、养肝明目的功效。

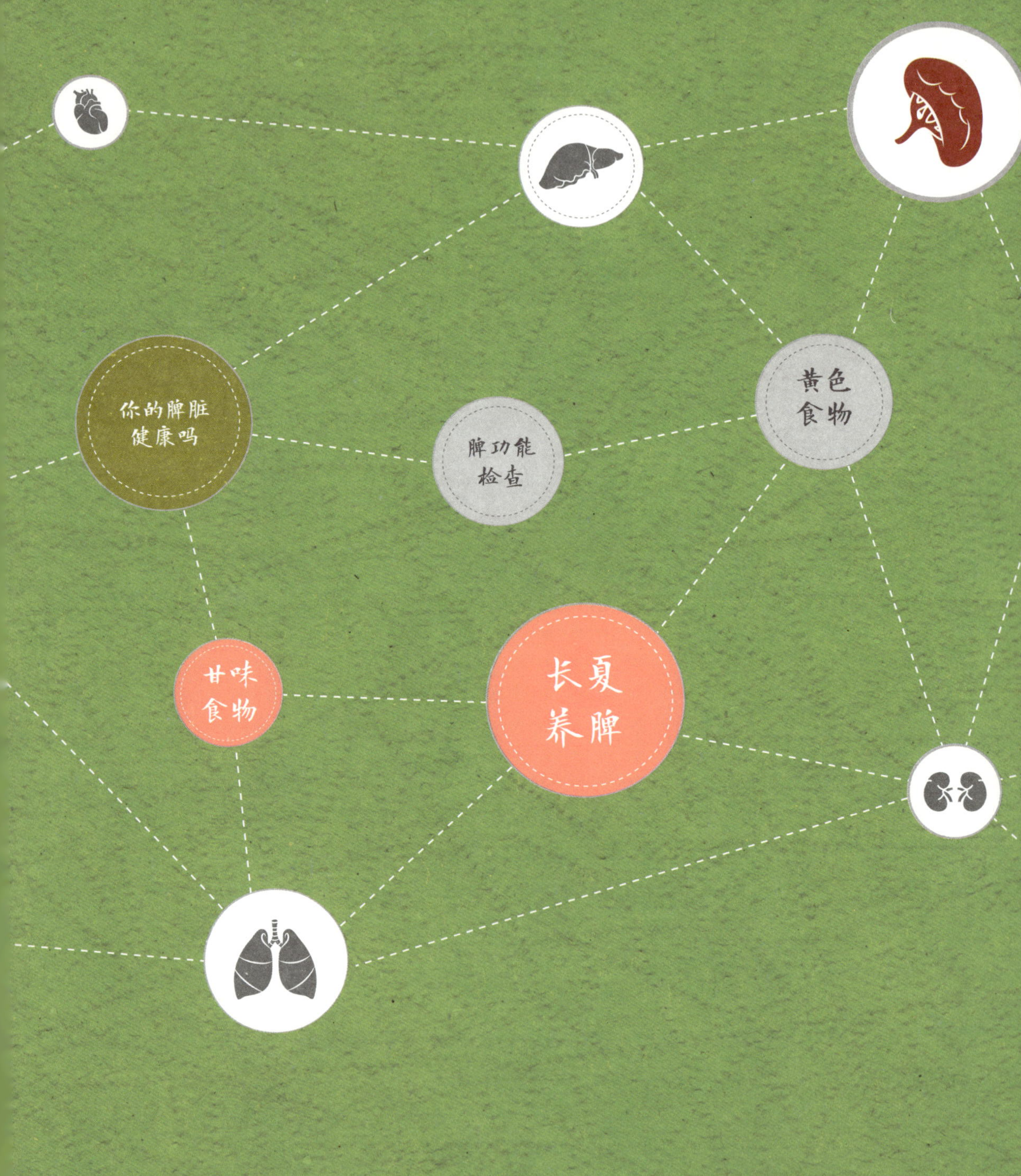

你的脾脏
健康吗
脾功能
检查
黄色
食物
甘味
食物
长夏
养脾

第四章
养好脾脏，少生病

脾可以化生气血，是人得以生息的后天之本。脾的特性是喜温怕寒，喜燥恶湿，生活处处要注意养脾。冻土尚不能生长草芥，脾土同样如此。饮食无度、寒凉无忌，只会令脾脏受伤，养护脾，让其好好发挥功能，才能令人体气血充盈，阳气升降无忧。

你的脾脏健康吗

远离损害脾脏健康的生活习惯

脾主运化和统摄血液，机体生命活动的维持和气血、津液的生化都有赖于脾的运化。如果脾脏受到损害，人的免疫力就会降低，所以要保护好脾脏。而保护脾脏，首先就要与我们生活中的不良习惯作“斗争”，改变伤脾的坏习惯。那我们生活中的伤脾坏习惯有哪些呢？一起来看看。

经常吃生冷食物

脾作为消化器官，是食物的加工厂。按照中医理论，食物有寒、热、温、凉之分。虽说摄入过热的食物，也会损伤脾中的津液，影响脾的运化功能，但大量摄入过于寒凉的食物，对脾造成的伤害会更大。

《黄帝内经》中说“阳气者，若天与人，失其所则折寿而不彰”，意为人体中的阳气，就像天上的太阳，世上万物生长皆靠太阳，所以人如果失去了阳气，生命就会折损。脾胃若是为阴寒所困，阳气不振，不仅会损伤脾胃的运化代谢功能，还会出现气血生化无力的情况。

许多人以为中医所说的食物寒、热、温、凉，就是指食物的温度，如有些女性在月经前和月经期，会注意不食用刚从冰箱拿出来的食物。其实这并不全面，中医所讲的食物寒、热、温、凉这四种特性，是指食物本身的自然属性，是中医对食物作用于人体后发生反应的归纳与总结。

如中医认为蟹性较寒，与烹饪、储藏、食用时的温度无关。经烹饪后的大闸蟹，即便温度是热的，但其仍属于寒性食物，如果大量食用，会伤及脾阳。

生活小提示

怎样吃海鲜不损脾阳

大部分的海鲜产品其性偏于寒凉，如果长期吃，吃的量又比较大，就容易造成阴寒入里，脾阳被遏。

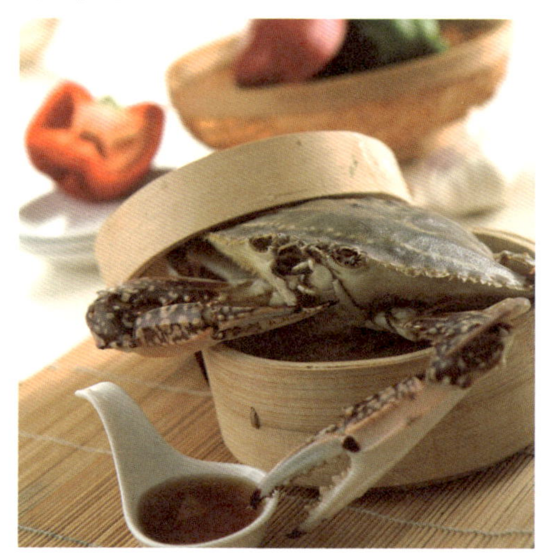

在食用寒性食物，如蒸螃蟹时，用紫苏叶同蒸，食用时蘸一些姜丝，或调料中加一点儿芥末再吃，可以中和螃蟹的寒性。

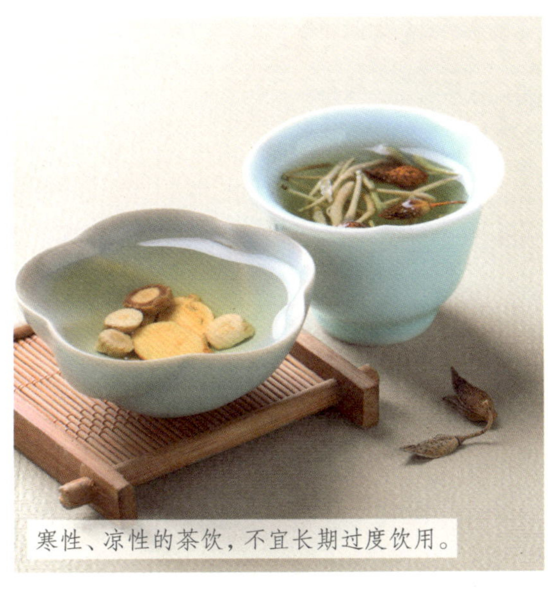
寒性、凉性的茶饮，不宜长期过度饮用。

久服苦寒药

凡是有清热、解毒、凉血功用的药基本上都是苦寒药，日常生活中常见的牛黄解毒丸、连翘片、板蓝根等皆是苦寒药，上火时才能服用。不是热证的患者，不适宜吃苦寒药。

有的人稍有感冒不辨证型就吃板蓝根，还有的人吃牛黄解毒丸美容、祛痘，这些都是滥用药物的现象。如板蓝根治疗风热感冒，脾肺气虚型感冒的人吃了则是雪上加霜。长痘的原因有很多，牛黄解毒丸只能缓解火热内盛引起的长痘，如果是其他原因引起的长痘，吃牛黄解毒丸不但起不到作用，还会造成腹泻。

滥用苦寒药还会出现胃口变差、胃痛、恶心、出虚汗、腹泻、腹胀等脾胃虚寒之象，用久了会使人的抵抗力变差，免疫力下降。所以，苦寒药不可久用、多用，应该病好即止，邪去即停，尤其不能拿苦寒药当保健品服用。

经常熬夜

随着生活方式和社会环境的日新月异，熬夜基本成了大多数人的家常便饭。

中医认为“形体劳役则脾病”“脾既病则其胃不能独行津液，故亦从而病焉”。现代社会很多人频繁的加班，睡眠不够，这都是劳役损伤的范畴。人体过度劳累会损伤脾胃，百病由生。所以要避免熬夜，减少对脾脏的伤害。

生活小提示

熬夜有害身体健康

有些人不但习惯熬夜，还喜欢在熬夜疲劳的时候吸烟，想靠着吸烟来提神，缓解自身的疲劳。其实这样做对身体来说是非常有害的。

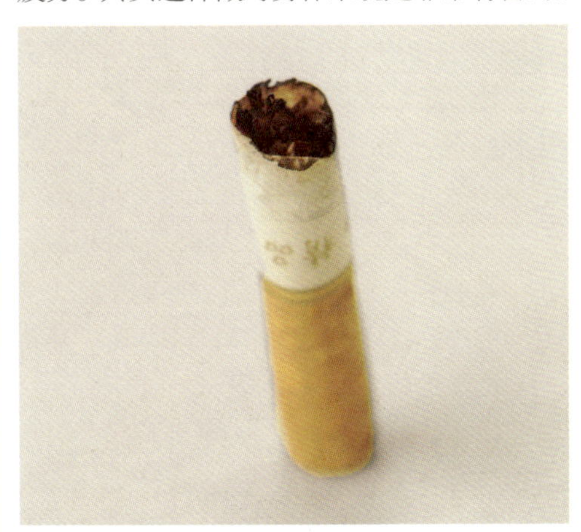
吸烟会助长体内火热，引发口干舌燥，因此不要想着依靠吸烟来缓解疲劳。

暴饮暴食

《黄帝内经》中指出："饮食自倍，肠胃乃伤。"意思是说，若饮食过量就会损伤脾胃。脾胃作为人体中的"水谷之海"，是机体对各种食物进行消化、吸收、代谢的场所。而饮食不节会使大量积食停滞于消化道内，不仅令脾胃难以运化传导，而且还会阻碍气机的运行，从而出现脘腹胀满、食欲下降、恶心、呕吐、泄泻等不适，中医将这种因饮食过量诱发的病症称之为食积内停。

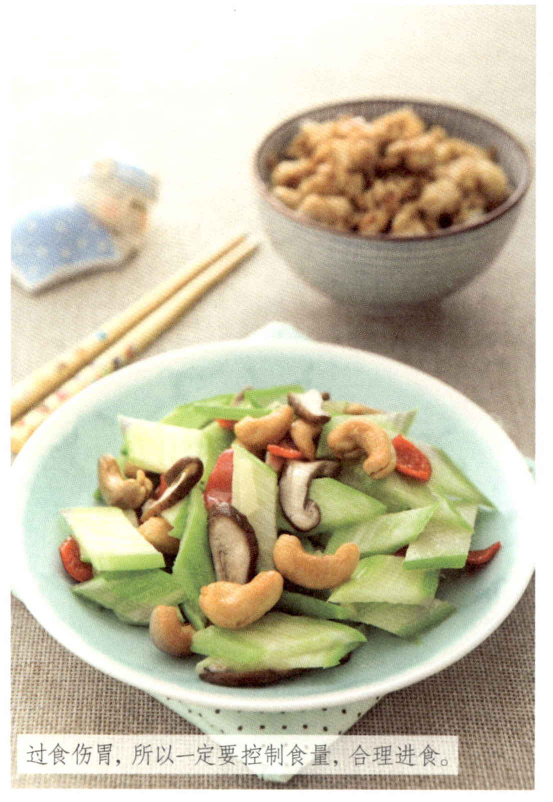
过食伤胃，所以一定要控制食量，合理进食。

生活小提示

暴饮暴食后如何补救

暴饮暴食后建议先禁食半天，让肠胃彻底消化这些食物，这样我们肠胃的负担才不会加重。同时，为了让肠胃尽快消化掉我们摄取的食物，可以吃一些助消化的食物，如山楂、番茄等。

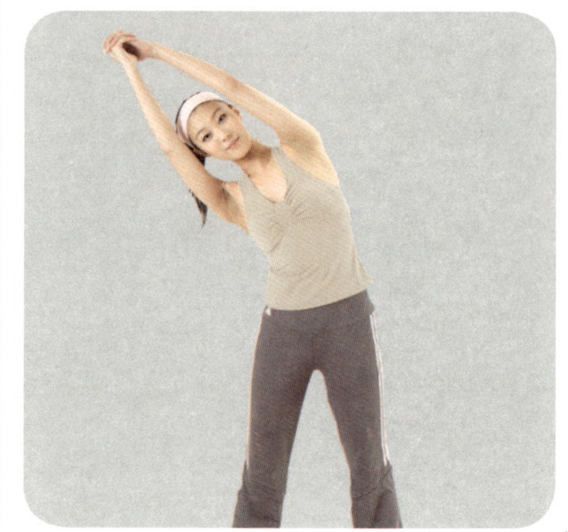

另外，也可以在暴饮暴食之后的一周内多做运动，比如跑步、游泳等。

这里需要指出的是，按照中医的说法，虽然人的消化吸收主要由脾承担，但它也需要胃、肠、胆的配合与协助，而这些器官皆属于腑。《黄帝内经》中说："六腑者，传化物而不藏，故实而不能满也。"因此六腑以通为用、以通为顺。所以，大家切勿暴饮暴食。饮食过量，停滞积聚于腑中，还会造成腑气不通，从而引发疾病。

俗语说"要想身体好，每餐七分饱"，饮食有节、食不过饱，一直被历代养生学家作为准则。

久坐，不运动

脾作为人体的气血生化之源，化生气血以养肌肉。脾主身之肌肉，所以只有脾脏健、气血旺，肌肉才会强壮有力。

中医认为，人的保健养生重在平衡，凡事皆不可过度。《黄帝内经》中所说的“五劳所伤”是“久视伤血，久卧伤气，久坐伤肉，久立伤骨，久行伤筋”，其中与脾关系密切的就是“久坐伤肉”，这里的“肉”也指肌肉。

在日常生活中我们可以发现，越是长时间坐着、缺少运动者，越是脾虚、肌肉松弛，也越容易感觉疲劳，而且常常是越坐越累，越累越坐，形成一种恶性循环。

多运动可使脾胃运化调和。如果人长时间坐着，一方面会因分布于肢体上的骨骼肌缺少运动，导致机体气血运行不畅，大量血液淤积在静脉中，难以迅速回流至心脏，从而出现肢体肿胀、沉重乏力；另一方面，由于缺少运动的刺激，胃肠道平滑肌的张力降低、蠕动缓慢，使得人体所摄入的食物呆滞于脾胃中，引发消化不良。

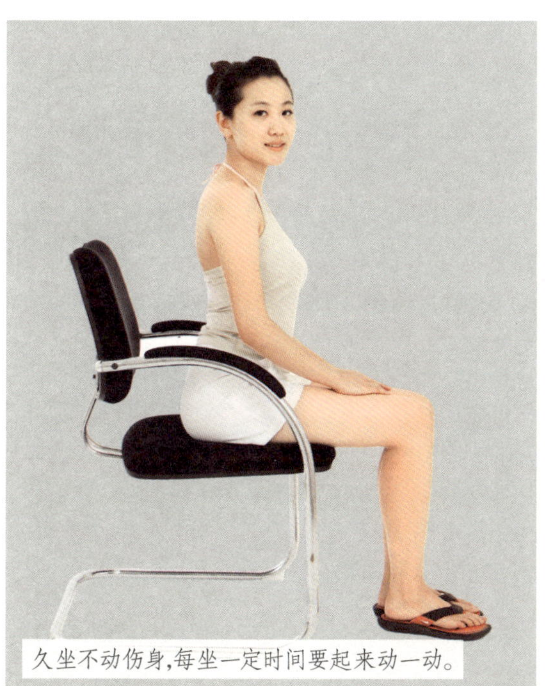

久坐不动伤身，每坐一定时间要起来动一动。

反之，少坐、经常运动的人，则往往食欲比较正常，肌肉也富有营养、发达有力。所以，平常坐得时间长了一定要起来动一动，避免长时间坐着对身体造成伤害。

生活小提示

缓解“水肿腿”

对于很多办公室白领来说，一天到晚都坐在办公室里，大腿越来越粗壮，腿部也越来越水肿，那么应该如何瘦腿呢？

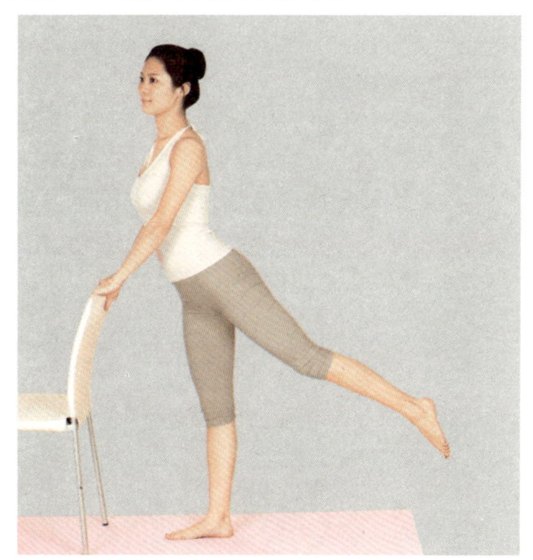

时不时起身休息，踢踢腿，有助于紧实大腿上的肌肉，也有利于血液循环，缓解“水肿腿”。可以每次坚持 2~3 分钟。

及时检查，警惕脾脏疾病

脾脏疾病包括由各种原因引起的脾脏异常，比如脾肿大、脾梗死、脾破裂、脾癌等，其中较为常见的就是脾肿大。不同的脾脏疾病对应的症状也是不同的，下面我们介绍一下脾脏常见病及其主要症状。

脾脏常见病及其主要症状

常见病	主要症状
脾肿大	• 因脾肿大属于一种病理体征，故一般见于各种脾脏疾病，本身不属于一种疾病 • 轻度脾肿大：深吸气时脾下缘在肋缘下 2~3 厘米的为轻度脾肿大。可见于某些病毒感染、细菌性感染、立克次体病、早期血吸虫病、充血性心力衰竭、门脉性肝硬化、霍奇金病、系统性红斑狼疮、特发性血小板减少性紫癜等 • 中度脾肿大：脾下缘超出肋缘下 3 厘米至平脐为中等脾肿大。可见于急性粒细胞性白血病、急性淋巴细胞性白血病、慢性溶血性贫血、传染性单核细胞增多症、佝偻病等 • 重度脾肿大：脾下缘超出脐水平以下为极度脾肿大或称为巨脾。可见于慢性粒细胞性白血病、慢性疟疾、晚期血吸虫病、特发性门脉高压症、真性红细胞增生症、地中海贫血、骨髓纤维化等
脾梗死	• 主要表现为上腹部疼痛、身体乏力、出血或者脾肿大
脾破裂	• 以内出血为主，出血量少时症状轻微，可有左上腹疼痛；出血量大时除疼痛外，还会出现精神紧张、面色苍白、心率加快、呼吸频率增加、出冷汗、血压降低等，继而发生低血容量性休克，危及生命
脾癌	• 脾肿大：个别患者可在左上腹体表触及肿块，如果肿瘤较大压迫到胃脏，还可能出现上腹饱胀、打饱嗝等消化不良症状 • 脾功能亢进：患者容易出现感冒、严重贫血，甚至刷牙牙龈出血及女性经血过多等症状 • 恶病质表现：出现全身衰竭、消瘦及发热等症状

脾脏出现问题，人们常常会出现四肢倦怠、脸色苍白、指甲青紫、腹部胀大等现象。那么，脾脏检查的方法有哪些呢？除了去医院做 B 超外，触诊是最常用的方法，下面我们着重介绍一下脾脏触诊。

脾脏触诊方法及其意义

方法	意义
浅部触诊法	脾脏肿大明显且又表浅时，用右手单手触诊轻用力即可，可判断脾脏有无肿大情况
双触诊法	脾脏肿大位置较深时，应用双手触诊法进行检查。患者屈膝仰卧位或右侧卧位，检查者左手在脾脏背后的第 7~10 肋处向前托，并尽可能使胸廓固定。患者做腹式深呼吸运动，检查者右手平放于患者腹部，手的后臂与患者左肋弓呈垂直方向，然后逐渐自下而上接近左肋弓，手指末端稍弯曲，轻轻压入腹壁，当患者深吸气时，脾脏下降而碰到检查者的手指，即可触及脾脏下缘。轻度肿大患者仰卧位不易触到时，患者可改用右侧卧位，患者右下肢伸直，左下肢屈髋、屈膝进行检查，可判断有无脾脏轻度肿大情况
冲击触诊法	用 3~4 个手指并拢放置于腹壁要检查的相应部位，作数次急速而较有力的冲击动作，在冲击腹壁时指端会有脏器或包块浮沉的感觉
反击触诊法	方法与双手触诊法相似，一手按在患者前腹壁的脾脏表面，固定不动；另一手在背部骶棘肌外侧的肋骨下方的间隙内，向前腹壁的方向冲击，可反复数次。如果处于前腹壁的手有冲击感，说明脾脏周围无粘连。触诊内容：包括脾脏的大小、表面情况、质地、边缘、有无压痛感以及摩擦感等。此法通过检查脾脏的移动，来判断脾脏有无粘连

生活调养

饮食调养脾脏——黄色食物

黄色食物对应脾脏，多吃黄色食物能让脾更好地消化和吸收营养。黄色食物多含有抗氧化成分，有助于延缓皮肤衰老。常见的黄色食物有南瓜、黄豆、土豆、小米、玉米、香蕉、木瓜等。

香蕉

香蕉气味清香，口感甜糯，营养丰富，为果中佳品。香蕉有润肠通便、健脾和胃之效。

性味：性寒，味甘。

功效：调理脾胃、润肠通便。

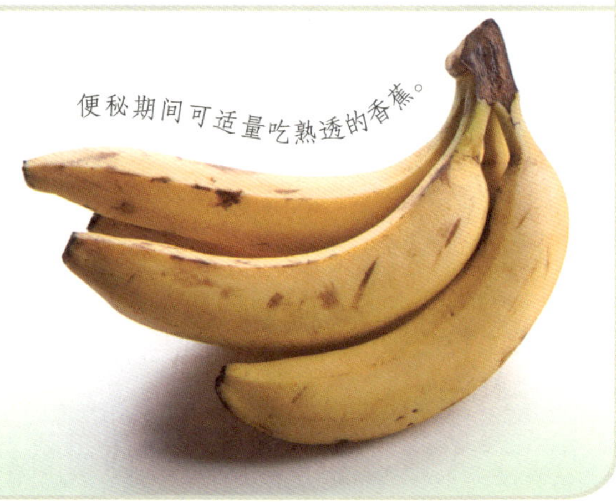

便秘期间可适量吃熟透的香蕉。

木瓜

木瓜中含有一种特殊的蛋白酶，这种蛋白酶有助于分解脂肪。木瓜还有健脾消食之功，有利于人体对食物进行消化和吸收。平时因为吃得多而消化不良时，可以适量吃些木瓜助消化。

性味：性温，味酸。

功效：健脾消食。

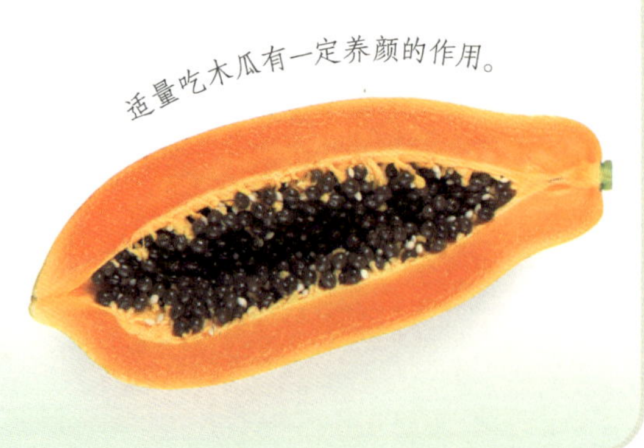

适量吃木瓜有一定养颜的作用。

南瓜

南瓜补中益气，能够辅助治疗脾虚气弱、营养不良等症状。此外，南瓜易于人体消化、吸收，对肠胃有很好的保健作用。

性味：性温，味甘。

功效：补中益气、健脾和胃。

常食南瓜还有一定的通便作用。

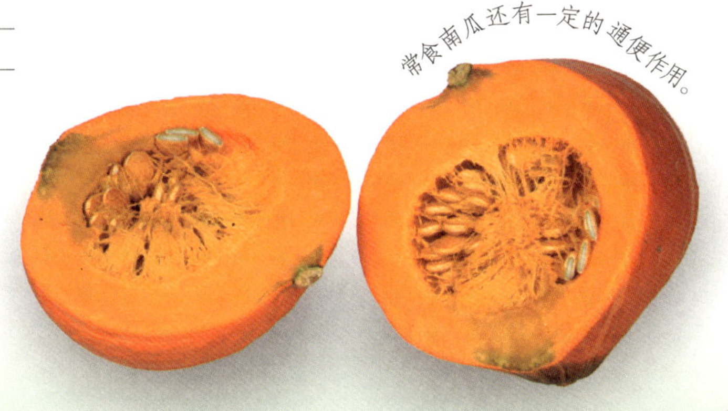

地瓜

地瓜是健脾的食物之一，它具有补脾、益气的功效，很适合身体瘦弱、容易乏力、脾虚的人食用。另外，地瓜还含有丰富的膳食纤维，可促进肠胃蠕动、通便排毒。

性味：性温，味甘。

功效：助益气力、补脾养胃。

地瓜一次不宜吃太多。

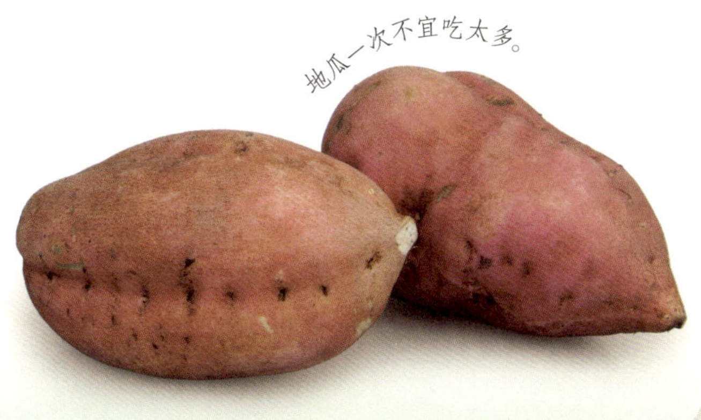

土豆

中医认为，土豆有和胃调中、健脾益气的功效，是调养脾胃的常用食物，对胃溃疡、习惯性便秘还有缓解作用。

性味：性平，味甘。

功效：健脾和胃、益气、通便。

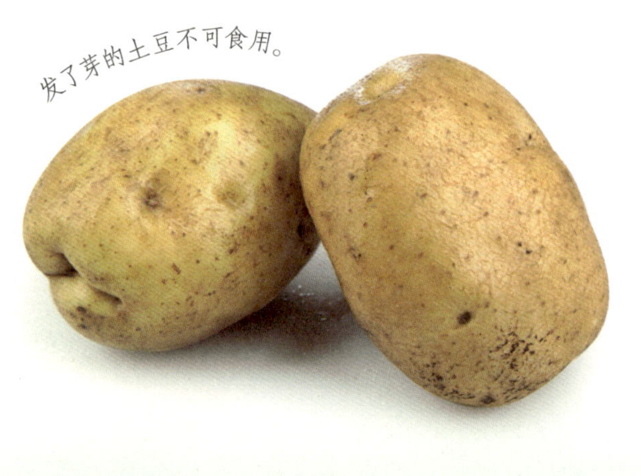

发了芽的土豆不可食用。

玉米

玉米有利尿的作用，易水肿的人可多吃。

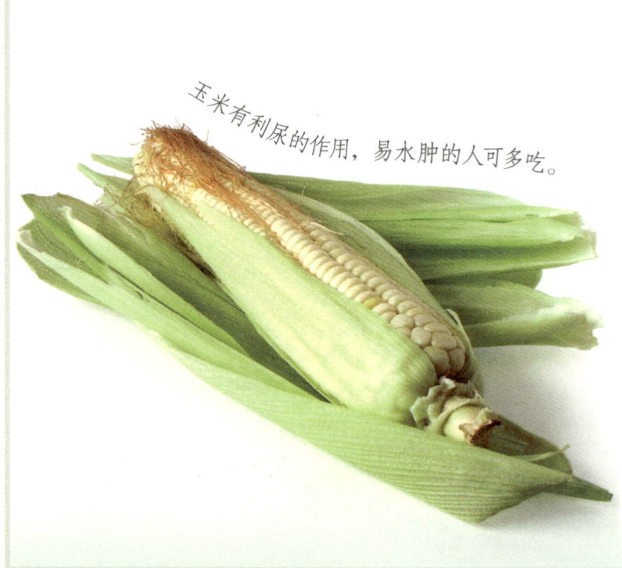

玉米含有丰富的不饱和脂肪酸和亚油酸，还富含膳食纤维。可调中健脾、利尿消肿，可促进消化。玉米须可以煮水喝，具有较好的降血压、降血糖功效。

性味：性平，味甘、淡。

功效：健脾开胃、利尿消肿。

小米

肠胃不适的人可以适量喝小米粥。

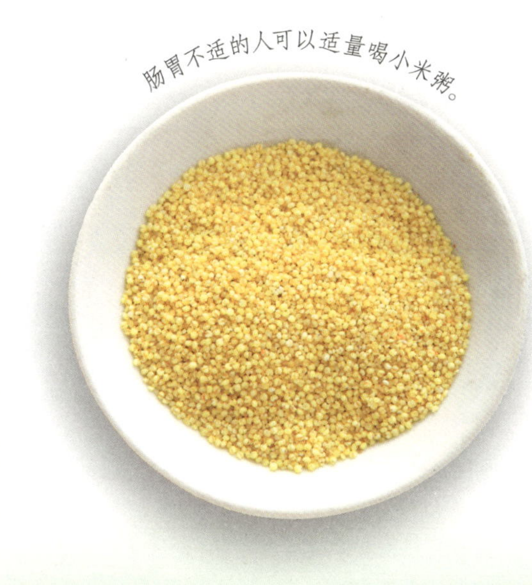

小米的功效，正如李时珍在《本草纲目》中所说："治反胃热痢，补虚损，开肠胃。"实际上，无论是反胃、热痢、虚损，皆与脾功能欠佳有关，所以小米主要的功效就是补脾胃。

性味： 性微寒，味甘。

功效： 健脾和胃、补益虚损。

黄豆

黄豆含优质植物蛋白、卵磷脂、维生素等物质，常吃可以健脾利湿、降血脂、提升免疫力。黄豆榨成豆浆对脾胃也很有好处，喝豆浆可以长肌肤、益颜色、填骨髓、加气力。

性味： 性平，味甘。

功效： 养脾健胃、补益虚损。

用黄豆制作豆浆，需煮沸后饮用。

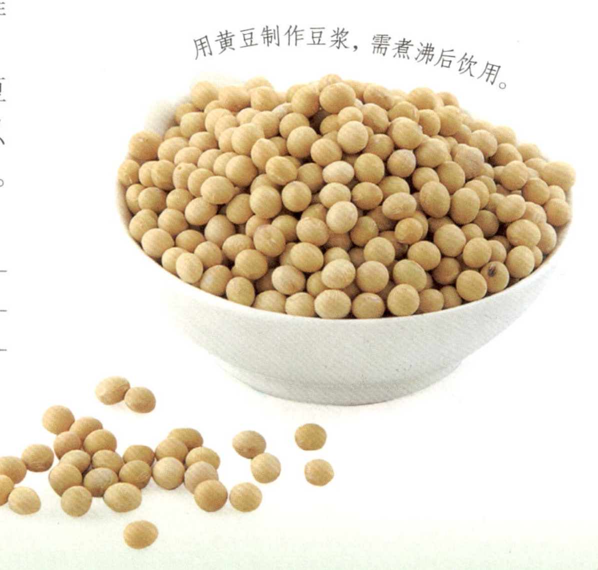

饮食调养脾脏——甘味食物

《黄帝内经》中强调“甘入脾”，脾主甘味，脾虚时适当吃点儿甘味食物，可以补益脾胃。中医说的甘，是相对食物或药物的性味来说的，与甜不同。常用的甘味食物有大枣、板栗、薏苡仁、山药、鲫鱼等。

长夏省甘增咸，少吃甘味食物，适量吃咸味食物以养肾气。春季脾气相对虚弱时，可适量多吃些甘味食物。

大枣

大枣是药食两用的佳品，民间有“一日吃仨枣，红颜不显老”的说法，可见常吃大枣有良好的保健养生功效。对于大枣的作用，李时珍在《本草纲目》中说：“枣味甘、性温，能补中益气、养血生津。”正因为大枣能补脾胃，益气血，所以脾胃虚弱、气血不足的人可常食。

性味：性温，味甘。

功效：补脾和营、益气生血。

大枣一次不宜吃太多，以免上火。

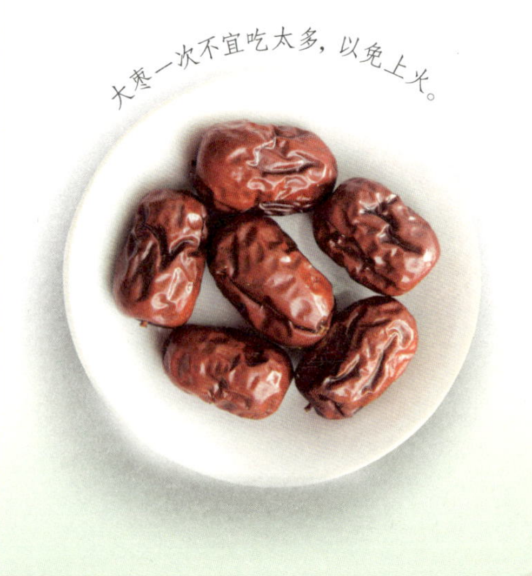

板栗

板栗具有益气健脾、厚补胃肠的作用。板栗中含有丰富的蛋白质、脂肪，冬季寒冷时吃能够补充能量，抵御寒冷。

性味：性温，味甘。

功效：养胃健脾、补肾气。

血糖高者不宜食用糖炒板栗。

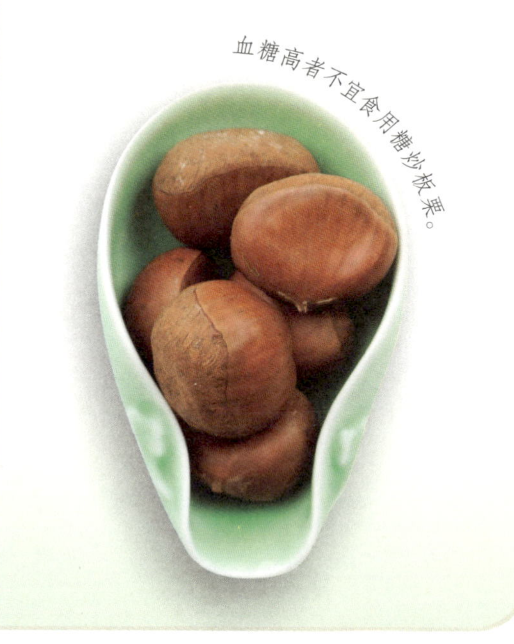

薏苡仁

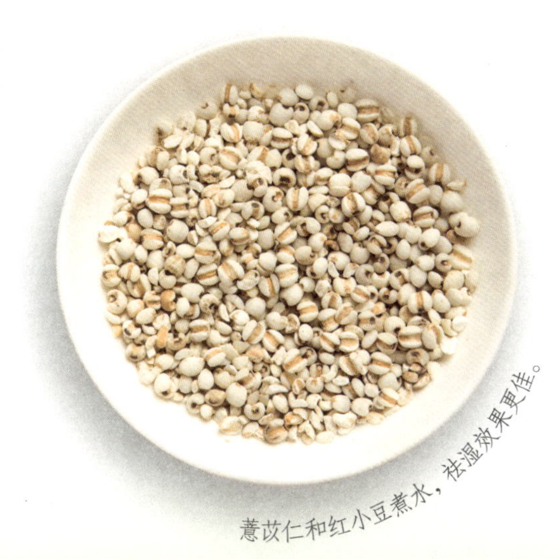
薏苡仁和红小豆煮水，祛湿效果更佳。

薏苡仁是植物薏苡的种仁，有健脾利湿、清热的功效，适合脾中有湿热的人食用。若是出现了头重如裹、恶心欲吐、口淡不渴、便溏等问题就可以用薏苡仁来进行食疗，有助于排出脾中湿热，恢复脾的正常运化功能。

性味：性微寒，味甘。

功效：健脾除湿、清热利尿。

荞麦

荞麦有实肠胃、益力气的功效，可以促进脾胃运化、增强脾气，从而将水谷更好地运化为气血，减少体内的水湿，适用于肠胃积滞、腹痛胀满、身体水肿的人。

性味：性寒，味甘、微酸。

功效：健脾消积、下气宽肠。

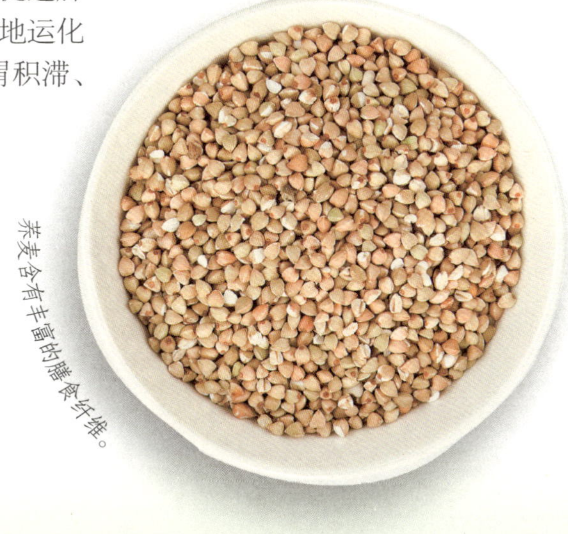
荞麦含有丰富的膳食纤维。

冬瓜

冬瓜是常见食材，味道清淡，可解油腻，一般人群均可食用。冬瓜性微寒，夏天适当进食可缓解脾胃湿热，改善湿热导致的身热、口干、水肿、胀满等问题。

性味：性微寒，味甘。

功效：健脾除湿、利水消肿。

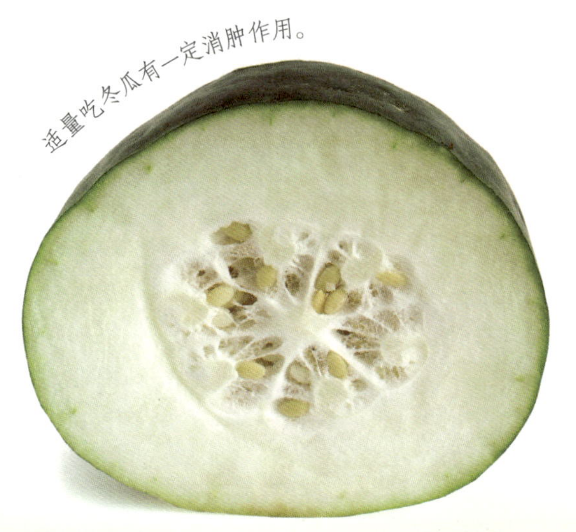

适量吃冬瓜有一定消肿作用。

白菜

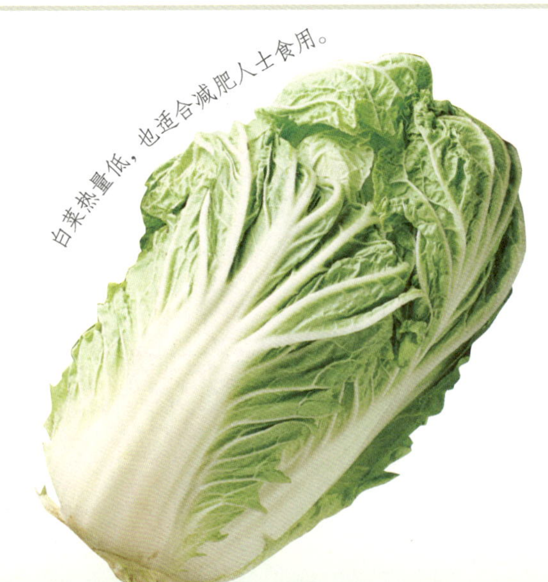

白菜热量低，也适合减肥人士食用。

白菜具有清热除烦、健脾养胃之功效。同时，白菜富含膳食纤维，常食可加速肠胃蠕动，有助于改善便秘。适合脾胃虚弱所致的食欲减退、消化不良者食用。

性味：性微寒，味甘。

功效：健脾、通利肠胃。

山药

体内湿热的人不宜多食。

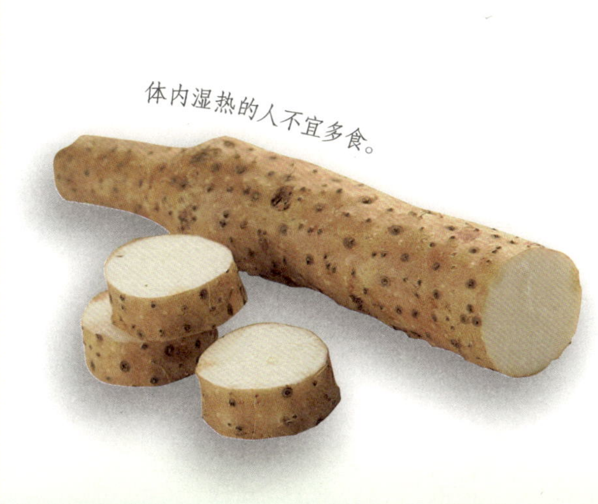

山药能健脾气，具有收敛作用，比较适合脾肾俱虚的腹泻患者食用，能止泻强身。除此之外，山药还能益肾固精、强筋骨，也适合体虚的人食用。

性味：性平，味甘。

功效：健脾气、暖脾胃。

鲫鱼

鲫鱼肉味鲜美，营养价值很高，比较适合身体虚弱者补益食用。鲫鱼有补脾气的功效，适合脾气不足者食用。经常食用鲫鱼可增强脾胃的生理功能，促进气血化生。此外，鲫鱼中含有丰富的卵磷脂，可健脑益智，增强记忆力。

性味：性平，味甘。

功效：补脾气、健脾胃。

鲫鱼含有优质的蛋白质，适合熬汤。

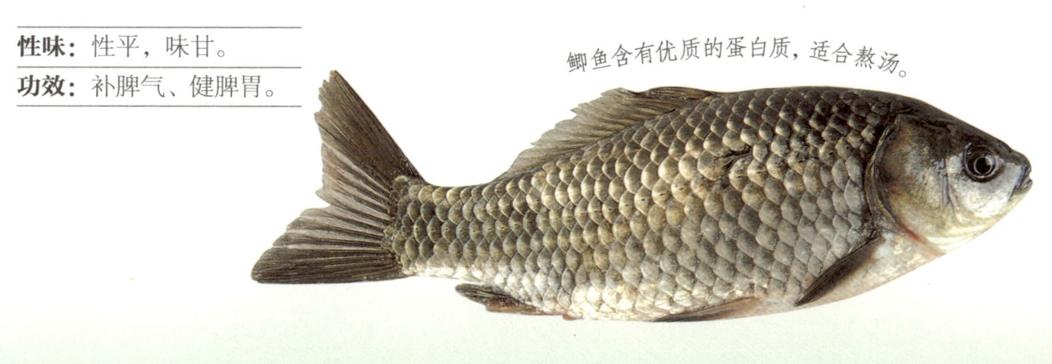

饮食调养脾脏——茶饮

脾虚的人多半在摄入食物之后，脾失健运，消化不良，食物全堆积在身体里，时间久了难免体型臃肿。许多人受肥胖困扰，但是减肥却不见成效，吃得并不多，却一直长胖，有的人甚至调侃自己“喝口水都会长肉”。其实，这是脾虚惹的祸。平时喝一些健脾茶，具有健脾祛湿的功效，有助于脾脏排毒，预防脾虚导致的肥胖。

荷叶茶

荷叶有健脾、清热解暑、除湿、利尿的功效，有助于缓解胃肠积热。想要减肥的人也可常喝荷叶茶，以减少人体对脂肪的吸收。

原料：干荷叶半张。

做法：将干荷叶剪碎，放入杯中，倒入开水，加杯盖，闷泡 15 分钟后即可饮用。

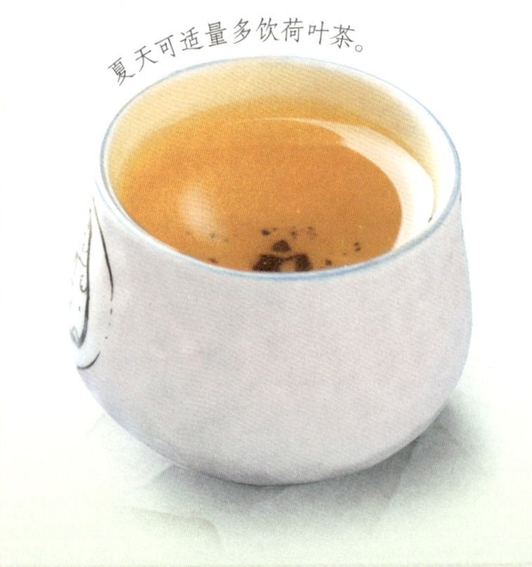

夏天可适量多饮荷叶茶。

桂花茶

桂花有开胃健脾、安心宁神的功效，荷叶具有健脾的功效，二者搭配泡茶喝，健脾功效更佳。心情烦躁、胃口不佳时，可以喝些荷叶桂花茶。

原料：干荷叶半张，桂花、绿茶各 2 克，冰糖适量。

做法：将干荷叶剪碎，和桂花、绿茶、冰糖一同放入茶杯中，倒入开水，加杯盖，闷泡 15 分钟后即可饮用。

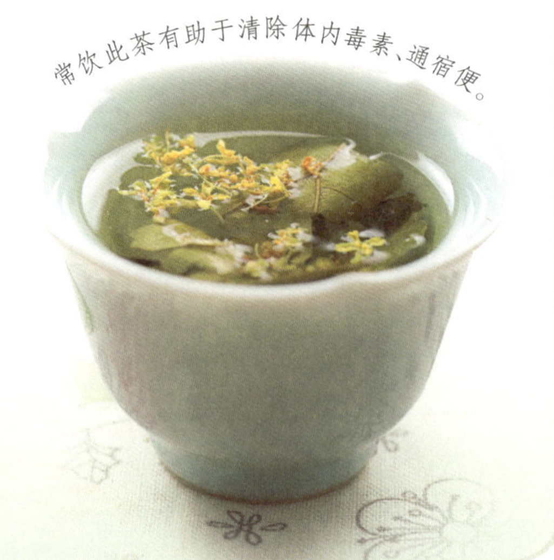

常饮此茶有助于清除体内毒素、通宿便。

西瓜皮茶

上火致口臭的人也可饮用此茶。

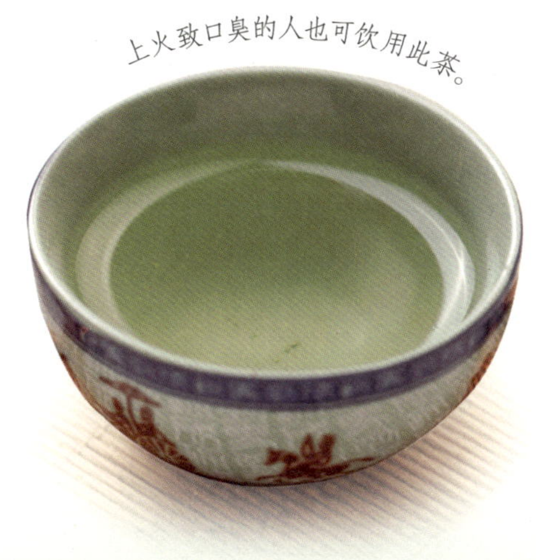

西瓜是夏季常吃的水果之一，有健脾消暑的作用。吃完西瓜可以把西瓜皮留下，搭配荷叶一起煮茶喝，不但能健脾祛湿，还有降暑消脂、生津止渴的功效。

原料：干荷叶半张，西瓜皮 1 块。

做法：西瓜皮洗净，切片。将干荷叶剪碎，和西瓜皮片一同放入锅中，煎煮 10 分钟，取汁即可。

陈皮荷叶茶

陈皮、荷叶皆有健脾、化湿的功效，有助于排出体内的湿毒。常饮此茶，可以缓解因外邪侵袭引起的胃肠感冒和水液代谢紊乱引起的食欲缺乏、腹胀、腹泻、水肿等症状。

原料：干荷叶 1 张，陈皮、乌龙茶各 5 克。

做法：将干荷叶剪碎，和陈皮放入砂锅中，倒入适量水，大火煮沸后改小火，煎煮 15 分钟取汁。将乌龙茶放入杯中，冲入汤汁，加杯盖，闷泡 3 分钟即可。

尤其适合夏季饮用。

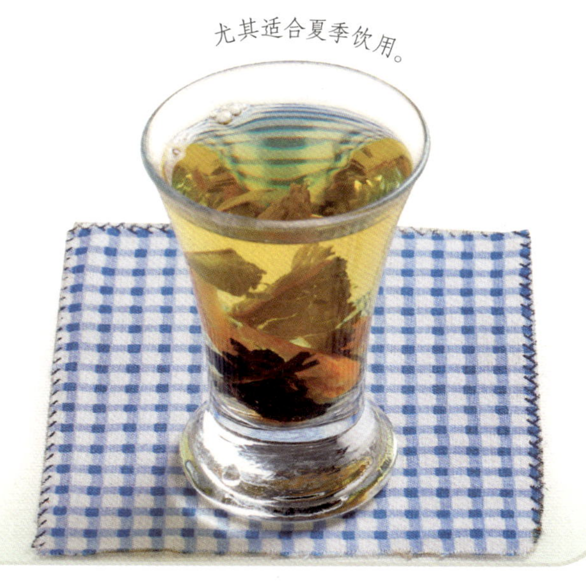

大麦茶

吃烧烤、火锅、麻辣烫、麻辣香锅等热烫、辛辣、油腻的食物，会给肠胃和脾脏带来很大的负担。这时喝些大麦茶可以解腻、消食，帮助肠胃和脾脏排毒，减轻肠胃不适。

原料： 大麦7克。

做法： 将大麦放入锅中，加水煎煮15分钟后关火，晾至微温后即可饮用。

益气调中、化谷食。

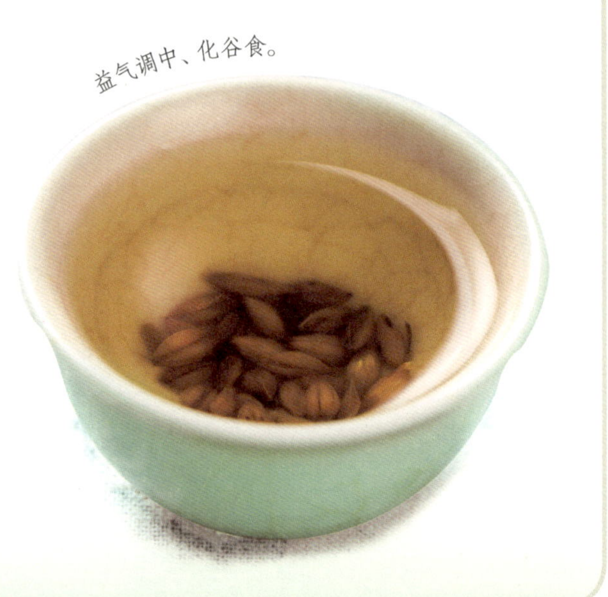

大麦柠檬茶

胃酸过多的人可以减少柠檬汁的量。

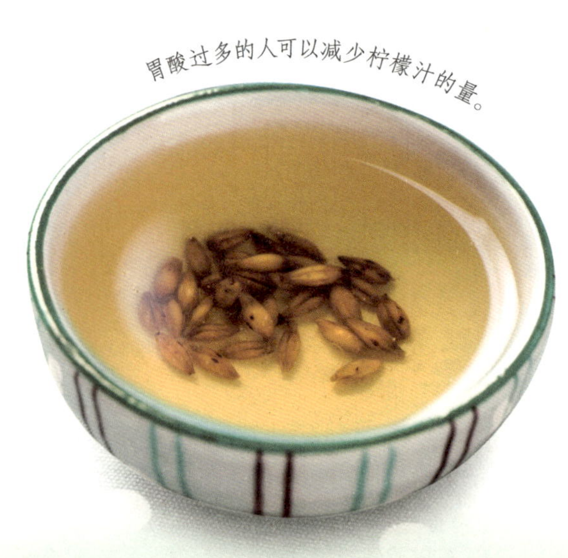

大麦有健脾消食、利尿等作用，配合芳香四溢的柠檬汁，有助于清热解暑、生津止渴、健脾祛湿、化痰止咳。

原料： 大麦7克，冰糖、柠檬汁适量。

做法： 将大麦放入杯中，倒入开水，加杯盖，闷泡15分钟，再放入适量柠檬汁和冰糖，轻轻搅拌均匀即可。

山楂荷叶茶

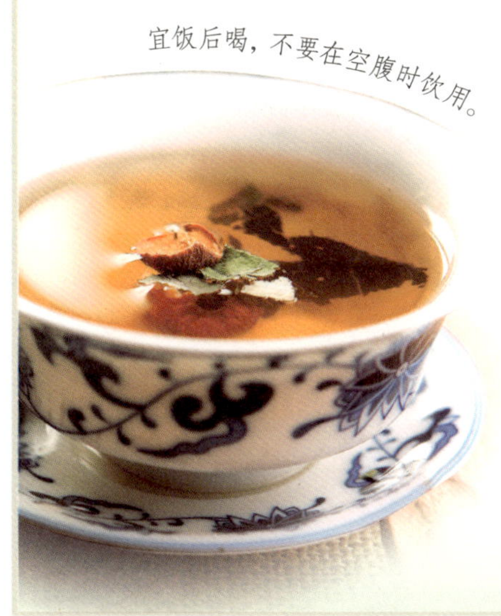

宜饭后喝，不要在空腹时饮用。

山楂具有降血脂、降血压、清心宁神的功效，是排心毒和排脾毒的食疗佳品。经常饮用山楂荷叶茶还能消脂，也适合有减肥需求的人饮用。

原料： 干山楂片 3 片，干荷叶半张。

做法： 干荷叶剪碎，和干山楂片一同放入锅中，加水煎煮 10 分钟即可饮用。

菊花山楂茶

菊花与山楂同食，有健脾、消食、清热、降血脂的功效，不仅适合有健脾胃、消食积需求的人饮用，还适合有冠心病、高血压、高脂血症、肥胖的人群饮用。不过山楂味酸，不适合空腹饮此茶。

原料： 干山楂片 3 片，菊花 2 朵。

做法： 将干山楂片、菊花一同放入杯中，倒入开水，加杯盖，闷泡 10 分钟后即可饮用。

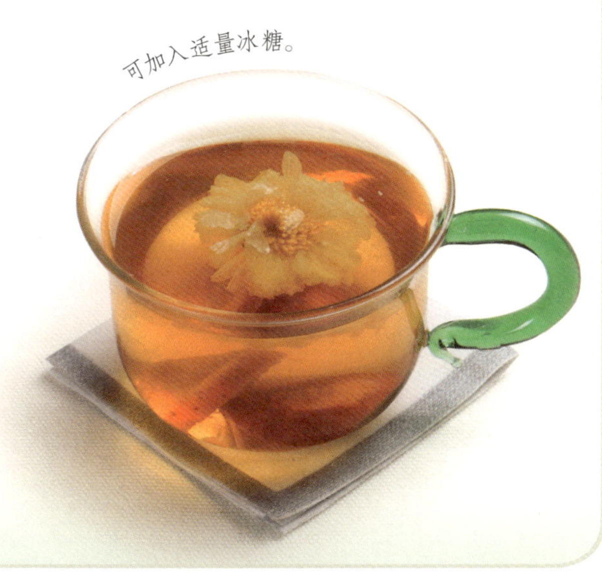

可加入适量冰糖。

运动调养脾脏

俗话说“脾胃是后天之本”，脾主运化，对于运行气血有着重要作用。一旦脾虚弱了，人体对于食物的营养吸收就会减少，免疫力就会下降。所以，一定要注意健脾。除了在饮食上注意外，还可适度做一些有助于健脾的运动，如单臂上举、左右转腰、仰卧起坐等。

单臂上举

脾气主升，胃气主降，单举手臂这个动作，可调理脾胃，有助于脾胃升降有序。

动作要领： 1. 站立，微屈膝。两手心向上，捧在小腹前。2. 左手翻掌往上举，右手翻掌向右胯的旁边下按。两掌一上一下撑开，同时两腿站直，把整个身体拉伸开，维持动作 15 秒，两手回到小腹前，全身放松。

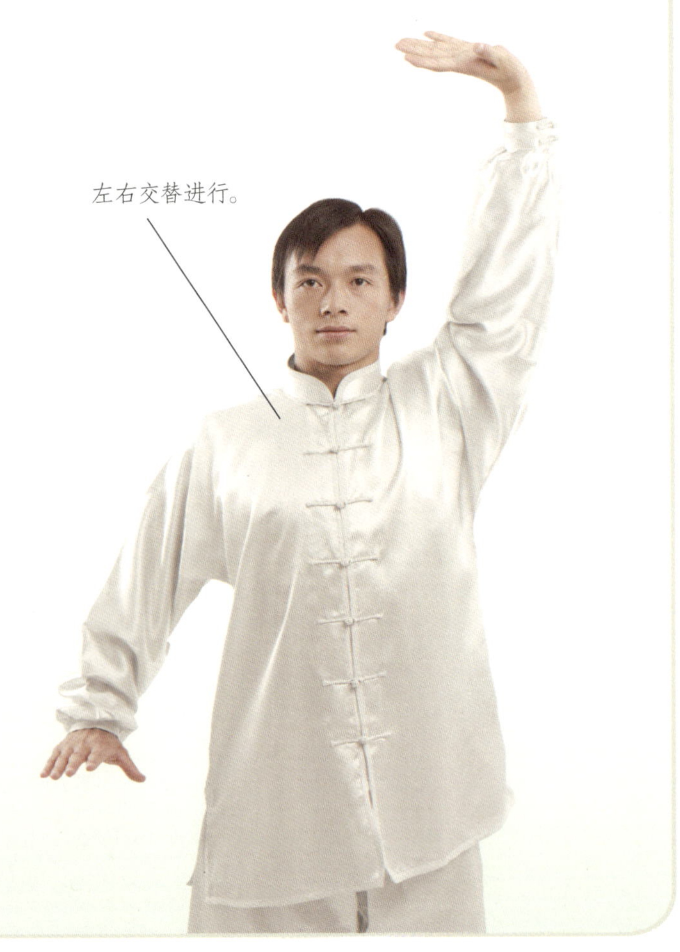

左右交替进行。

左右转腰

长期坚持左右转腰有助于活气血，促消化，从而达到健脾胃、补益脾气的效果。

动作要领： 1. 两脚分开与肩同宽，两手侧平举。2. 吸气，向左慢慢转身，保持一会儿，然后呼气回到起始位。吸气。3. 再向右转身，保持一会儿，回到起始位。以腰为轴进行转身，转身的过程中，动作宜轻柔。

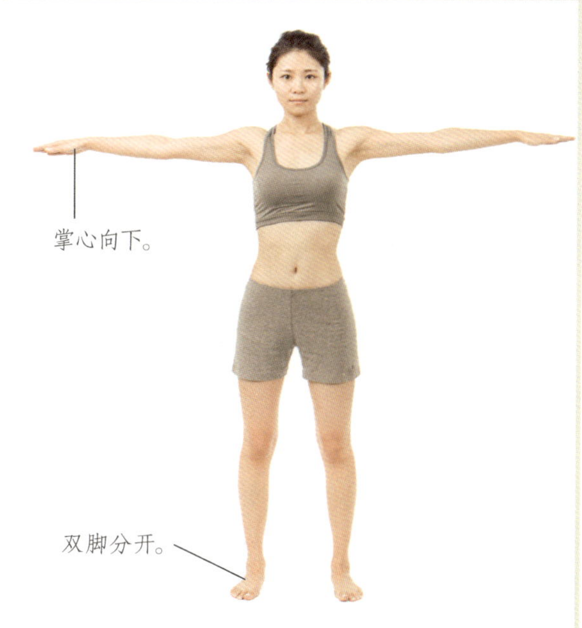

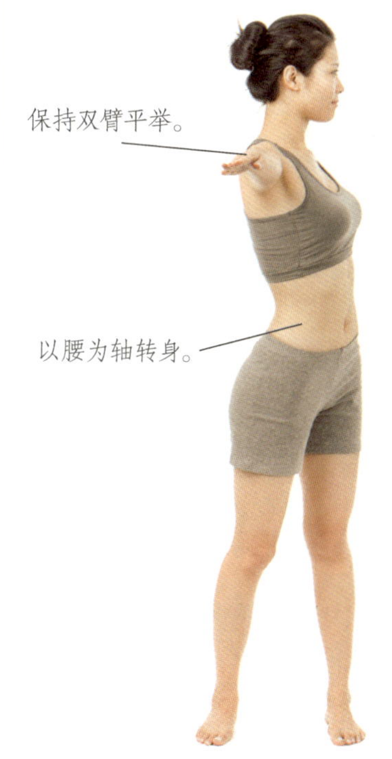

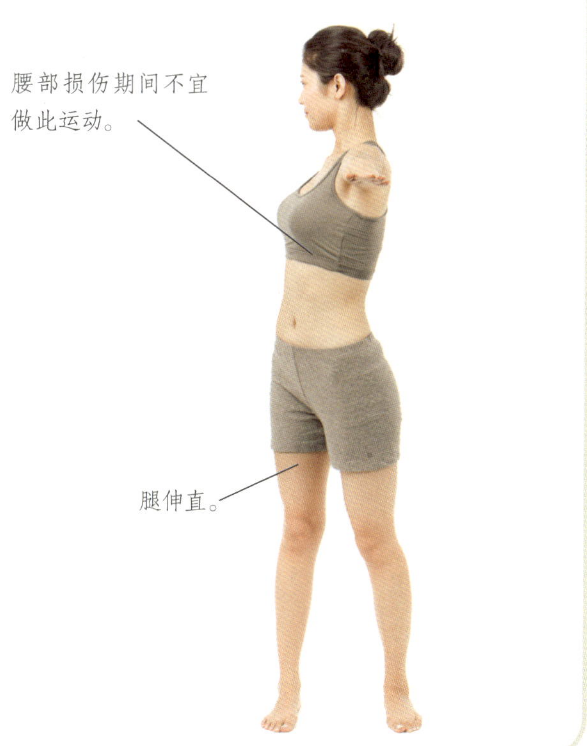

叩齿

食物进入胃之前需要先经过牙齿的咀嚼，一方面，牙齿能将食物磨碎，减少脾胃的负担；另一方面，在咀嚼的过程中，可促进酶的分泌，来帮助消化。若是牙齿不好，自然会影响到脾胃的消化吸收功能，时间长了就会导致脾胃虚弱。中老年人平时要经常锻炼牙齿的功能，可用叩齿的方法。

动作要领：摒除杂念，全身放松，口唇轻闭，上下牙齿有节律地互相轻轻叩击 30 次即可。

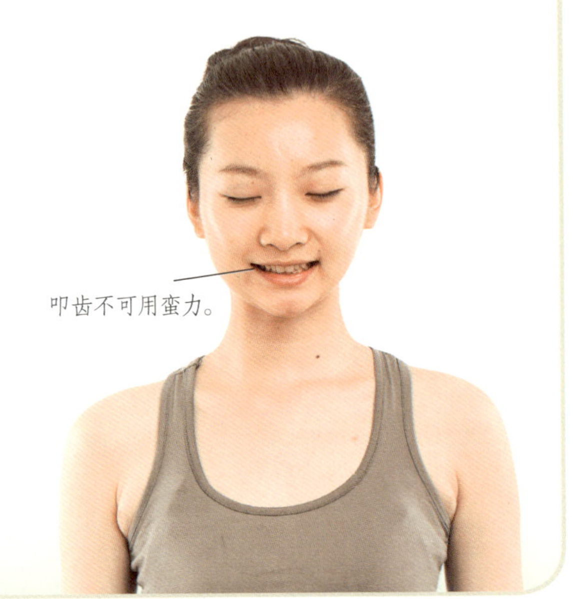

叩齿不可用蛮力。

仰卧起坐

仰卧起坐是我们较为熟悉的一项运动。长期坚持做仰卧起坐不但可以增强脾气的运转和活力，改善脾胃气虚，还有助于增强体质。

动作要领：仰卧，两腿并拢屈膝，两手抱头，利用腹部力量，上身慢慢立起，形成坐姿，再慢慢向后卧平，如此连续进行。一起一卧为一次，刚开始练习可以一分钟做 15 次左右，此后慢慢增加，直至达到 30 次左右。需要注意的是，中老年人不宜做此动作。

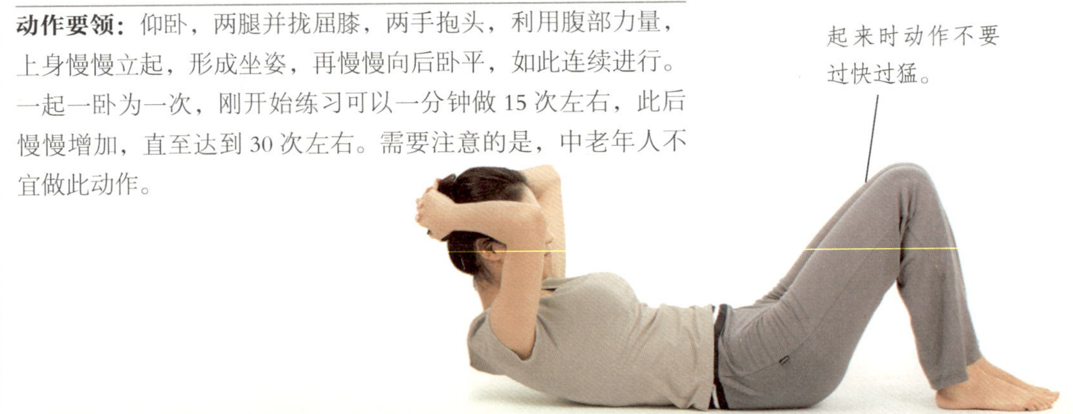

起来时动作不要过快过猛。

俯卧撑

经常做俯卧撑不但有益于骨的坚实、关节的灵活、韧带的牢固、肌肉的粗壮及弹性，同时还能加速血液循环，促使体内气血畅通、阴阳平衡、扶正祛邪，起到补脾健脾的功效。

动作要领： 两手支撑在地上，间距比肩膀稍宽些，全臂伸直；两腿并拢伸直，以脚趾支撑。躯干保持挺胸收腰状态，身体慢慢向下压，直至手臂弯曲成 90°，再慢慢向上升，回复原位。需要注意的是，中老年人不宜做此动作。

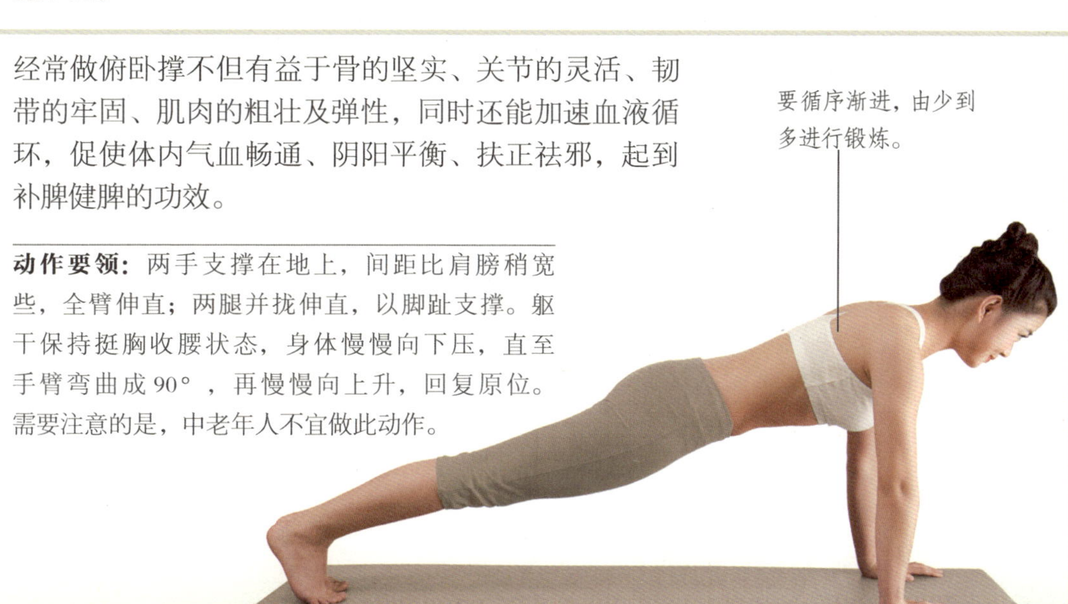

要循序渐进，由少到多进行锻炼。

蹲马步

蹲马步可以强化下半身的力量，气沉丹田，可健脾养胃。另外，经常练习蹲马步，还有助于锻炼下半身肌肉，有增强体质的作用。

动作要领： 双脚打开，两倍肩宽，微屈膝，上半身保持挺直，先深蹲再慢慢起来，保持姿势 1~2 分钟。下蹲时注意膝盖不要超过脚尖。

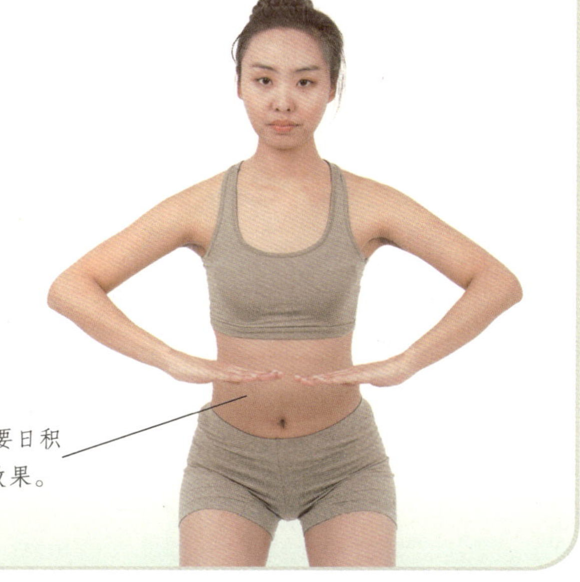

蹲马步需要日积月累才有效果。

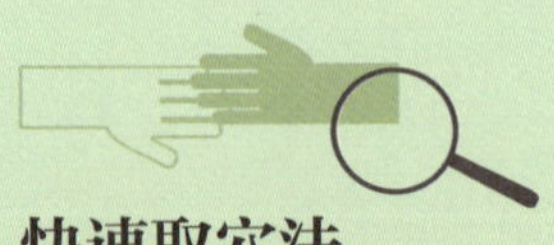

快速取穴法

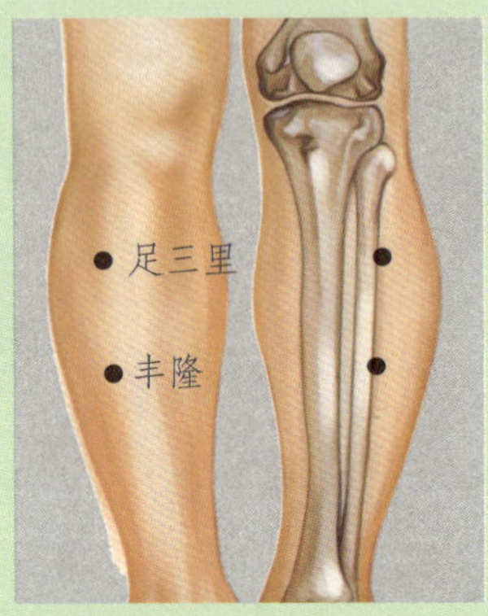

▲ **丰隆穴** 在小腿外侧，外踝尖上8寸，胫骨前肌的外缘。

▲ **足三里穴** 站位弯腰，同侧手虎口围住髌骨上外缘，余四指向下，中指指尖处即是。

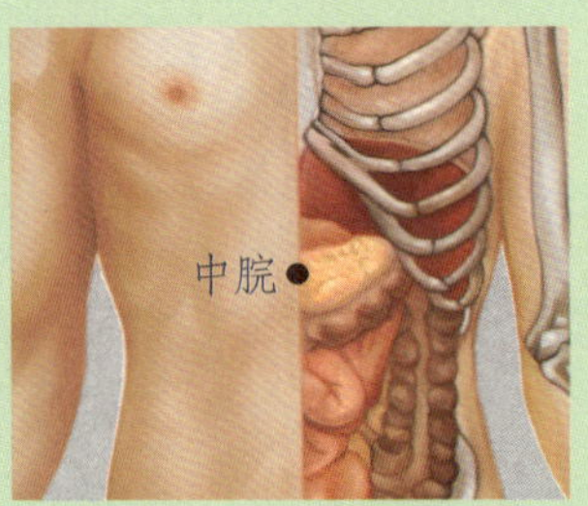

▲ **中脘穴** 在上腹部，正中线上，肚脐与剑胸结合的中点。

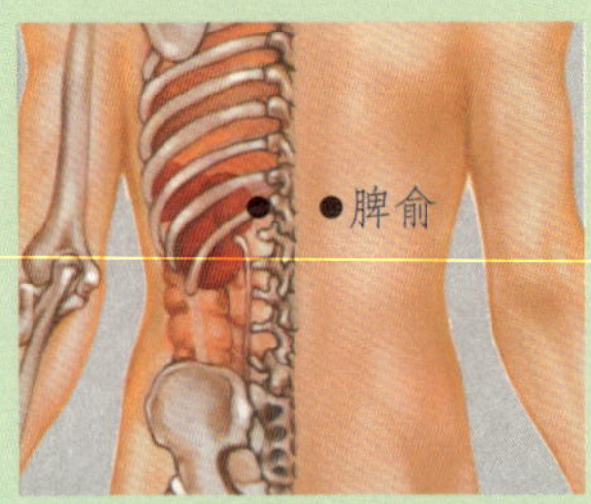

▲ **脾俞穴** 肚脐水平线与脊柱相交椎体处，往上推3个椎体，正中线旁开2横指处。

扫码看
穴位保健视频

经络穴位调养脾脏

湿气又称为湿邪，湿邪不除，则身体难安，而湿邪又与脾有关。脾脏能运化水湿，若脾阳振奋，运化水湿功能正常，湿邪则不易致病；反之，脾阳损伤，运化水湿功能失常，人体易聚湿气，湿气太重，则会生病。可以通过刺激以下穴位来调理脾脏。

按揉丰隆穴

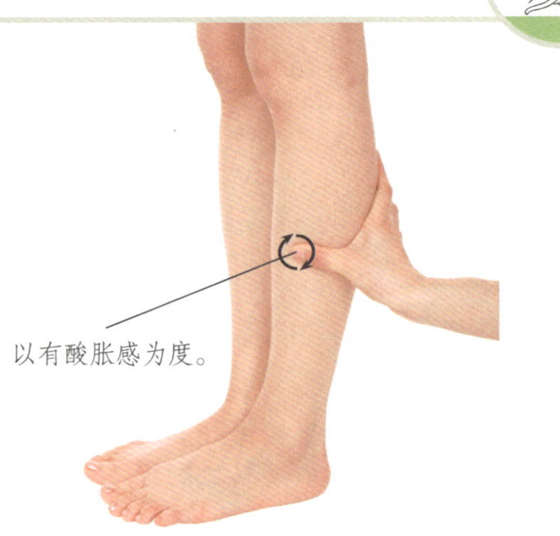

痰湿会影响脾的运化功能，运化功能一旦失调，气血化生就会受到影响，导致人体气血两亏，这类人要么体内痰湿太重，要么体内气血供应不足。古人有“痰多宜向丰隆寻”的说法，刺激丰隆穴可以除湿化痰，自然脾得健运，脾胃调和，气血充盈。

按摩手法： 用拇指指腹按揉丰隆穴2~3分钟。

功效： 健脾化痰、和胃降逆。

按揉中脘穴

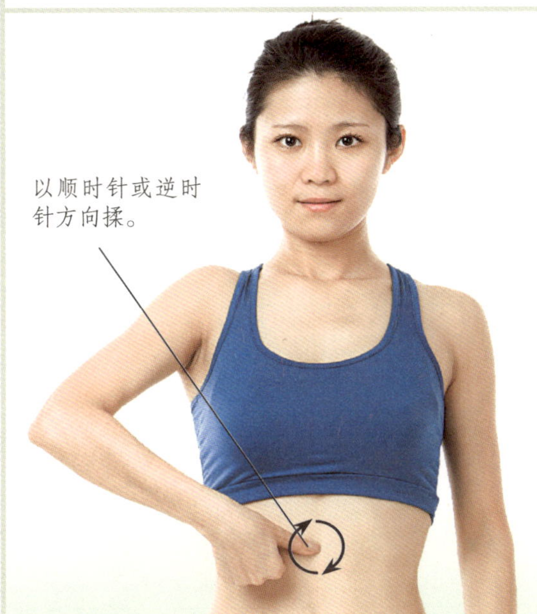

中脘穴是脾经上的穴位，位居腹部，刺激该穴有健脾益胃的功效。对中脘穴进行按摩，可辅助治疗消化系统疾病，诸如消化不良、腹胀、胃痛、吞酸呕吐等。

按摩手法：用拇指指腹按揉中脘穴 2~3 分钟。

功效：和胃健脾、降逆止呕。

按揉足三里穴

中医认为，足三里穴能补脾气、除脾湿、调和脾胃，可以有效改善脾胃不和出现的多种问题，诸如便秘、腹胀、不思饮食等。平时可经常刺激足三里穴来补脾健脾。

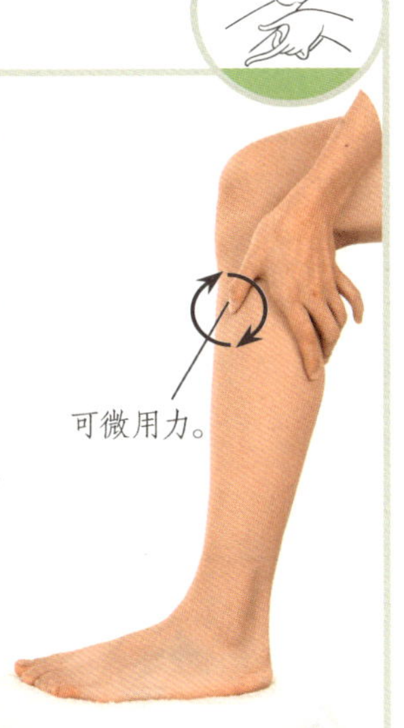

按摩手法：用拇指指腹按揉足三里穴 1~3 分钟。

功效：健脾和胃、扶正培元。

按揉脾俞穴

脾俞穴为脾气输注之处，是缓解脾脏疾病的关键穴位。若是脾胃不适、消化吸收不好，刺激脾俞穴能健脾和胃，从而保证气血顺利生成。

按摩手法：用拇指指腹按揉脾俞穴 1~3 分钟。

功效：健脾养脾、清热化湿。

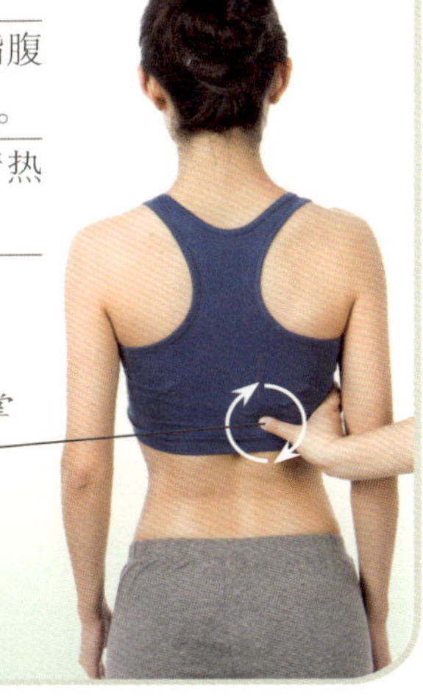

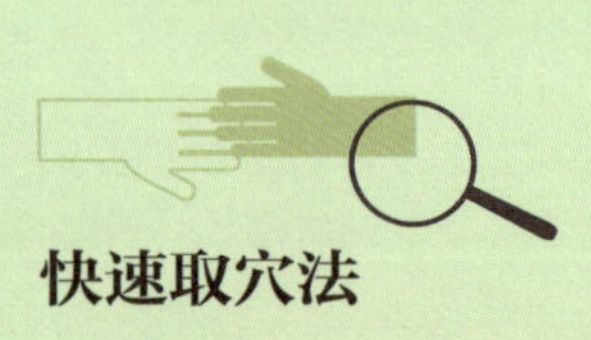

快速取穴法

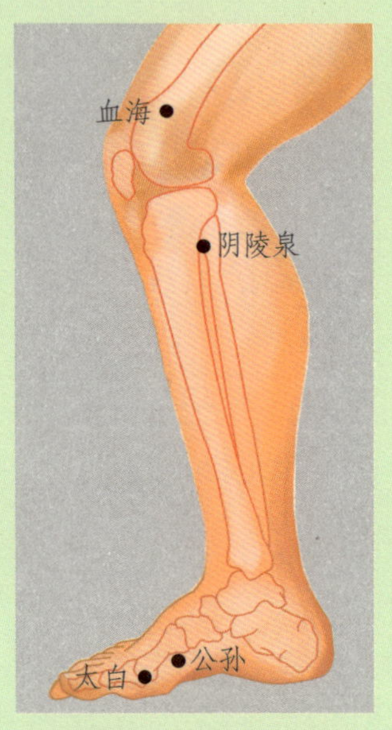

▲ **太白穴** 足大趾与足掌所构成的关节，后下方掌背交界线凹陷处即是。

▲ **血海穴** 屈膝 90°，手掌伏于膝盖骨上，大拇指与四指成 45°，拇指尖处即是。

▲ **公孙穴** 足大趾与足掌所构成的关节内侧，弓形骨后端下缘凹陷处即是。

▲ **阴陵泉穴** 食指沿小腿内侧骨内缘向上推，抵膝关节下，胫骨向内上弯曲凹陷处。

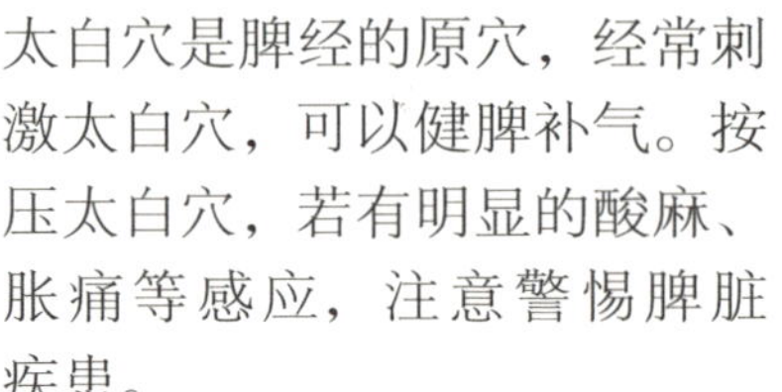

按揉太白穴

太白穴是脾经的原穴，经常刺激太白穴，可以健脾补气。按压太白穴，若有明显的酸麻、胀痛等感应，注意警惕脾脏疾患。

按摩手法：用拇指指腹按揉太白穴 1~3 分钟。

功效：行气止痛、健脾和胃。

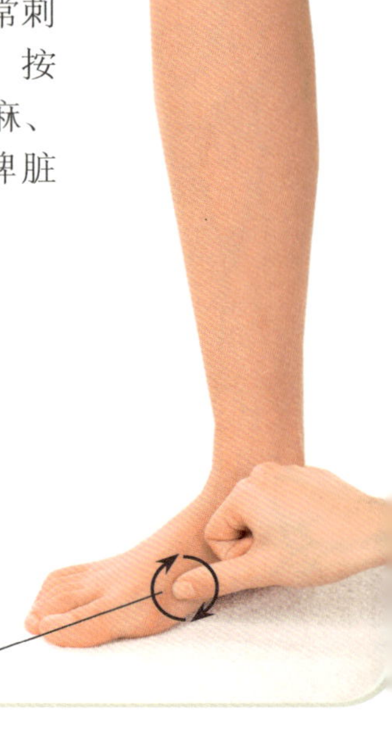

按揉血海穴

血海穴是脾经所生之血的聚集之处，具补脾养血之效。特别是容易贫血的女性，可以通过刺激血海穴来调经统血。

按摩手法：用拇指指腹按揉血海穴 1~3 分钟。

功效：健脾养血、调经统血。

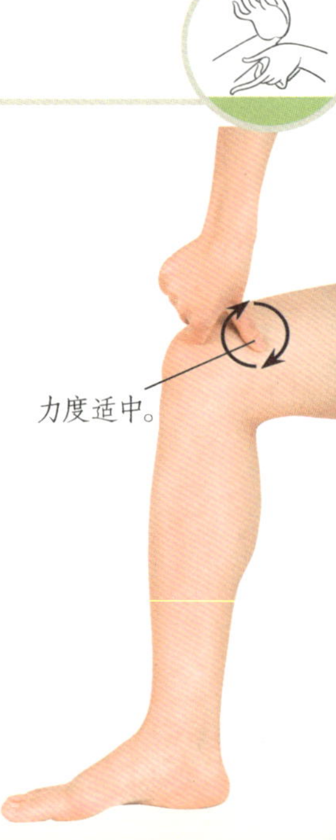

按揉阴陵泉穴

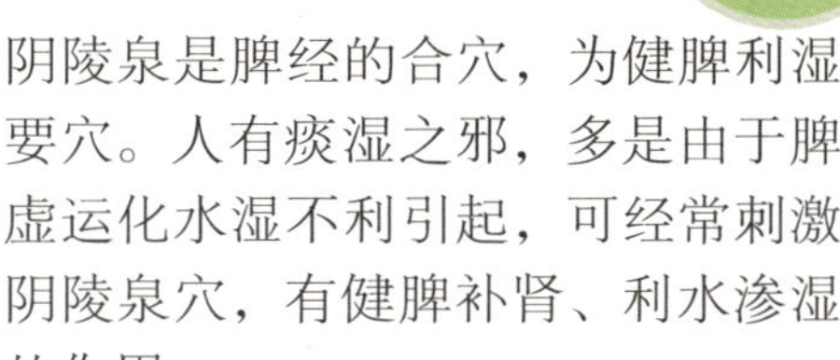

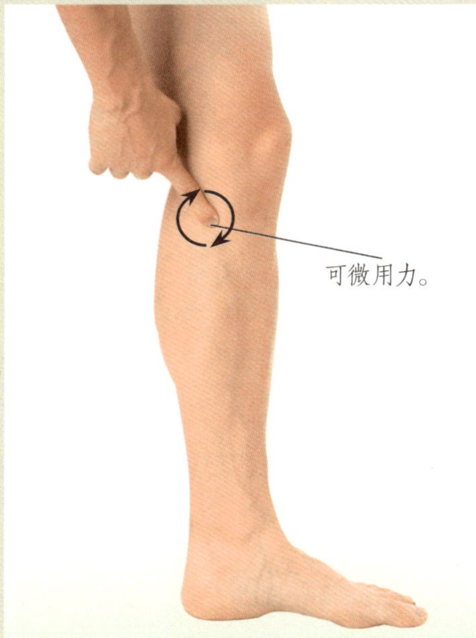

阴陵泉是脾经的合穴，为健脾利湿要穴。人有痰湿之邪，多是由于脾虚运化水湿不利引起，可经常刺激阴陵泉穴，有健脾补肾、利水渗湿的作用。

按摩手法：用手指指腹按揉阴陵泉穴 2~3 分钟。

功效：健脾祛湿。

艾灸公孙穴

公孙穴是脾经的络穴，联络胃经，可用于治疗脾胃疾病。对于平日里常见的腹泻、呕吐、腹胀、胃痛等问题，可通过刺激公孙穴来缓解不适。

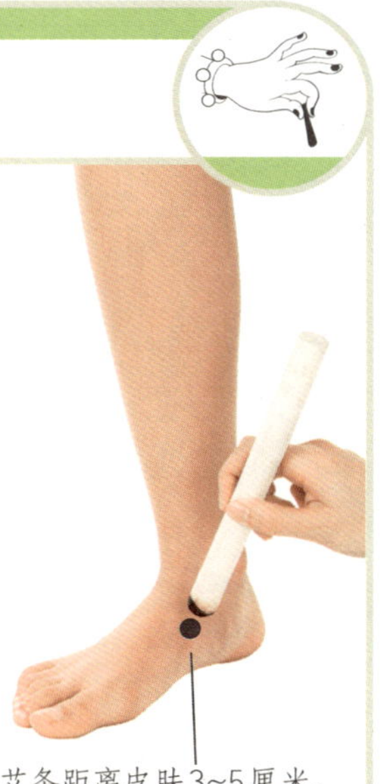

艾灸手法：点燃艾条，温和灸公孙穴 5 分钟。

功效：理气和胃、涩肠止泻。

叩打脾经

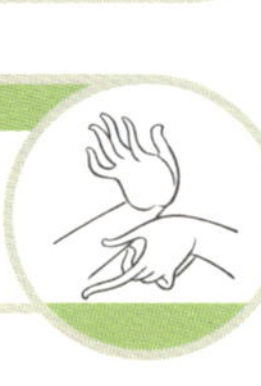

脾是人体血液的统领，脾的功能好，则气血运行顺畅。巳时（9:00~11:00）经脉气血循行流注至脾经，此时叩打脾经可保养脾脏。脾经在人体的正面和侧面。

叩打手法：五指弯曲，叩打脾经循行的路线，每侧 3 分钟左右。

功效：健脾益气。

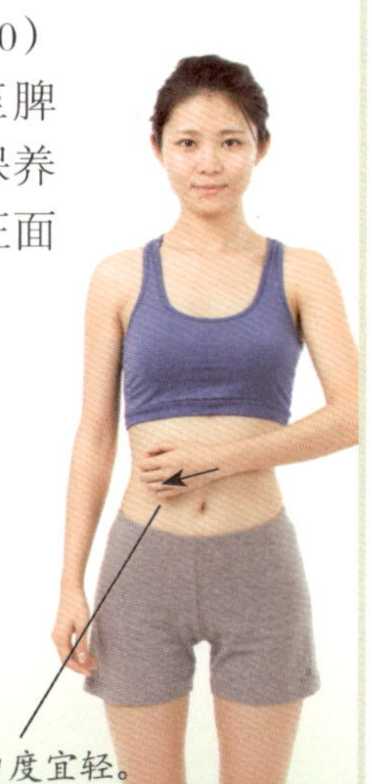
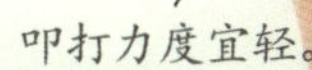

生活小妙招

温脾法

脾主运化、主统血，脾气虚则五脏之气皆虚，脾脏生病可波及其他各脏腑。所以，保养脾脏很重要。下面介绍一个保养脾脏的小妙招。

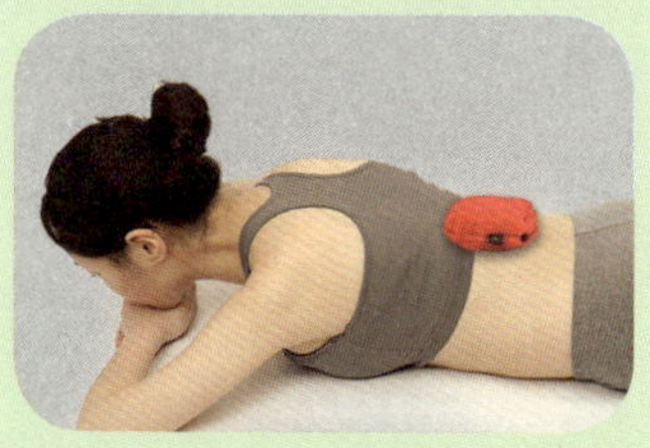

温脾法：取盐100克，上火炒热，装入布袋，敷在背部脾俞穴附近，敷到盐凉为止，可散寒温脾。

情志调养脾脏

精神状态对于人体阴阳、气血、脏腑有着十分重要的影响；反之，当人的阴阳、气血、脏腑发生问题时也会影响人的精神状态。人们常说的因郁致病和因病致郁就是这个道理。补益脾脏有利于健康长寿，在补益脾脏的过程中实施精神补养很重要。

过度思虑伤脾

思作为一种情志活动，是正常的，但当一个人面对某一问题思虑过度，或者思虑时间过长，超过了人体自身调节所能承受的限度，却又无法在思想认识上，主动或被动地转移这种不良情绪状态时，思就成为一种致病因素。中医认为，思为脾志，所以思最易伤脾，会导致脾的升降功能失常，脾气郁结，运化功能减弱，从而引发饮食不香、消化不良、腹胀便溏等症状。脾伤还会使气血生化乏源，易引发心神失养等疾病，如失眠、神经衰弱等。

以怒制思

中医认为，思为脾志，怒为肝志，脾属土，肝属木，因木能克土，所以怒胜思，用“怒”来治疗各种由“思”引起的疾病。

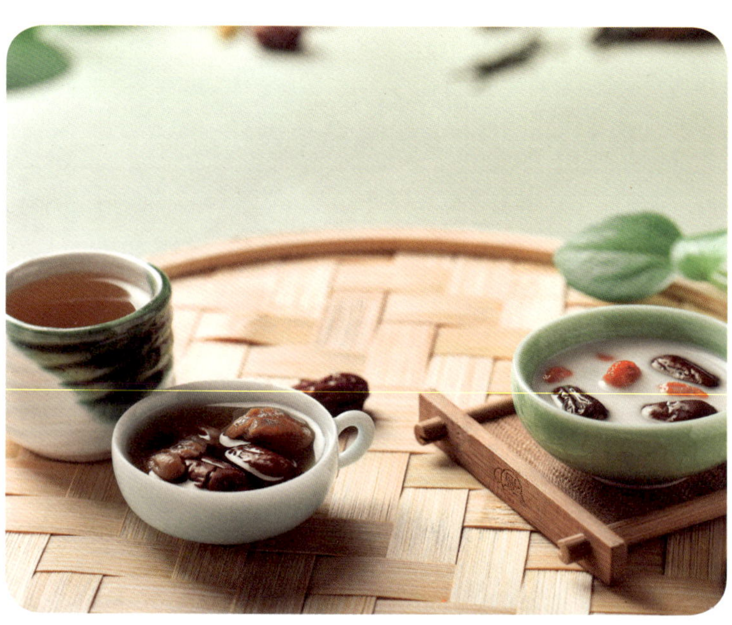

平常适量吃些健脾的食物，不但能健脾胃，还能益脾气，让人保持心情舒畅。

据《古今医案按》记载，一对小夫妻刚刚结婚不久，丈夫就外出经商，两年音信全无。妻子得了病，整天躺在床上，昏昏沉沉，食不下咽，就像痴呆了一样。家人请名医朱丹溪来诊病。朱丹溪摸脉后说：“这病是因思而起，可以怒治之。”于是让病人的父亲斥责她。病人是个性烈之人，受责后大怒，而且大哭。过了一会儿，朱丹溪让人去安慰她，又给她服了一剂药，女子就恢复正常了。不久后，丈夫回来了，妻子的病再也没犯过。

中医历史上，将“以怒制思”理论发扬光大的医家不计其数。

控制自己的情绪和思虑

每个人都会有情绪波动和思虑过度的时候，这很正常，但也要注意控制好度，不要让情绪过度，不要让思虑持续时间太长。尝试自我调节情绪，可以通过看书、听音乐、到户外活动、旅游等措施，放松心情，及时缓解思虑。

小知识大健康

四肢乏力与脾气虚有关

气血的输送需要脾气的强大力量。若是脾气不足，运输能力就弱，四肢往往容易先知先觉。这是因为四肢位于人体的远端，所以更需要强大的脾气。脾气不足，运送气血动力就不足，气血就不容易到达四肢，四肢部位的肌肉会做出“抗议”，出现诸如酸痛、乏力等症状。这种情况下，一方面我们要补脾健脾，另一方面可以多按揉四肢部位来促进气血循行，预防四肢疾病的发生。

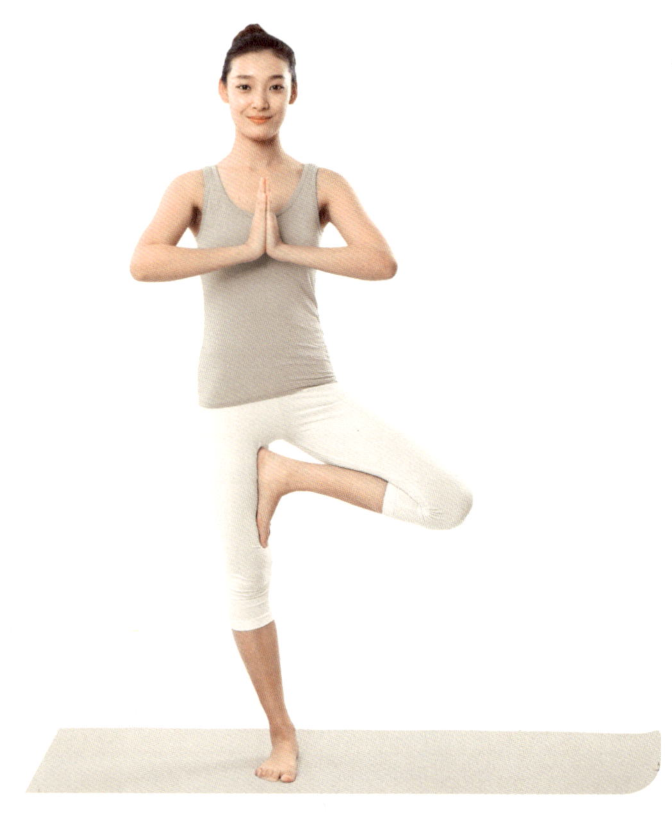

瑜伽动作舒展，有助于忘却思虑，保持心情舒畅。

生活小妙招

贴墙站立有助于养脾

背对着墙，身体紧贴在墙上。尽量让后脑勺、肩膀、臀部、小腿肚、脚跟都贴着墙，有意识地深呼气，收紧腹部，然后放慢呼吸的节奏，保持均匀、稳定的状态。贴墙直立的时候，最好穿平底鞋或运动鞋，千万别穿高跟鞋，以免跌倒。刚开始的时候，可以试着直立3分钟，再根据自己的身体状况慢慢延长时间即可。

顺时调养脾脏

长夏多雨，祛湿养脾

中医养生强调因时养生，就是根据不同季节的气候特点进行顺时养生。长夏属土，脾也属土，与脾相对应的就是长夏时期，也就是每年的7~8月份，这个时节特别适合养脾。

长夏时节为何要养脾

长夏季节多雨潮湿，水汽上升，空气湿度大，加之外伤雾露、汗出沾衣、淋雨涉水或久居潮湿之地，人体易感受湿邪而引发诸多疾病，常常表现为脘腹胀满、四肢无力、胸闷气短、精神萎靡、身困体沉等一系列症状。脾胃位于身体的中央，脾胃和三焦构成人体上输下传的太极枢纽，起着升清降浊的作用。脾主运化，与胃相表里，脾胃承担着消化食物、供应营养的重要任务，就像土养育万物一样，故脾运化功能好，身体才能气血充沛，正气充足，脏腑、经络、四肢百骸得到充分的营养，才能保持人体内环境的稳定，保证正常的生理功能。

若脾土运化的功能降低，虽能日进饮食，但不能化生气血，就会使心、肝、肺、肾等各脏腑和组织器官皆失其滋养。或因长夏湿气太重，成六淫之湿邪，反困其脾；或因平素脾胃虚弱，又为湿邪所伤，诸多脾胃之病亦由此而起；或因长夏炎热，湿与暑热交织，暑必挟湿，而致暑湿为病。由此可见，长夏养生必须重点养脾。

及时补水

脾旺，有利于吸收营养、生血、升清降浊，为身体提供气血、营养。脾的功能好，消化吸收就好，血液循环加快，嘴唇红润光亮。脾功能失常时嘴唇会苍白或紫暗，唇白标志血气不足，唇暗、唇紫标志寒入脾，这时不宜食用燥热及辛辣、刺激性的食物，以免伤胃败脾。要多喝点白开水，慢慢饮，让脾脏恢复活跃的状态。

巳时运动，强健脾脏

巳时（9:00~11:00）脾经当令，属脾经旺盛时段，是脾脏最活跃的时间。这个时候大脑活跃，也是人一天中的黄金时间。必须吃好早饭，保证脾脏有足够的营养吸收，大脑有足够的热量应付日常的运转。

使脾脏处于活跃状态

在辰时（上午 7~9 点）胃经当令的时候，人们常常吃过了早餐。脾主运化，是人体消化、吸收、排泄的总调度，早餐吃的食物在脾经当令的巳时开始运化，吸收营养。这个时段我们不应去扰乱人体消化过程。可以适量的慢慢饮水，使脾脏处于活跃的状态，帮助消化、吸收食物中的营养。

进行户外锻炼

古语讲“脾主全身之肌肉”，如果脾的功能好，肌肉就会发达，壮实有力。老年人常常会出现肌肉松弛、四肢无力等症状，这其实可能是脾胃虚弱造成的。巳时脾经当令，吃过早饭后，脾吸收了胃里的食物，进行消化、吸收，化生为精微营养物质，并将其输送到身体各个部位。肌肉得到营养就会充满活力，人就会产生出去活动的想法。早饭后休息片刻，不妨进行舒缓、不剧烈的户外锻炼，也更能强健脾胃。

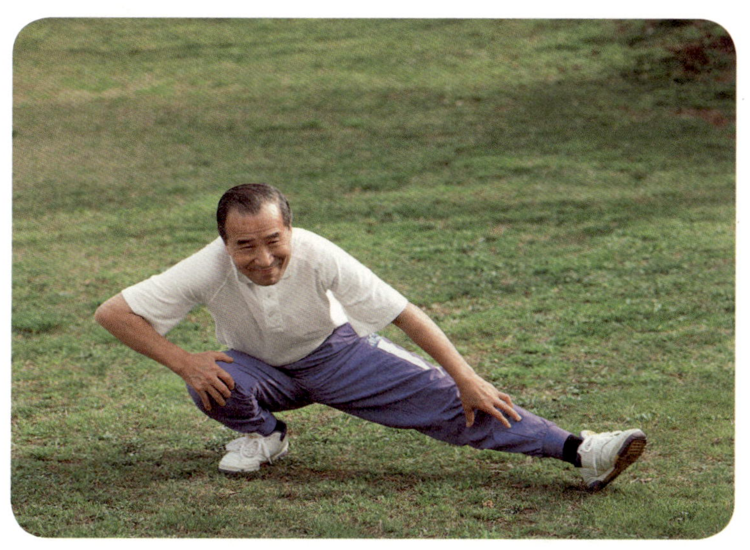

老年人空腹晨练易造成低血糖，应吃过早饭，且休息片刻后进行适当的锻炼。

生活小妙招

听音乐有助于养脾

听音乐也是很好的养脾方法，音乐养身古已有之。平时工作累了、心情烦闷了，听一首舒缓、令人心情愉悦的音乐，脾气也会随着音乐活跃。

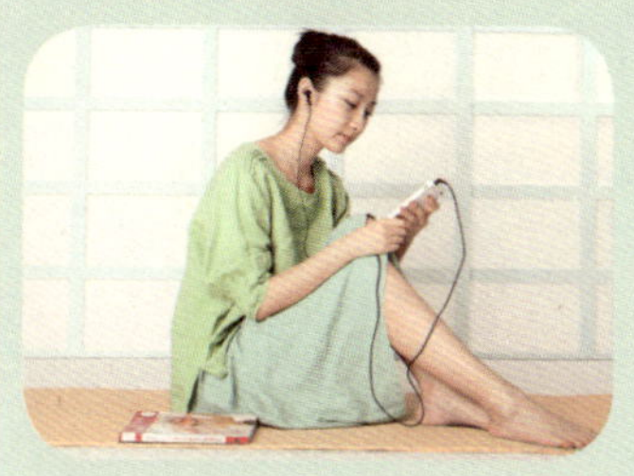

心情舒畅了，脾脏才会舒服，人也就轻松了。

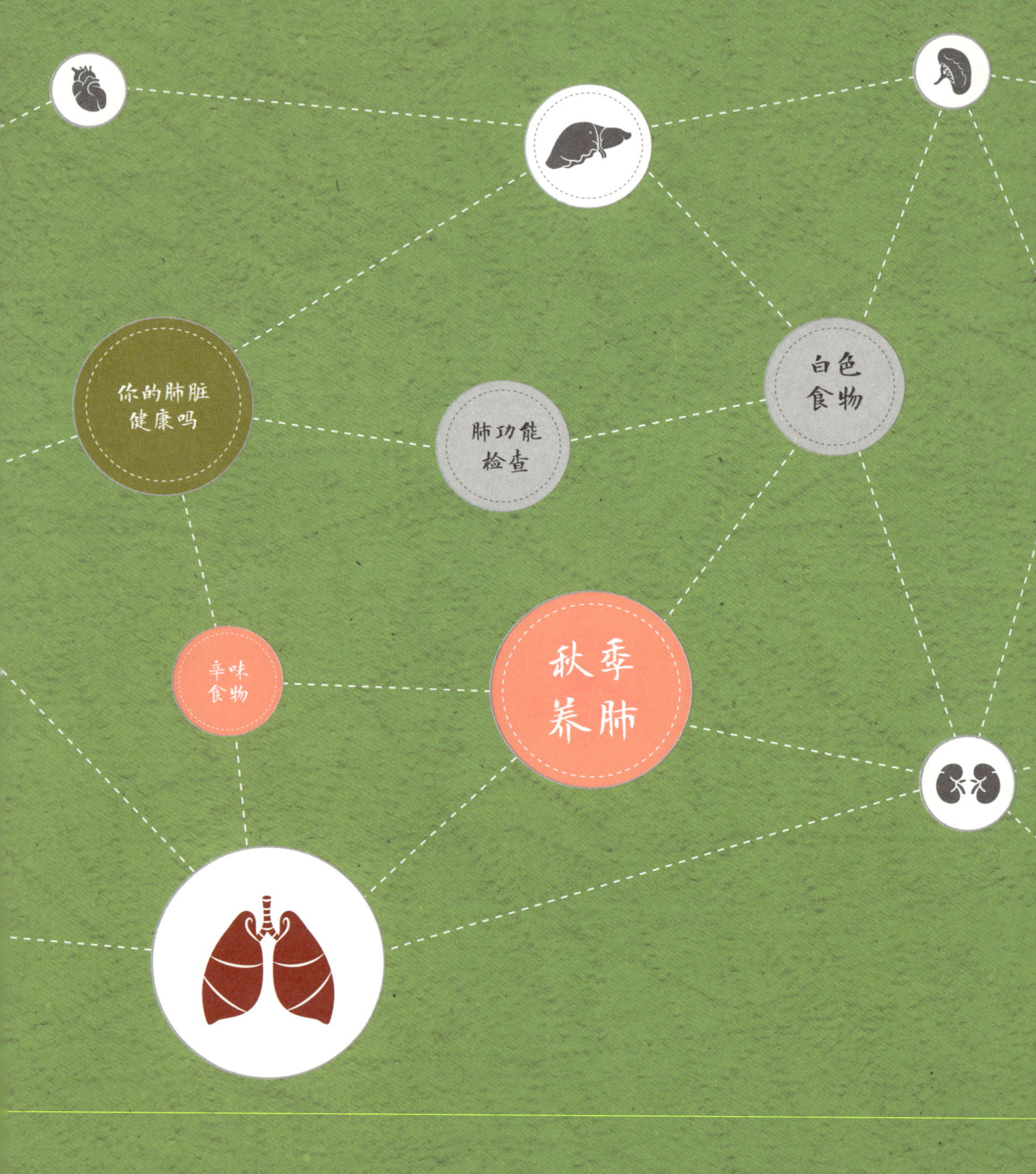
你的肺脏
健康吗
肺功能
检查
白色
食物
辛味
食物
秋季
养肺

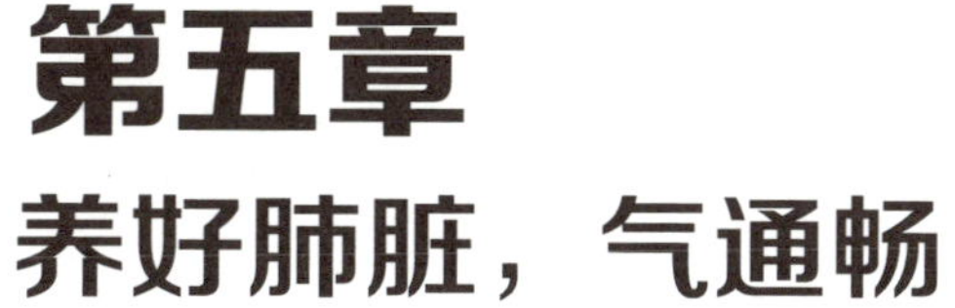

第五章

养好肺脏，气通畅

肺是完成呼吸的主要器官，一呼一吸，关乎生死。肺不仅是呼吸器官，还起到调节一身之气、调节水循环、管理皮毛的作用。所以，保养好肺脏至关重要。从现在开始，关心我们的肺，早一天养肺，就多一份健康。

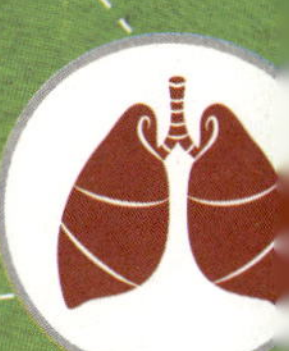

你的肺脏健康吗

远离损害肺脏健康的生活习惯

久卧伤肺，尤其是老年人

中医认为，气为人身之本，属阳喜动，布散四周，因而在正常情况下，气在体内是一刻不停地运行着的。若是气的运动减缓或受阻时，便为气滞，属于病理状态。而卧为静，静是动的反面，这与气喜动的生理特性显然是背道而驰的。

肺主气，司呼吸。自然界中的清气经肺弥散至血液，体内的浊气也通过肺排出体外，这条通道以动为主；而久卧少动之人，机体的呼吸功能就会减弱，导致清气摄入少，浊气积聚多，人会很容易出现缺血、缺氧的状况。而且，肺位于人体各个脏腑的最高端，也就是中医所说的“华盖”位置，气、血、津液皆要从这里宣发肃降于全身，若是久卧，人的“华盖”就会伏卧于地，此时肺就不能很好的宣发肃降体内的气、血、津液。

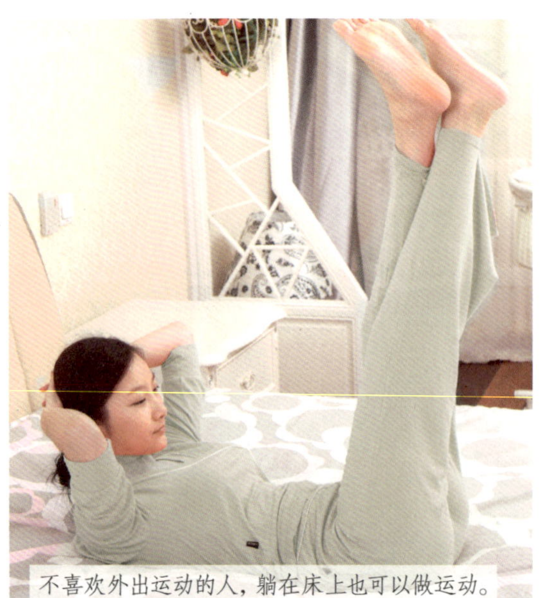

不喜欢外出运动的人，躺在床上也可以做运动。

生活小提示

睡醒之后的正确做法

每天早晨睡醒之后，可以起床出去慢跑半小时左右，呼吸新鲜空气，锻炼身体，让身体的机能苏醒。

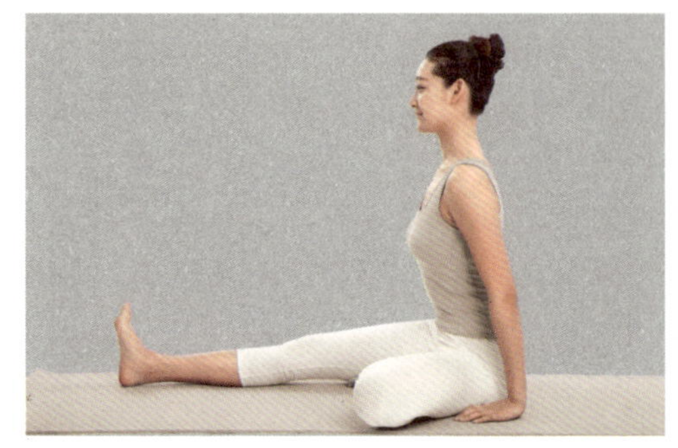

运动能够调节身体状态，使神经系统兴奋，使人更清醒，身体更灵活，思维更敏捷。

久卧不利于人的健康。在临床上许多患者，尤其是不少中老年慢性病患者，因为长期卧床，皮肤受压，局部血液循环不畅，容易导致褥疮；肺内痰液排出不畅，易造成坠积性肺炎；小便减少，膀胱积液，会诱发尿路感染。

以上病症均与肺功能的异常有关，久卧伤气、伤肺。即使是无病之人，久卧也会因经脉阻塞不通，气血运行不畅，出现精神萎靡、身倦乏力、食少纳呆，动则心悸、气短汗出等不适。所以，我们在日常生活中要多动少卧。

过度使用空调损肺气

人体中肺为娇脏，喜润恶燥，所以在自然环境中，容易伤害肺的病邪就是燥热。中医认为，燥气属秋，它可通过皮肤、肌表、口鼻侵犯人体，耗津伤液，使人出现口干舌燥、皮肤或毛发干枯、小便短少、大便秘结等诸多不适。故《黄帝内经》中说“燥胜则干”。

现代生活中，燥热已不仅仅见于秋季，其他各季亦会燥热伤肺。例如现代空调的使用，会造成环境湿度的下降，使得空气干燥，从而伤及肺脏，影响肺气。

生活小提示

警惕空调房内的细菌

炎热的夏天，大多数人有吹空调的习惯，但使用多年的空调内含有很多致病菌，当空调内的致病菌积累到一定程度，就容易引发“空调肺”，其初期症状和普通肺炎很像，也有点像感冒，伴有发热、咳嗽等症状，继而出现胸痛、呼吸不畅。但比普通肺炎更为凶险的是，“空调肺”还会侵害患者的神经系统，患者会出现意识模糊、嗜睡等情况；对患者的消化系统有损害，患者会出现恶心、呕吐、腹泻等症状。

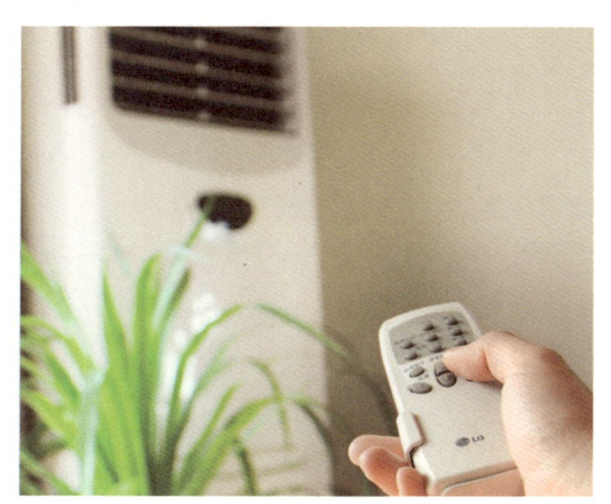

所以，夏天吹空调一定要适度。家里使用多年的空调也要注意清洁。

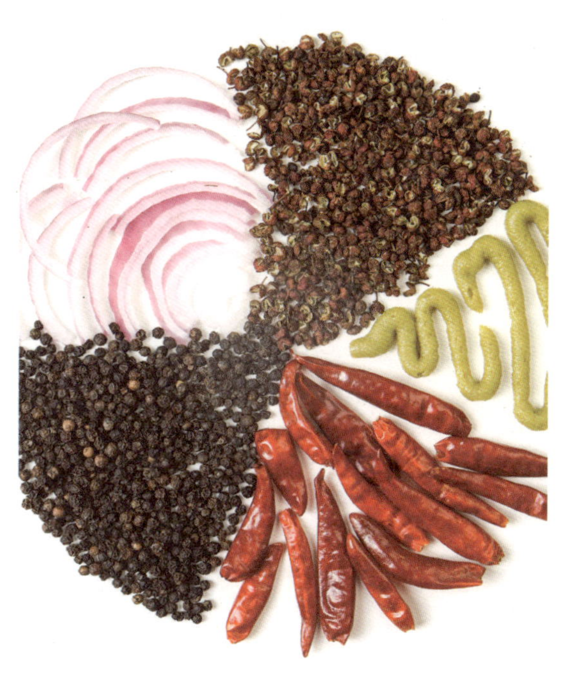

辛辣食物会刺激脾胃，平时不宜过量吃。

过食辛辣，易使体内燥热

现如今，很多人有过食辛辣的饮食习惯，几乎到了无辣不欢的程度。但在中医理论中，辛辣入肺，行气化湿，比较适合潮湿之地的人食用。其他地方，尤其是居住于干燥地带的人，如果大量食用，则不利于人体中津液的保存。若在吃辣时，又大量饮酒，大声喧哗，鼻子、口腔、气管中的水液便会迅速脱失，造成体内津液不足，肺失所养。因此吃辣要适度，还要注意补充水分和津液。

过食油腻，肺气肃降不畅

吃得油腻是现代人饮食的一大特点。不少上班族没有时间自己做饭，天天吃外卖。外卖食物不仅不够营养，还重油重盐，不利于身体健康。还有的人经常有应酬，喝酒、吃肉等成为逃不开的应酬手段。久而久之，危害就会表现出来。每天吃得肚子溜圆，鼓鼓胀胀，不运动就睡觉，再加上白天工作中思虑过多，易使脾胃气结，吃进去的东西挤在中焦枢纽，使肺气下沉的渠道不通畅，就会影响身体健康。

肺肃降无力，容易导致肾阴、肾水不足，时间久了会造成肾阴虚，表现为皮肤干燥、目涩目昏、齿松发白等。根基不牢，骨骼不壮，腰膝酸软等症也会随之出现。高血压、高血糖、高脂血等的出现也与此有关系。所以，日常生活中不宜过食油腻食物。食用油腻食物后，可以进食一些清肺健脾的食物或茶饮。

空气污染严重，不注重防护

现如今，全球空气污染日益严重，尤其是在城市，空气中充斥着各种汽车尾气、工业尾气、雾霾等，使得空气质量大大降低，这些空气被人们直接吸入肺中，久而久之，就容易引发肺部疾病。在日常生活中，可选择使用防护口罩、室内空气净化器或车载空气净化器等工具，降低空气污染给个人健康带来的伤害。

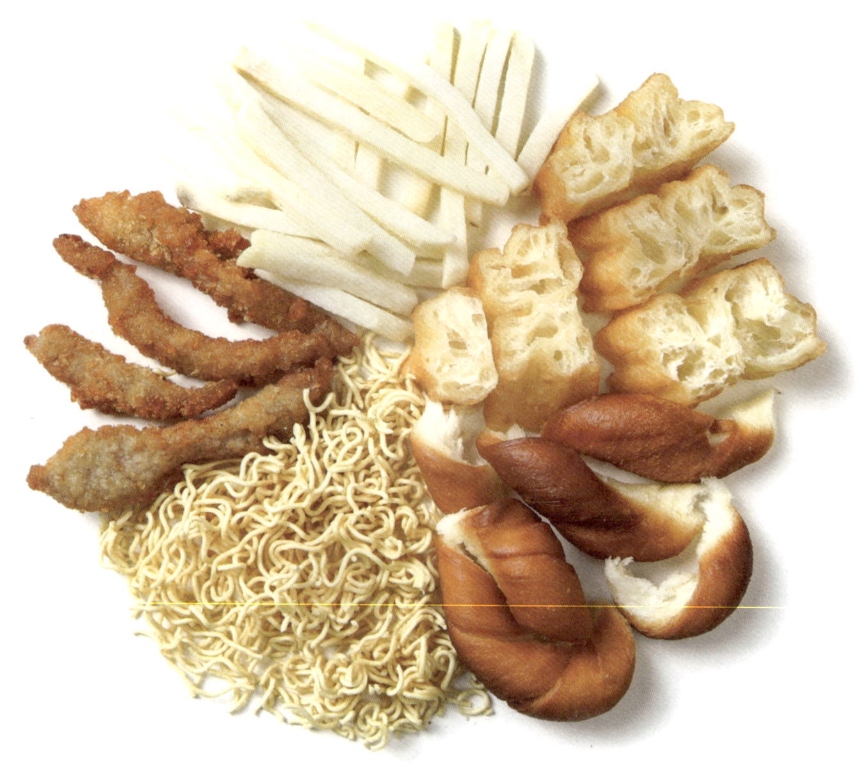

过食油腻还会增加肠胃负担，体内胆固醇高者更要慎食。

长期吸烟、接触油烟

如果长期吸烟，且吸烟量大，不管年龄多大，都应该检查一下肺功能。因为吸烟容易引起支气管炎和肺气肿，导致肺功能减弱，发展为慢性阻塞性肺疾病；长期吸食二手烟的人群也需要检查。肺功能检查可以发现早期肺功能减弱，有助于预防慢性阻塞性肺疾病。

平日做菜时，若油超过一定温度，油锅里就会腾起烟雾，油烟中也含多种有危害的化学物质会通过空气直接进入人的肺部。长期跟油烟打交道，很容易导致肺部疾病。

生活小提示

注意防油烟

油烟主要由颗粒物和挥发性有机物组成，且会随着食材和烹饪方法有所变化，长时间接触油烟，会大大增加肺脏患病的风险。

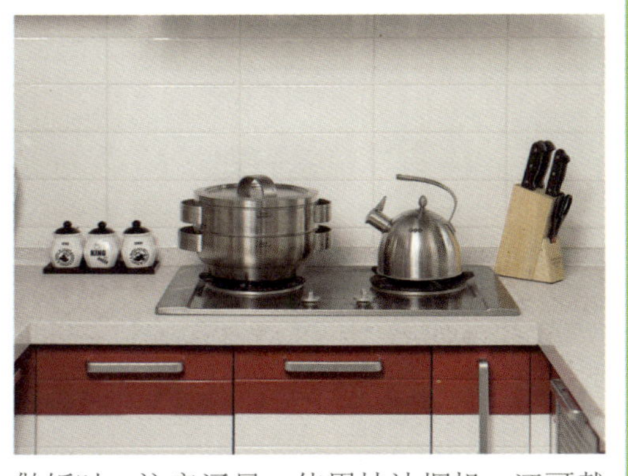

做饭时，注意通风，使用抽油烟机，还可戴防油烟面罩，以减少油烟给人体带来的伤害。

长期接触化工、粉尘和细小纤维

化工企业中一般是使用化学类物质生产，我们进入到化工企业的第一感受就是空气中充斥着各种难闻的气味，所以化工企业的空气质量不好，在这类企业中工作的人群经常无意中把被污染的空气吸入肺中，给肺部造成一定负担。

石料工人、煤矿工人等也要特别注意预防肺部疾病。在石料和煤矿开采过程中的粉末很多，细小的粉末混在空气里，即使佩戴口罩，也无法避免大量粉尘的吸入，粉尘的吸入量大，加上长时间的累积，十分容易患尘肺病。

在特殊环境中工作

如果在工作环境中，要长期接触污染气体、粉尘等，易出现肺功能异常，导致职业性肺病。如理发师经常在烫发剂、染发剂、头发碎屑的环境中工作，肺部受刺激的时间过长；建筑工、道路养护工等户外工作者容易吸入粉尘，易生肺病。

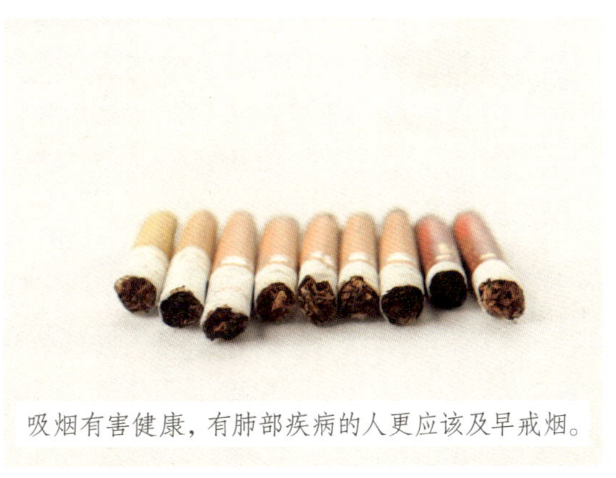

吸烟有害健康，有肺部疾病的人更应该及早戒烟。

及时检查，警惕肺脏疾病

肺是人体重要的呼吸器官。肺为娇脏，生理上，肺脏清虚而娇嫩，吸之则满，呼之则虚，为脏腑之华盖，百脉之所朝会；病理上，外感六淫之邪，从皮毛或口鼻而入，常易犯肺而生病。那么肺部常见病有哪些？主要症状是什么呢？一起来了解一下。

肺脏常见病及其主要症状

常见病	主要症状
肺结核	•起病可急可缓，多为低热（午后为著）、盗汗、乏力、纳差、消瘦、月经失调等；呼吸道症状有咳嗽、咳痰、咯血、胸痛、不同程度胸闷或呼吸困难
肺气肿	•早期可无症状或仅在劳动、运动时感到气短 •随着肺气肿进展，呼吸困难程度随之加重，以至稍一活动甚或休息时仍感气短。患者会伴有乏力、体重下降、食欲减退、上腹胀满等症状
慢阻肺	•气短或呼吸困难，早期仅于劳力时出现，后逐渐加重，以致日常活动甚至休息时也会感觉气短
肺源性心脏病	•肺、心功能代偿期（包括缓解期）：慢性咳嗽、咳痰、气急，活动后心悸、呼吸困难、乏力和劳动耐力下降 •肺、心功能失代偿期（包括急性加重期）：以呼吸衰竭为主，有或无心力衰竭
肺癌	•与肿瘤大小、类型、发展阶段、发生部位、有无并发症和转移密切相关。早期常出现咳嗽、痰中带血或咯血、喘鸣、胸痛、声撕、发热等，随着肿瘤转移，会影响并出现骨痛、淋巴结肿大、恶心、呕吐等骨系症状、中枢神经系统症状等
肺炎	•多具有发热、咳痰、乏力、食欲缺乏、全身酸痛等典型症状，也有少数无症状 •首发症状为呼吸急促及呼吸困难，或有意识障碍、嗜睡、脱水、食欲减退等，可出现脉速、呼吸急促

肺功能检查及其意义

什么是肺功能检查

肺功能检查指通过专门的医疗设备，检测人在呼吸时呼吸道产生的气流速度和气流量，并根据各项检测数据了解呼吸功能是否正常。

肺功能检查为何重要

1. 肺功能检查是诊断呼吸系统疾病的必要检查之一，能帮助医生识别出可能被忽略的肺功能损害，有利于早发现肺的病变，准确判断疾病的严重程度，以及预判药物和治疗方案的效果等。

2. 胸外科手术前检测肺功能有助于判断手术的安全性。

3. 肺病患者定期复查肺功能可以监控病情的发展，有助于疾病的治疗与康复。

肺功能检查的疑问与解答

关于肺功能检查，许多人会有一些疑问，如肺功能检查就是测肺活量吗？肺功能检查需要空腹吗？是不是要抽血？下面我们为大家解答一下。

问题 1：肺功能检查是不是测肺活量？

答：肺功能检查包括肺活量检查，肺活量只是肺功能检查中的一个指标。根据不同检查者的实际情况，医生会安排不同的检查项目。

问题 2：肺功能检查需要空腹吗？

答：肺功能检查不需要空腹，但某些检查项目有特殊的要求。若测定弥散功能，检查前需要禁止吸烟和喝酒；若进行支气管激发试验或者支气管舒张试验，应根据医嘱停用一些药物。

问题 3：肺功能检查安全吗？有痛苦吗？

答：肺功能检查属于物理检查方法，对受检者的身体不会造成损伤，也不会感觉到痛苦。一次常规肺功能检查只需 5~8 分钟，检查时使用的器具经过专门消毒，不必担心传染病问题。

问题 4：肺功能检查可以代替胸片检查吗？

答：肺功能代偿能力强，肺功能检查不能代替胸片、化验检查等检查手段，多种检查获得的数据可相辅相成，为正确诊断病情发展提供依据。

生活小提示

保持正确的站、坐、走、卧姿势

许多人肺活量低，身体吸入氧气和排出二氧化碳的能力弱。身体耗氧量低的时候这种供氧不足不太明显，如果遇到机体需要大量消耗氧气的情况，比如长时间学习、高强度工作、剧烈运动时，肺活量低就会造成头晕头痛、胸闷、注意力不集中、记忆力下降、精神不振等，影响正常的工作。

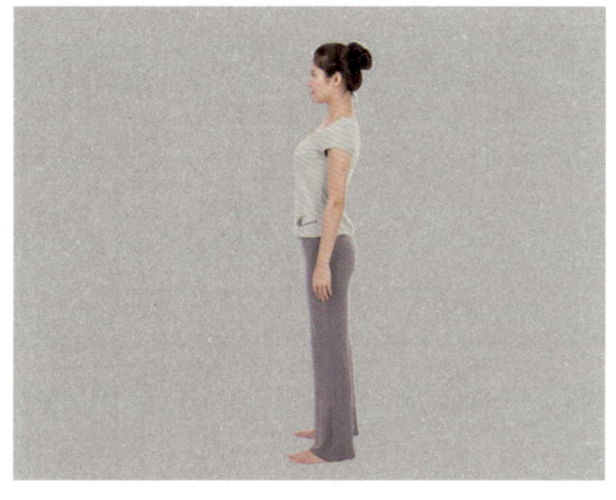

正确的站姿、坐姿、走路姿势和睡姿有益于肺脏健康，具体说就是“站如松、坐如钟、行如风、卧如弓”。站、坐、走都要挺胸抬头，长期坚持下去，可提升肺活量。

生活调养

饮食调养肺脏——白色食物

在中医五行理论中，白色的食物与肺脏五行相合。白色食物多有润肺生津、益气滋阴的功效。肺功能虚弱、容易感冒、支气管常发炎、常咳嗽的人，可以适量吃一些白色食物，如雪梨、白果、白萝卜、百合、银耳等。

雪梨

雪梨因其果肉嫩白如雪，由此得名。雪梨比较水润，具有润肺清热的功效，既可以煮食，也可以蒸食。秋天时节比较干燥，容易伤肺，适当用雪梨进补，可保肺润肺。食用雪梨还可以改善肺阴虚导致的咳嗽、咽干等问题。

性味： 性凉，味甘、酸。

功效： 生津润燥、清热化痰。

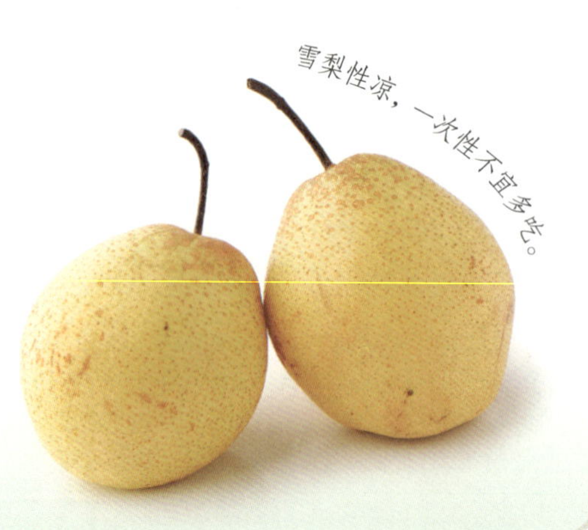

雪梨性凉，一次性不宜多吃。

荸荠

荸荠肉质洁白、味甜多汁、清脆可口，是常用的清热食材。荸荠性寒，主要功效为清热，入肺经，进食可起到滋阴润肺的作用。

性味： 性寒，味甘。

功效： 滋阴润肺、清热化痰。

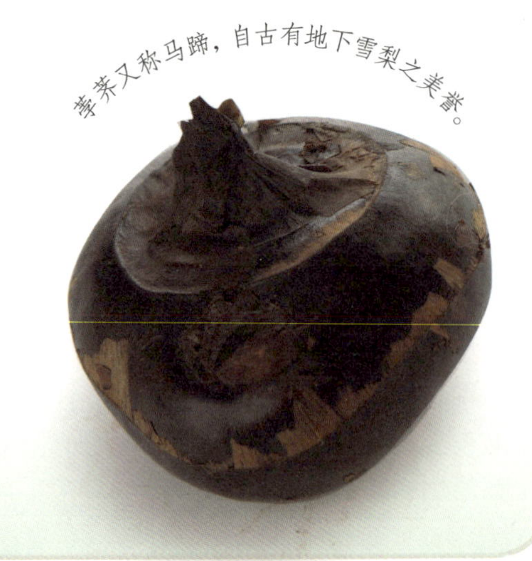

荸荠又称马蹄，自古有地下雪梨之美誉。

杏仁

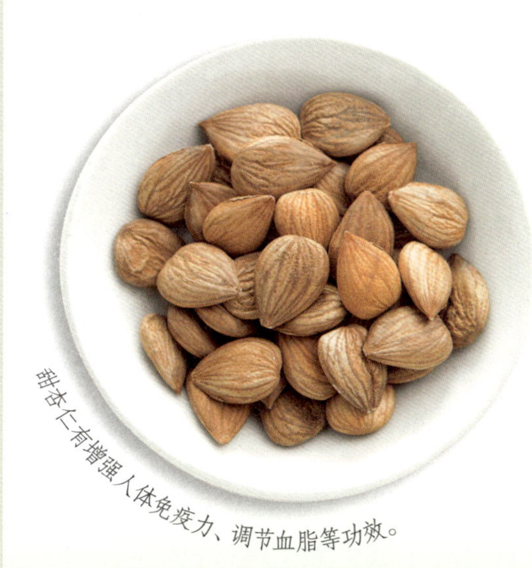
甜杏仁有增强人体免疫力、调节血脂等功效。

肺部不舒适易导致咳嗽不止，杏仁是止咳良药，分苦、甜两种。苦杏仁可用于缓解实证咳嗽，但不宜多吃；甜杏仁比苦杏仁大而扁，偏于滋养，多用于虚证咳嗽，可以日常进补食用。

性味：苦杏仁性温，味苦；甜杏仁性平，味甘。

功效：止咳平喘、润肠通便。

白果

又称银杏，能润肺益气、止咳平喘。可缓解肺虚咳嗽和老人肺气虚弱导致的哮喘。

性味：性平，味甘、苦。

功效：敛肺气、止咳平喘。

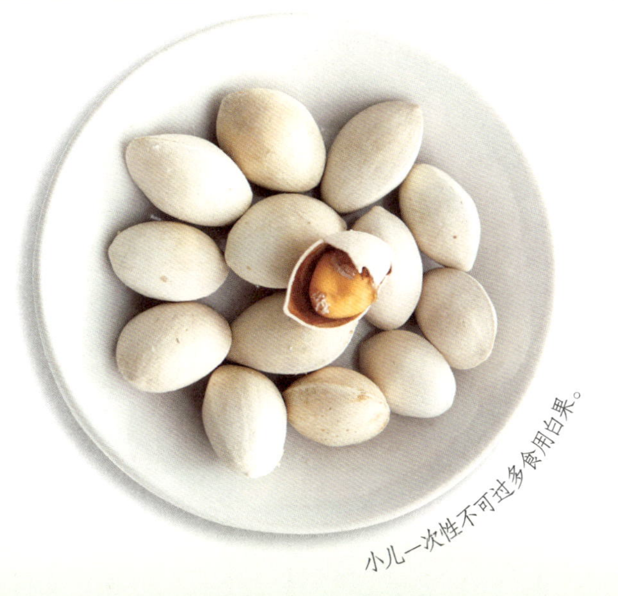
小儿一次性不可过多食用白果。

百合

百合甘凉清润，具有滋阴润肺的功效，可以改善肺阴虚导致的咳嗽、口舌生疮、口干等症状。此外，百合还有清心安神的功效，有助于改善心肺两虚导致的神疲乏力、精神不振等症。

性味：性寒，味甘。

功效：润肺止咳、清心安神。

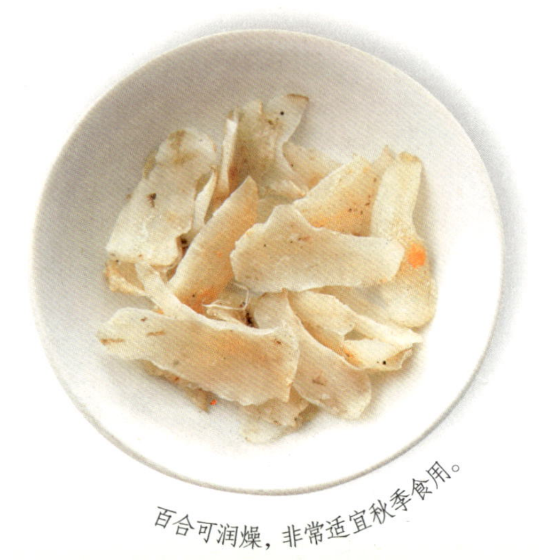

百合可润燥，非常适宜秋季食用。

银耳

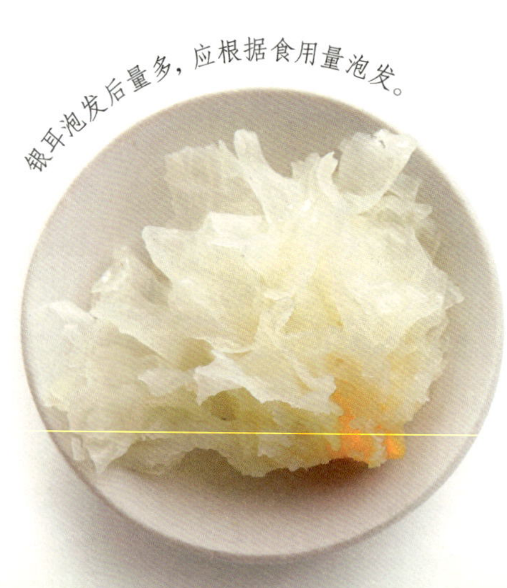

银耳泡发后量多，应根据食用量泡发。

银耳含有天然胶质，具有滋阴作用，长期食用不仅能润肺安神，还有美容养颜的功效。此外，银耳富含蛋白质、多糖类物质等，有助于增强人体免疫力，调节肠道功能，降血压。

性味：性平，味甘、淡。

功效：滋阴润肺、美容养颜。

白萝卜

白萝卜具有行气化痰、消食、润肺生津的功效。它可以用来缓解咳嗽、咽喉炎、扁桃体炎、咽干、咽痛、咽痒等。

性味：性凉，味甘、辛。

功效：行气、消食、润肺。

白萝卜含有丰富的纤维素和水分。

莲藕

莲藕微甜而脆，可生食也可做菜，有较高的营养价值。莲藕可开胃消食、清热、滋润脾肺，是上好的食疗佳品。

性味：性寒，味甘。

功效：滋润肺脾、生津解渴。

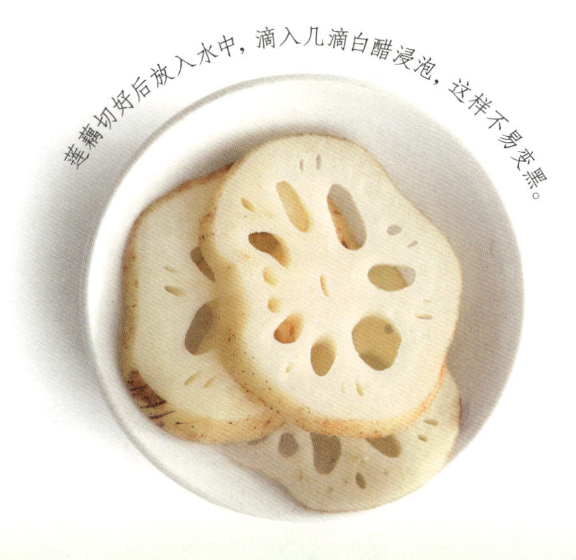

莲藕切好后放入水中，滴入几滴白醋浸泡，这样不易变黑。

饮食调养肺脏——辛味食物

中医认为，辛入肺。很多人认为辛就是辣，其实在中医中，除了辣，腥膻、味冲的食物都算辛，比如羊肉、大葱、韭菜等。

需要注意的是，中医认为秋季肺气旺，易肝气虚，所以饮食上宜省辛增酸，少吃辛味食物，适量吃酸味食物以养肝气。夏季肺气相对虚弱时，可适量多吃些辛味食物。

大葱

葱是辛散食材，中医将其称作“肺之菜”。《本草纲目》中说葱：“生辛散，熟甘温，外实中空，肺之菜也，肺病宜食之。”葱可以补肺气、宣肺寒。

性味：性温，味辛。

功效：发汗解表、通达阳气、宣散肺寒。

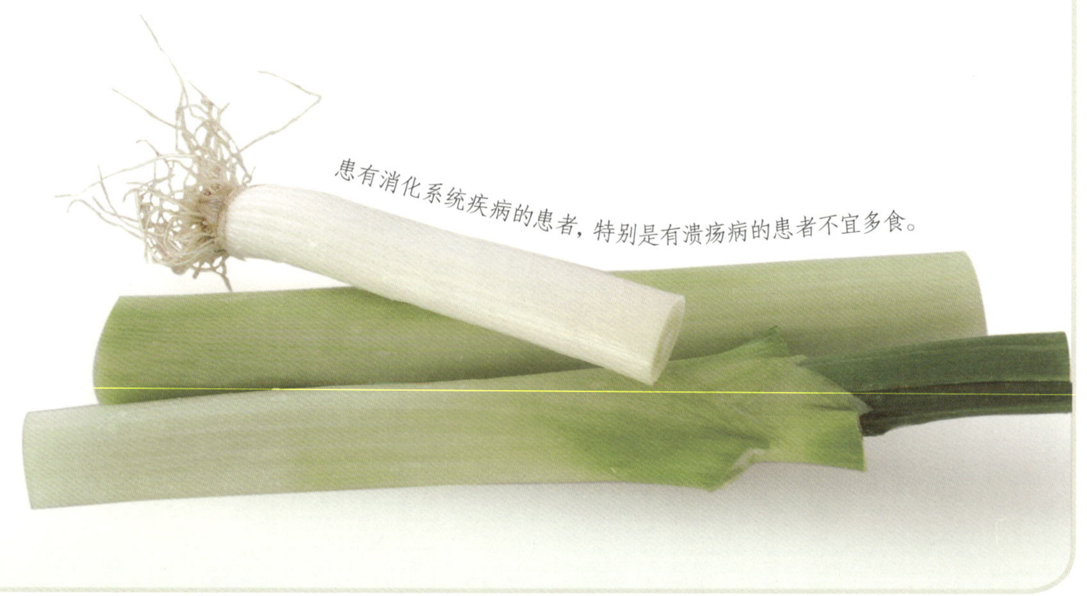

患有消化系统疾病的患者，特别是有溃疡病的患者不宜多食。

大蒜

大蒜色白、入肺，善除肺经之风邪，有化痰止咳之功效。用大蒜来缓解咳嗽历来是常用且有效的食疗方法之一。

性味：性温，味辛。

功效：止咳化痰、补肺气。

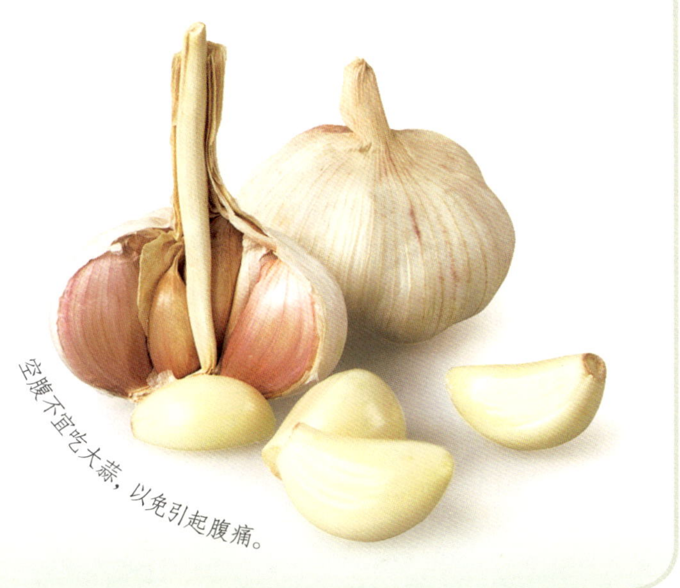

空腹不宜吃大蒜，以免引起腹痛。

生姜

生姜发散风寒的能力比较强，有除寒暖胃的功效。生姜还有行气的作用，可以补肺气，促进肺部等器官祛邪排毒。

性味：性温，味辛。

功效：除寒暖胃、补肺气。

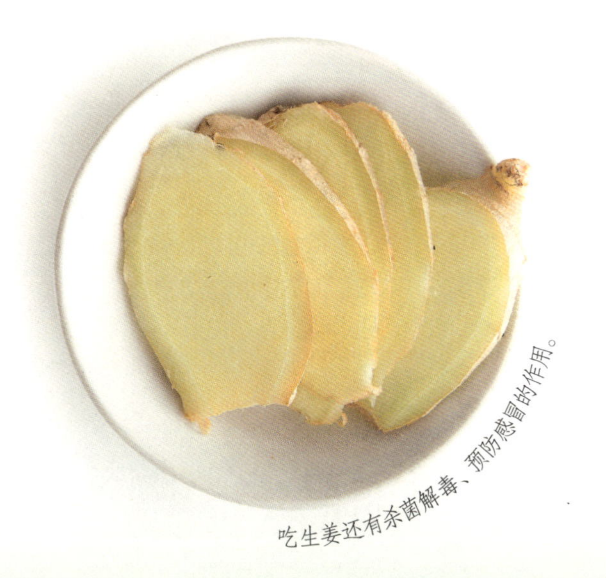

吃生姜还有杀菌解毒、预防感冒的作用。

薄荷

薄荷具有医用和食用双重价值，主要食用部位为茎和叶，是辛味、凉性的发汗解热药，辛能发散，凉能清利，专于消风散热、补肺气，可缓解流行性感冒、头疼、目赤身热、牙床肿痛等症。

性味： 性凉，味辛。

功效： 疏散风热、补肺气。

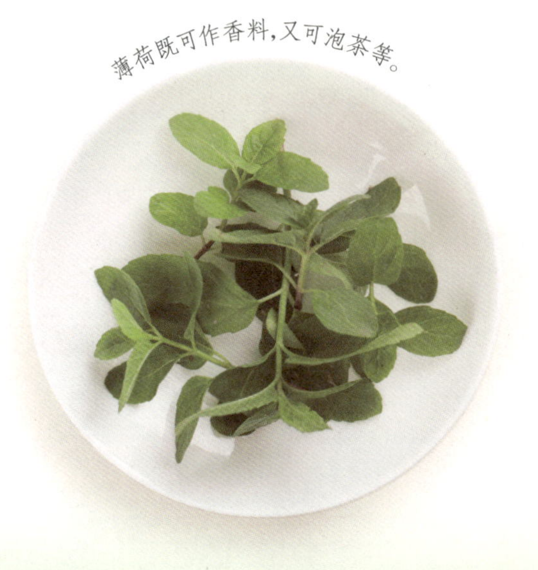
薄荷既可作香料，又可泡茶等。

胡椒

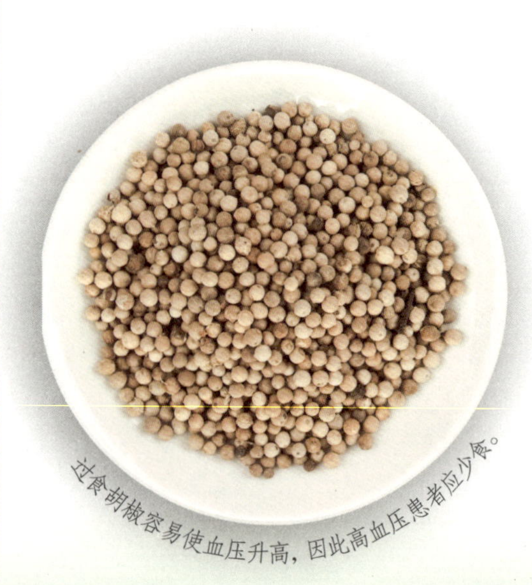
过食胡椒容易使血压升高，因此高血压患者应少食。

胡椒性热，不仅是常用的调味品，还有暖脾胃的作用。另外，胡椒还有行气止泻的作用，对于腹胀、腹痛所导致的泄泻，适当食用胡椒有很好的缓解效果。

性味： 性热，味辛。

功效： 温中散寒、补肺气、健脾开胃。

韭菜

韭菜含有挥发性精油及硫化物等特殊成分，散发独特辛香气味的同时，能补肺气，养护肺脏，补肾。

性味： 性温，味辛。

功效： 补肺气、补肾。

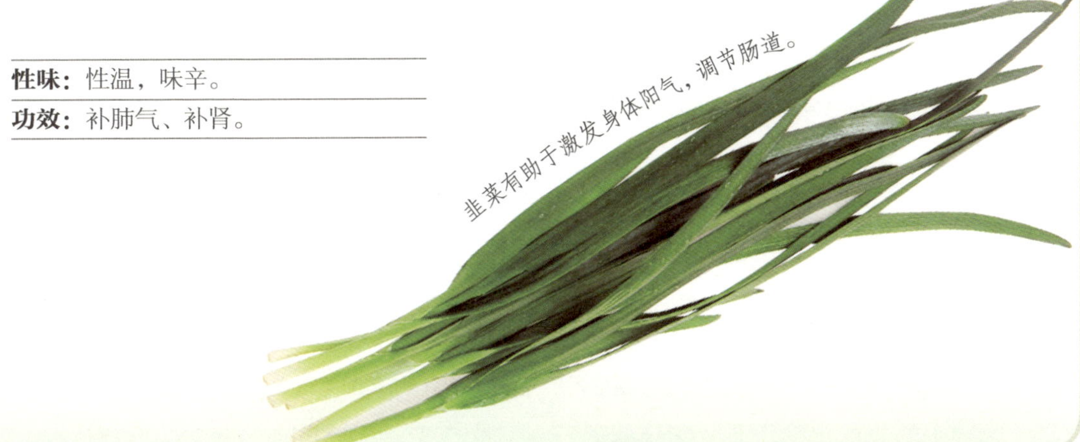

韭菜有助于激发身体阳气，调节肠道。

洋葱

适量食用洋葱不仅能刺激食欲，帮助消化，还有祛痰利尿的功效。洋葱富含的某些植物杀菌素，能够提高身体的抗病菌能力，帮助肺部抵抗病毒、病菌，从而预防肺部感染。

性味： 性温，味辛、甘。

功效： 养肺、预防肺部疾病。

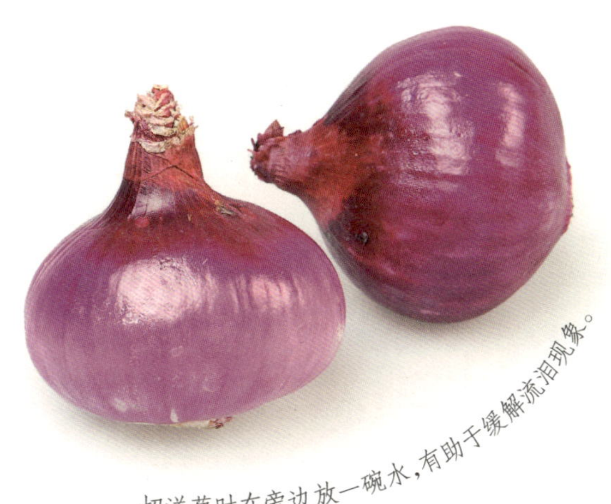

切洋葱时在旁边放一碗水，有助于缓解流泪现象。

饮食调养肺脏——茶饮

咳嗽、痰多、嗓子不舒服的时候，可能是肺出现了问题。尤其是现在空气污染比较严重，肺部疾患发病率越来越高，还会导致皮肤变差。中医讲“肺主皮毛”，因此想要肺功能好、皮肤好，要注意养肺润肺，日常可以多喝些润肺茶。

桔梗甘草茶

外感风寒之后，很容易出现咽喉肿痛，这时可以喝些桔梗茶。桔梗性微温，具有宣肺、利咽、祛痰、排毒的功效。除了可以缓解咽痛，桔梗对于咳嗽痰多、胸闷不畅、音哑等也有一定疗效。

原料： 桔梗、生甘草各 3 克。

做法： 将桔梗、生甘草放入茶杯中，用沸水冲泡，温凉饮用。

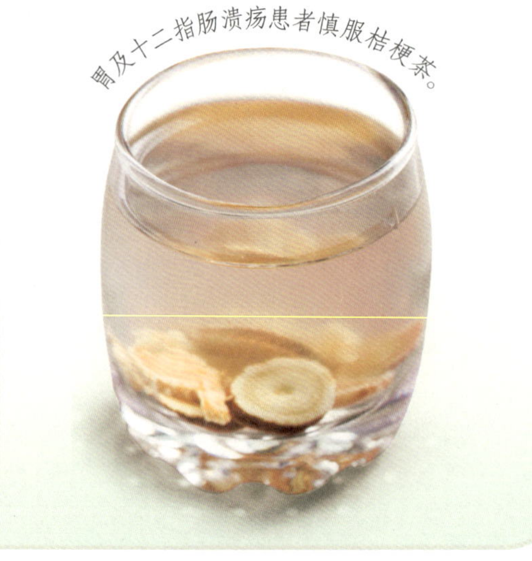

胃及十二指肠溃疡患者慎服桔梗茶。

杏仁茶

杏仁有镇咳化痰、理肺、润肺、祛风寒的功效，做成茶饮非常养肺。此外，杏仁富含的硒和锌能促进皮肤活性，延缓皮肤衰老，还可通利血脉，促进皮下毛细血管的血液循环，润泽皮肤。

原料： 甜杏仁 8 个，苦杏仁 3 个。

做法： 苦杏仁提前煮熟。将甜杏仁、苦杏仁捣碎，一同放入壶中，倒入开水，冲泡 20 分钟后即可饮用。

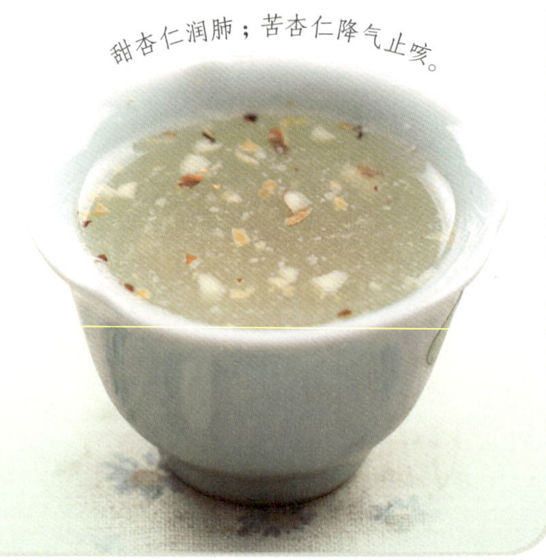

甜杏仁润肺；苦杏仁降气止咳。

杏仁菊花茶

春、秋季是呼吸道疾病多发的季节，人体很容易受到风邪侵袭，出现呼吸道感染。适当喝些杏仁菊花茶，能有效提高身体的免疫力，抵御风邪之毒。

原料： 苦杏仁5个，菊花2朵，金银花2克，蜂蜜适量。

做法： 将苦杏仁、菊花、金银花放入杯中，倒入开水。加盖，闷泡15分钟后，倒入蜂蜜，搅拌均匀即可。

此茶还有清肝明目之功效。

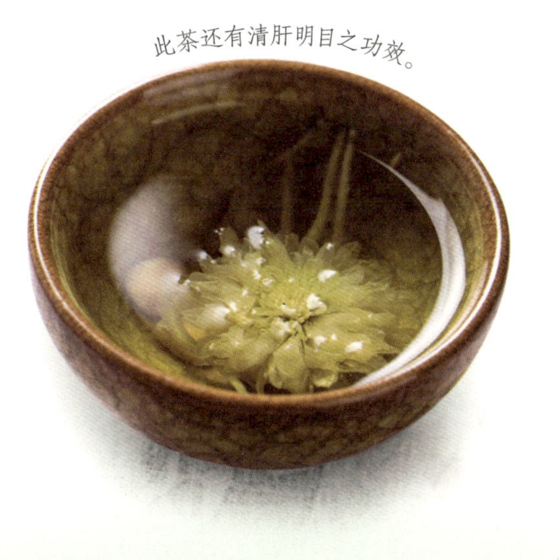

百合桂圆茶

百合花具有滋阴润燥、清肺止咳、宁心安神的功效，用它泡水喝，对肺热、肺燥，肺阴虚导致的咳嗽、气喘、痰多等症都有明显的缓解作用，还能排毒养颜。

原料： 百合3克，干桂圆3颗，蜂蜜适量。

做法： 干桂圆和百合一同放入杯中。倒入开水，加杯盖，冲泡10分钟后，倒入蜂蜜，搅拌均匀即可。

血糖高的人饮用时不宜加蜂蜜。

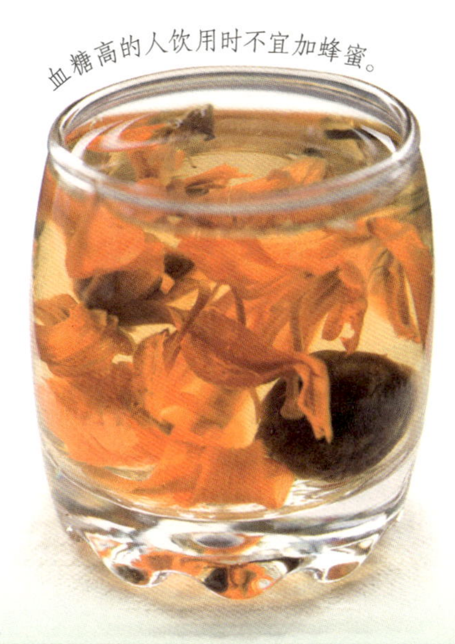

桃花百合茶

桃花有消食顺气、活血化瘀、美容养颜的功效；百合有化痰止咳、滋阴润燥的作用，两者合用。不仅能疏通和补益气血，缓解皮肤粗糙、干燥、黄褐斑等，还能润肠通便，缓解便秘导致的毒素积滞。

原料：百合3克，桃花2朵，柠檬片1片。

做法：将百合、桃花、柠檬片一同放入杯中，倒入开水，加盖，闷泡15分钟后即可饮用。

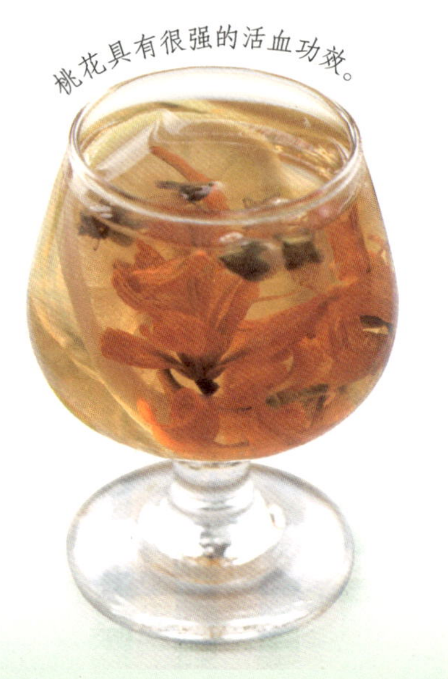

桃花具有很强的活血功效。

罗汉果茶

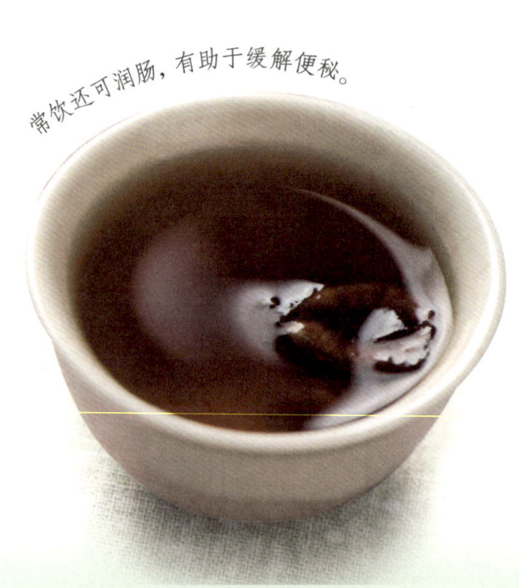

常饮还可润肠，有助于缓解便秘。

长期抽烟、用嗓过度、经常熬夜的人如果想要排肺毒，可选罗汉果。将罗汉果茶晾凉，清凉味美，既能提神生津，又能清肺排毒。

原料：罗汉果半个。

做法：将罗汉果冲洗干净，去掉外壳，掰成小块，放入杯中。倒入开水，加盖，闷泡10分钟后即可饮用。

银耳绿茶

此茶有滋阴降火、润肺止咳的作用。

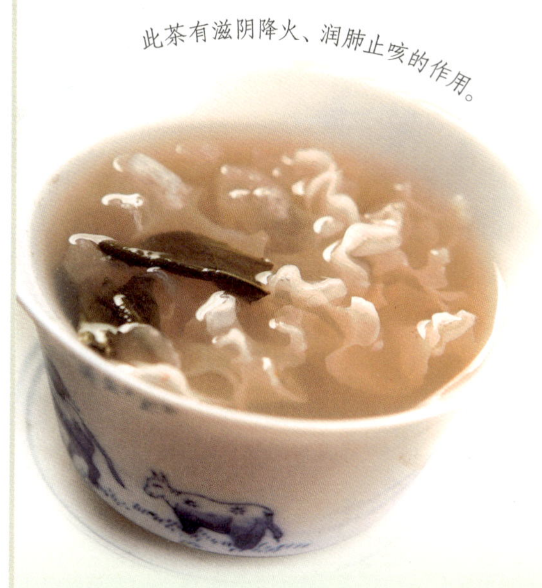

银耳是药食两用的滋补佳品，药用有滋阴润肺、养胃生津之效。银耳配冰糖可助滋养润肺、止咳化痰之力，配绿茶有消炎之功效，效果更佳。

原料：银耳、冰糖各 10 克，绿茶 3 克。

做法：将银耳洗净，放锅中加水和冰糖炖熟，再将茶叶用温水泡 5 分钟后取汁加入银耳汤，搅拌均匀饮用。

桑菊薄荷茶

桑叶与菊花皆性属寒凉，其中桑叶能清肺热、散风邪；菊花能清热解毒。两者配合食用，可增强清热疏风之力。再配合薄荷叶，效果更佳。

原料：菊花 1 朵，桑叶、薄荷各 1 片。

做法：将三者一同放入杯中，注入沸水，加杯盖，闷泡 5 分钟即可。

此茶具有疏风散热、清肝明目的功效。

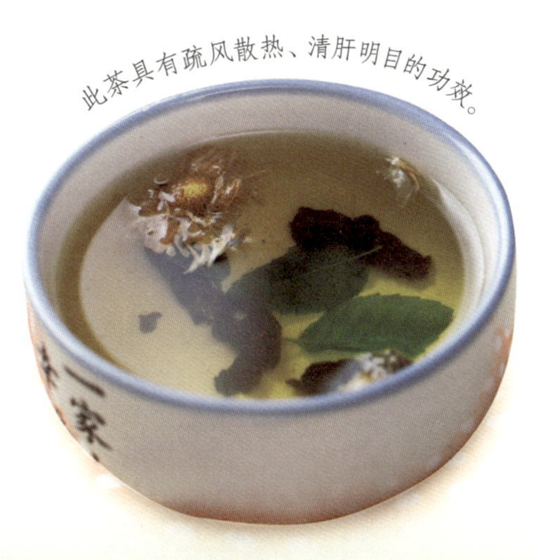

运动调养肺脏

肺部不仅可以通过食疗保养，也可以通过合理的运动来保养，对于呼吸系统而言，通过运动进行肺功能锻炼大有裨益。合理运动不仅能增强肺活量、调畅气机，还能吸入许多清新空气，呼出废气，加快血液循环，从而达到心肺气血调和。规律而适当的运动还能提高机体抗病能力，进而保护肺部不受侵袭。

腹式呼吸

很多人因不良坐姿大多采用胸式呼吸， 每天的换气量非常小，导致体内二氧化碳累积，久而久之就会脑部缺氧，出现头晕乏力、嗜睡等诸多症状。这时坚持练习腹式呼吸，可以吸入更多的氧气，增强心肺功能，提高肺活量。

动作要领：平躺或是端坐，双手置于腹部，一手手心捂住肚脐下。用鼻子缓缓吸气，感受到腹部慢慢隆起，一直到不能再吸为止，屏住呼吸，感受腹腔上方的紧张感。吐气时，感觉到紧张部位松开。吸和呼时要匀细绵长，越慢越好，养成平稳而缓慢的呼吸习惯。

每天有意识地练习腹式呼吸半小时，最好选择空气比较好的地方。

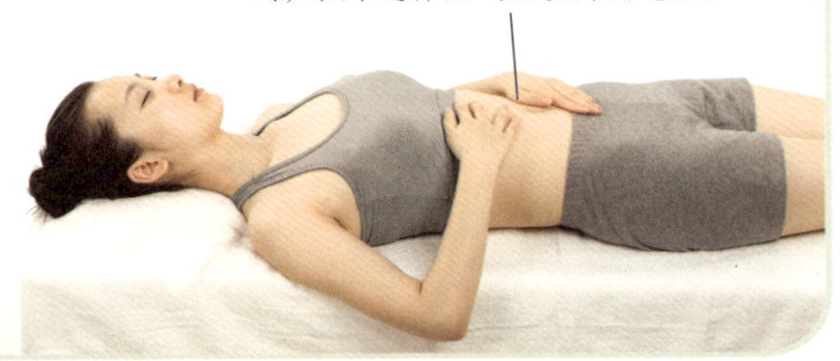

平板支撑

平板支撑不仅能够锻炼到腹部的肌肉，对于颈部、肩部、臀部、背部、腰部也有一定的舒缓和拉伸作用，锻炼时这几处处于直线状态，对肺脏有益。

动作要领：先趴在垫子上，手臂撑地，双手十指交叉相握，然后双腿向后伸直，脚尖撑地。保持背部平展，肩胛骨饱满，腹部内收，臀部肌肉收紧，自然呼吸。运动时要循序渐进，慢慢延长支撑时间。

可每天做5次，每次1分钟。

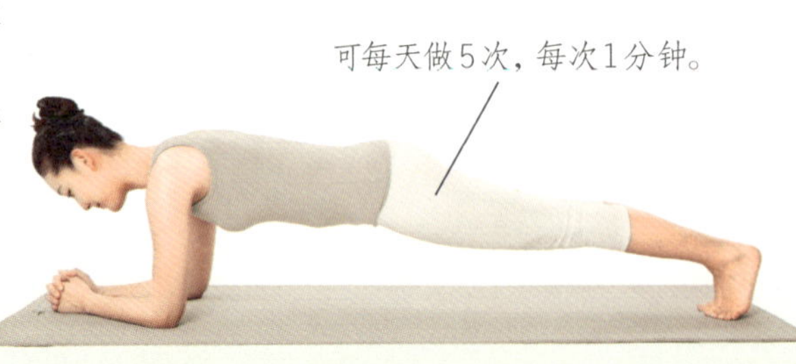

弓式瑜伽

弓式瑜伽是瑜伽体式的一种，因动作姿势像弯曲的弓，故而称为弓式瑜伽。此式不仅能增加肺活量，还能提高腹部肌肉力量，紧缩大腿肌肉，预防臀部下垂。

动作要领：趴在地上，双腿平直伸长，手臂先伸直放在腿旁，然后调整做深呼吸。吸气，双手向后拉住双脚，尽量往上抬成半弓形，呼气。停留 10 秒后复原。做这个动作要注意缓慢、柔和。

练此式时一定要尽可能打开胸腔，这样身体才能稳定。

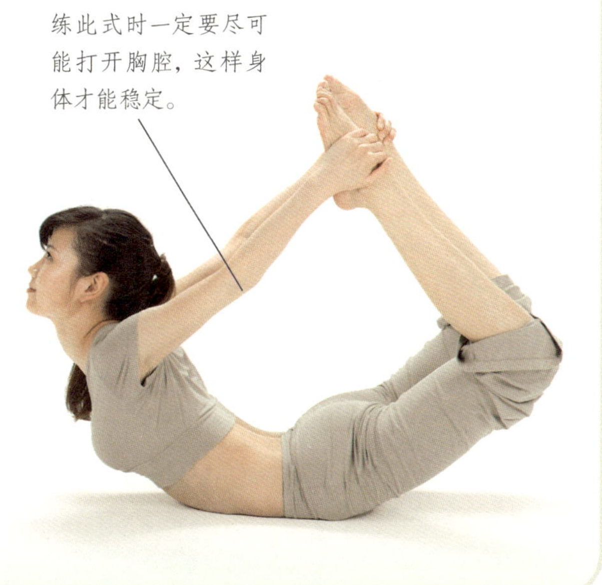

盘腿坐

盘腿不像自然下垂的坐姿，它能够拉近下肢和心脏的距离。经常盘腿坐，可以减少并放慢下半身的血液循环，增加上半身尤其是胸腔和脑部的血液循环，对提高肺功能很有好处。

动作要领：坐在地上，两腿向前伸直，弯起右小腿，把右小腿放于左大腿之下；再弯起左小腿，把左脚放在右大腿之下；手置于两腿之上，头、颈和躯干都保持在一条直线上。

初学者可先从盘一条腿开始练起。

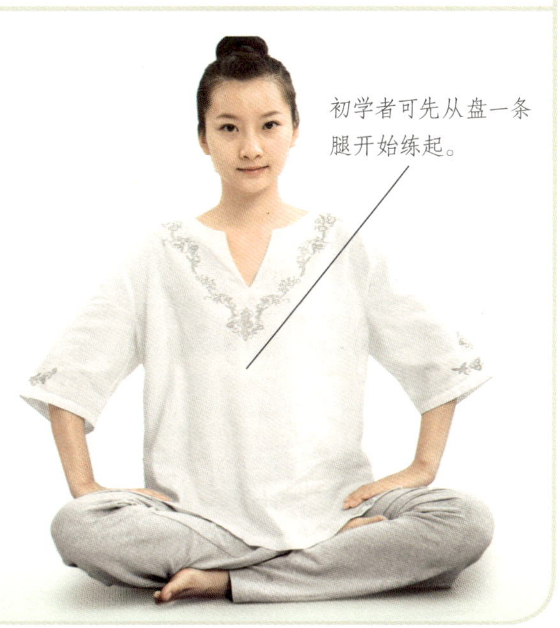

扩胸运动

经常做扩胸运动，有助于舒张心肺血管，提高心肺供氧能力，增强心肺功能，疏通气血，增强免疫力。早晨空气清新，很适合做扩胸运动。

动作要领：两手握拳或展开，手臂向正前方伸直，吸气，两臂用力向两侧扩展，挺胸，呼气，然后两臂恢复至正前方伸直状态，反复多做几次。

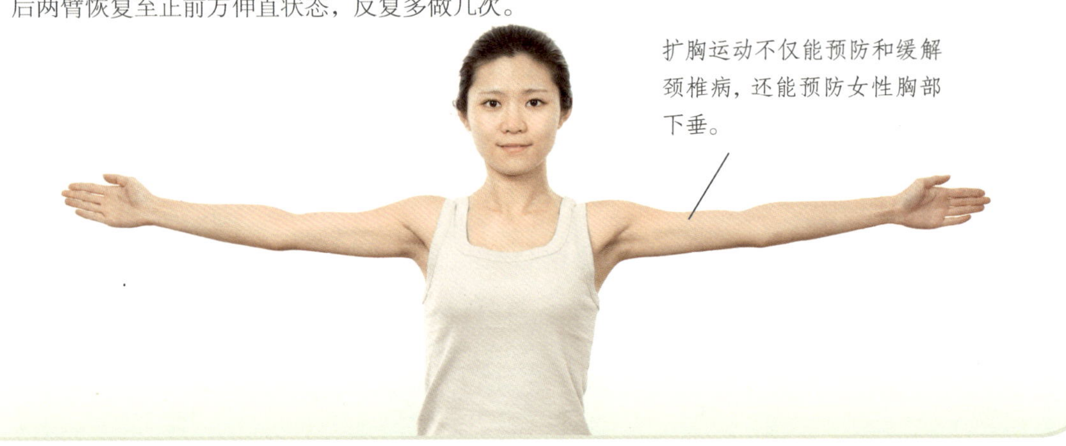

扩胸运动不仅能预防和缓解颈椎病，还能预防女性胸部下垂。

拍肩

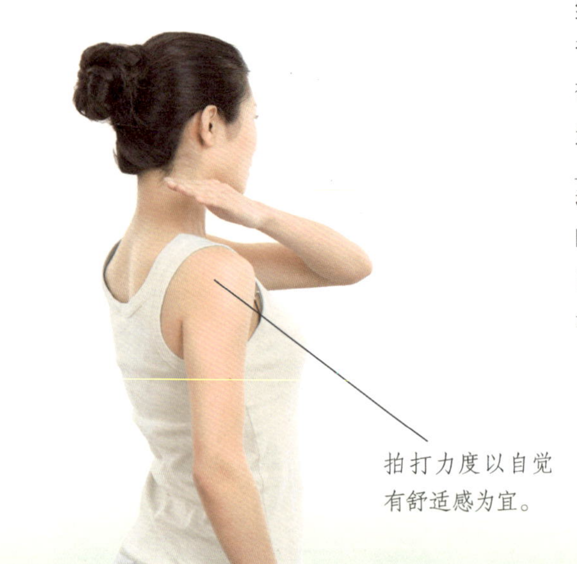

拍打力度以自觉有舒适感为宜。

经常拍打肩背部，不仅能疏通肩、颈、背部经络，缓解疼痛，预防颈椎病和弯腰驼背，还能调理气机，促进呼吸，增强肺脏功能。

动作要领：右手掌用力拍打左肩，吸气，同时左手背在身后用力拍打右后背。然后换方向拍打，呼气。拍打时要注意用力适度均匀，最好早晚各 1 次，每次 2~3 分钟。

拍手操

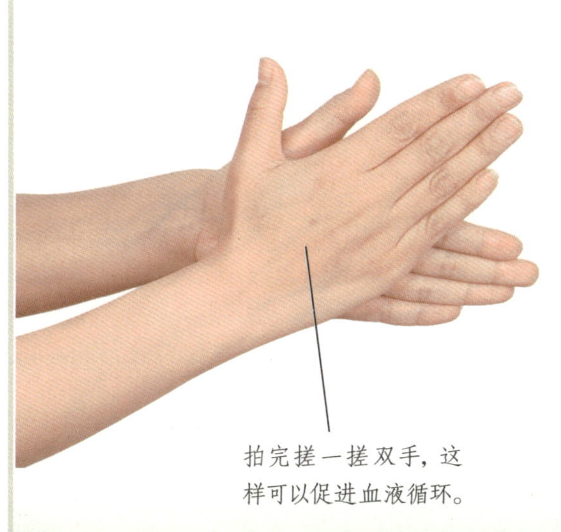

拍完搓一搓双手，这样可以促进血液循环。

人的双手与身体的各个器官紧密相连，时常刺激手部的反射区，可以改善中枢神经系统对各脏腑的调节，肺部也不例外。而且，拍手做起来方便快捷，不拘何时何地，不用借助外物。

动作要领：先将两手十指伸直，掌心相对拍打手心 100 次；再将手背相对，然后拍打 100 次。掌根相对拍击 100 次；将两手十指相对，掌部为空心，相互叩击 100 次；两手拇指、食指张开，虎口交叉轻轻接触，相互对击 100 次。

呼吸下蹲运动

深呼吸可以吸进新鲜空气，促进新陈代谢，吐故纳新。下蹲运动可以增加肺活量，强筋健骨。两者结合，可以养肺补肺。

动作要领：两脚分开，五趾抓地，肩下沉，立项竖脊，两手臂向前伸直，缓慢下蹲，同时保持呼吸柔和、缓慢，再站直。反复进行 20~30 次。

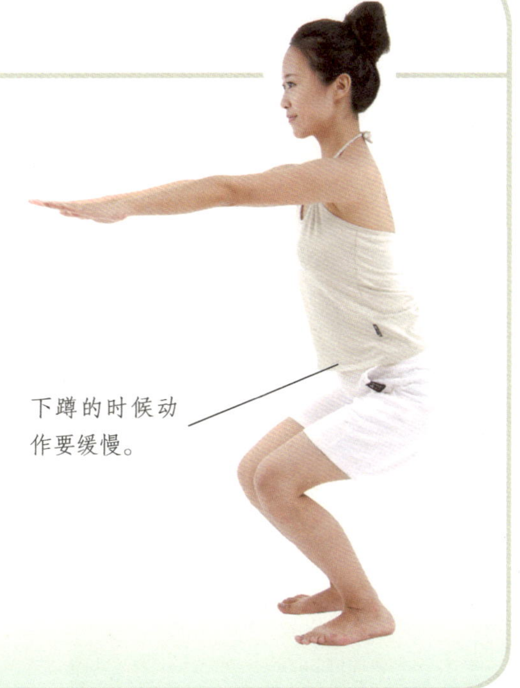

下蹲的时候动作要缓慢。

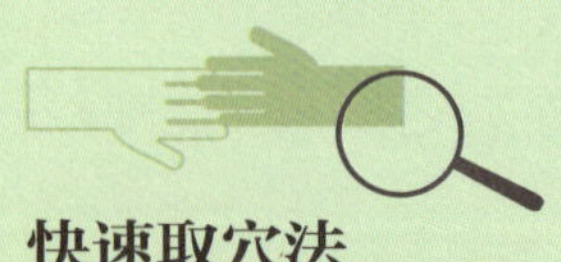

快速取穴法

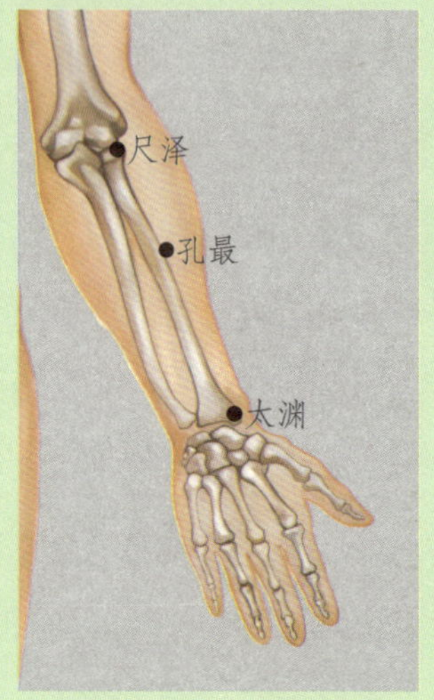

▲ **尺泽穴** 先找到肱二头肌肌腱，在其桡侧的肘横纹中取穴即是。

▲ **太渊穴** 掌心向内，腕横纹外侧摸到桡动脉，其外侧即是。

▲ **孔最穴** 手臂前伸，于腕掌侧远端横纹处定太渊穴，太渊穴上 7 寸即是。

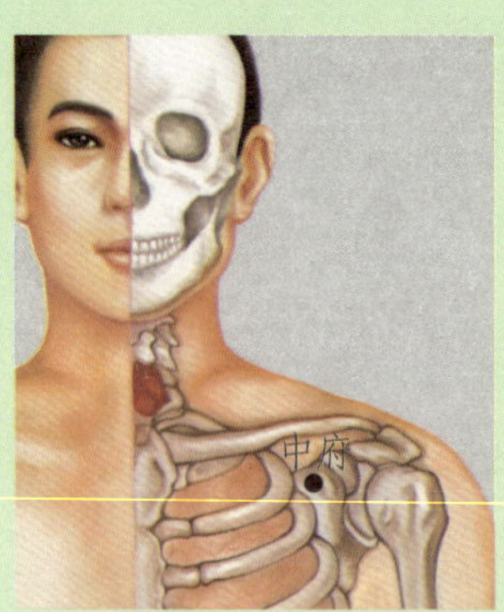

▲ **中府穴** 正立，锁骨外侧端下方有一凹陷，该处再向下 1 横指处即是。

扫码看
穴位保健视频

经络穴位调养肺脏

肺居胸中，其上连气管，以喉为门户，开窍于鼻，为气体出入的通道。肺功能若是出现异常，人体就会出现哮喘、咳嗽、感冒等一系列疾病，所以要重视肺的保养。按摩经络穴位是保养肺的方法之一。

按揉尺泽穴

肺属金怕火，五行之中火能克金。“火”按照现代的说法就是炎症。所以中医治疗此类病证，常以清泻肺热驱邪而出，若采用经穴治疗，可选择肺经上的尺泽穴。尺泽穴是手太阴肺经的合穴，能有效清肺热。

按摩手法： 用拇指指腹按揉尺泽穴 2~3 分钟。

功效： 清肺热、通络止痛。

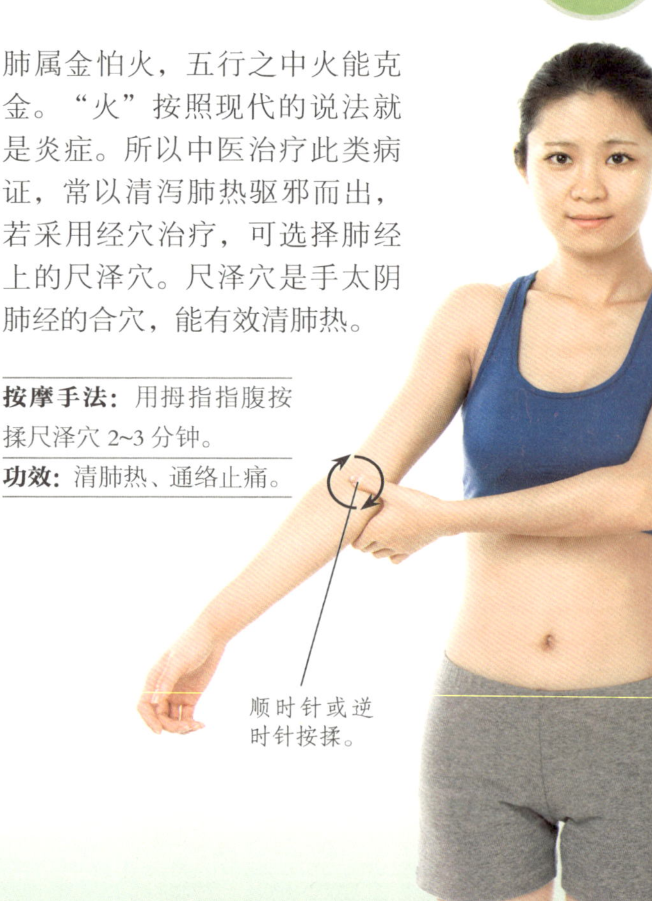

顺时针或逆时针按揉。

按揉太渊穴

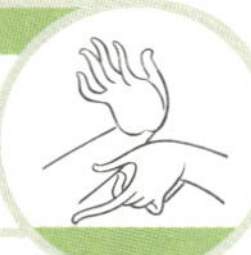

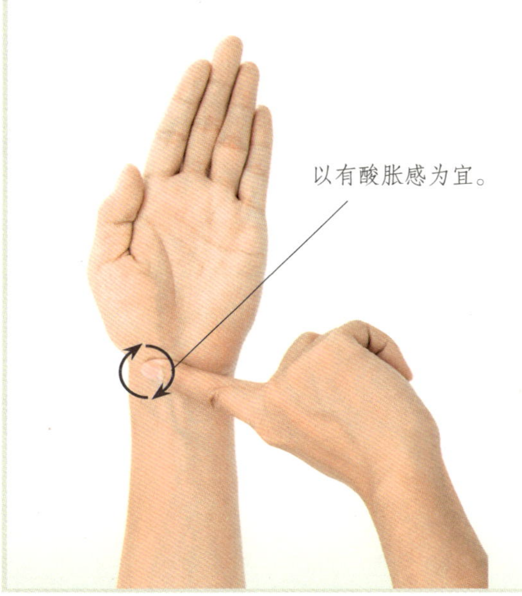

太渊穴是手太阴肺经的原穴，原穴是指脏腑经络中元气驻留的部位，是气血的源头。因此，刺激太渊穴，既可激发深藏于体内肺经中的元气，并向外输送，也能利用它来观察体内肺经和肺脏的病变，做出相应的诊断。

按摩手法：用食指指腹按揉太渊穴 1~3 分钟。

功效：止咳化痰、补益肺气。

艾灸孔最穴

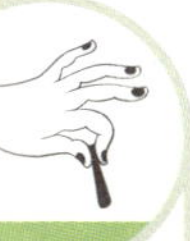

中医认为，汗为津液，由肺气宣发而出，所以人体若为外邪所感、肺气不宣，就会出现发热恶寒、身痛无汗，此时可通过艾灸孔最穴，发汗解表，以宣肺气。

艾灸手法：点燃艾条，温和灸孔最穴 3~5 分钟。

功效：润肺理气。

艾条距离穴位皮肤3~5厘米为宜。

按揉中府穴

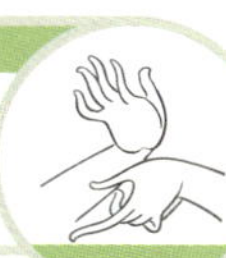

中府穴为肺经募穴，能肃降肺气，清肺热。刺激中府穴可以增强肺脏主气之功，使气机升降有序，则脾清可升，健运有常。冬季容易诱发支气管哮喘，经常按摩中府穴可预防和缓解肺部不适。

按摩手法：用拇指指腹按揉中府穴 1~3 分钟。

功效：肃降肺气、清肺热。

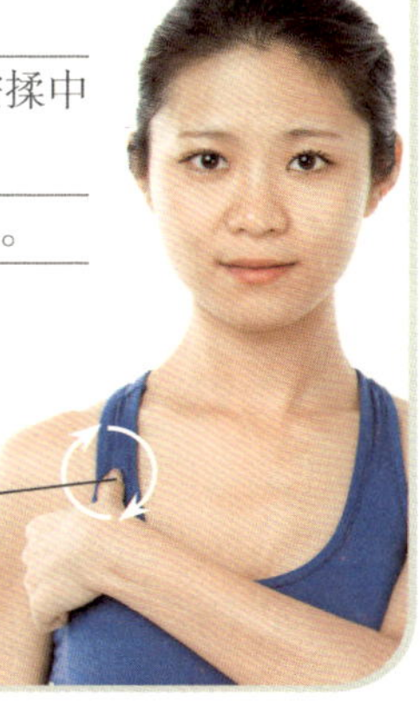

力度要适中。

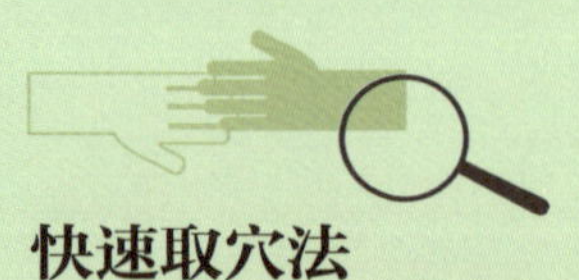

快速取穴法

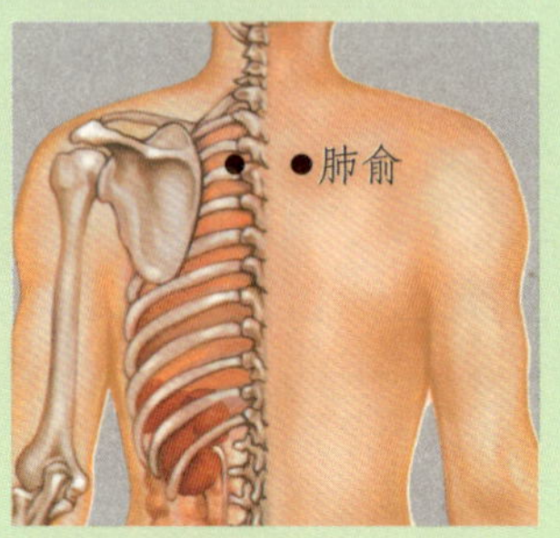

▲ **肺俞穴** 低头屈颈，颈背交界处椎骨高突向下推 3 个椎体，下缘旁开 2 横指处。

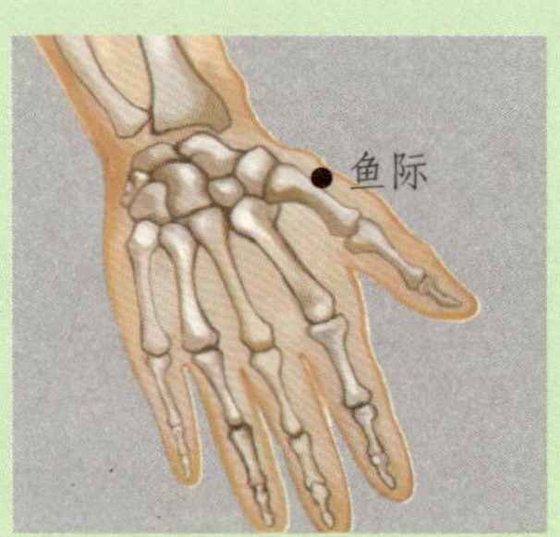

▲ **鱼际穴** 手掌大鱼际隆起处外侧第 1 掌骨中点赤白肉际处。

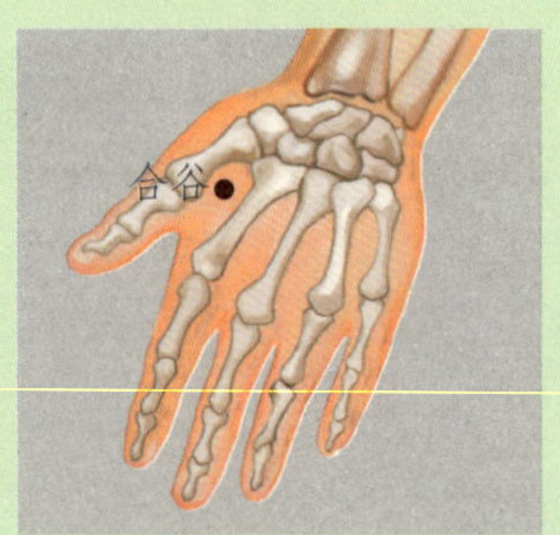

▲ **合谷穴** 右手拇指、食指张开呈 90°，左手拇指指间关节横纹压在右手虎口上，指尖点到处即是。

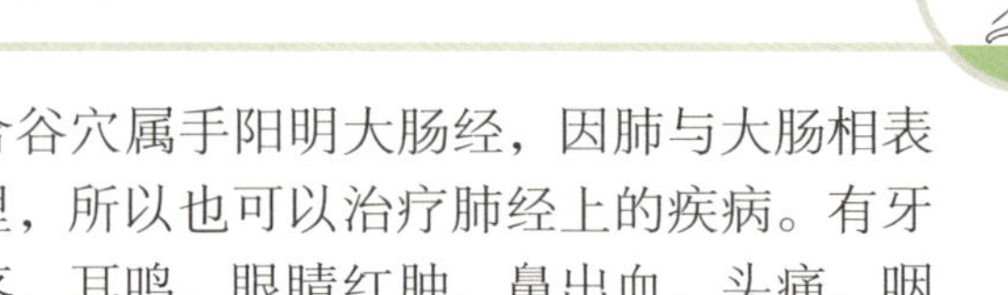

掐按合谷穴

合谷穴属手阳明大肠经，因肺与大肠相表里，所以也可以治疗肺经上的疾病。有牙疼、耳鸣、眼睛红肿、鼻出血、头痛、咽喉肿痛、便秘、发热、口干等症状，可以掐按合谷穴来清肺火。

掐按手法：用一手拇指掐按另一手的合谷穴 1~3 分钟。

功效：疏风解表、清肺火。

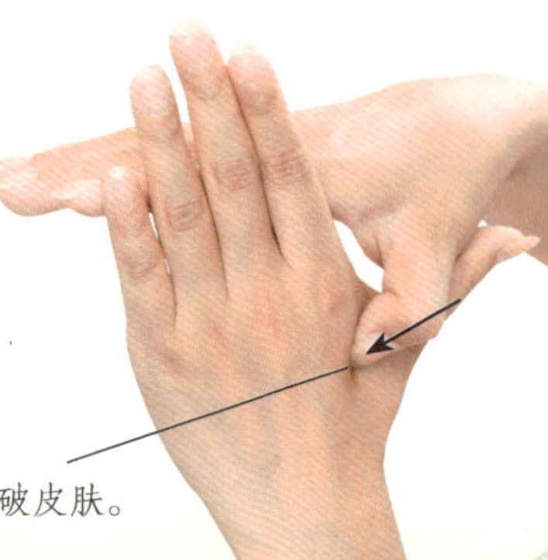

注意不要掐破皮肤。

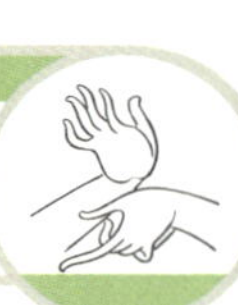

搓鱼际穴

鱼际穴属手太阴肺经，是肺经荥穴，所谓“荥主身热”，意思是荥穴主治热病，所以鱼际穴具有清肺泻火、清宣肺气的作用，还能利咽止痛，辅助治疗咳嗽气喘、胸闷胸痛、咯血、发热、咽喉肿痛等肺系热性病症。

按摩手法：两手相对，搓鱼际穴 2~3 分钟。

功效：清肺火、宣通肺气。

可以每天早晚各进行一次。

按揉肺俞穴

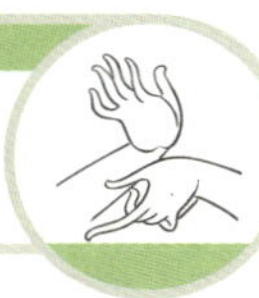

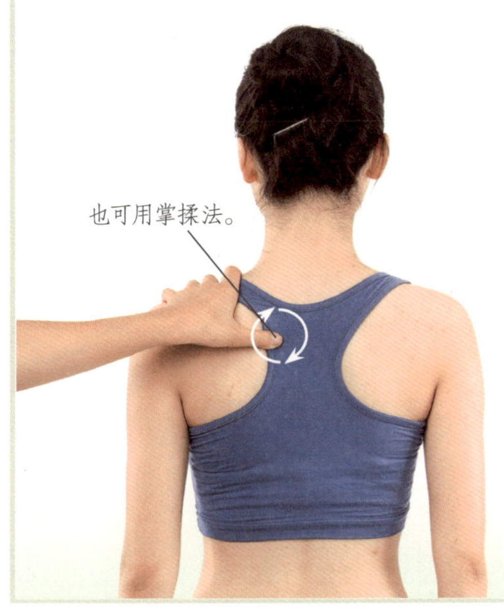

肺俞穴为足太阳肺经背部的腧穴，是肺气转输、输注之处，有调补肺气、补虚清热的作用，为防治肺脏疾病的重要穴位。

按摩手法： 用拇指指腹按揉肺俞穴 1 分钟。

功效： 解表宣肺、调补肺气。

拍打肺经

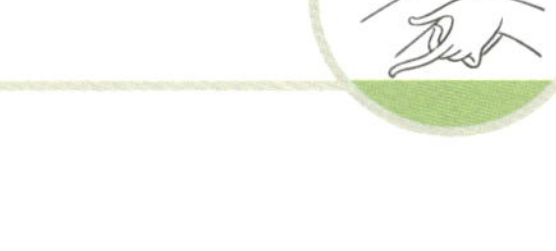

寅时肺经当令，经脉气血循行流注至肺经，但此时人们已进入深度睡眠状态，所以该时段不宜进行保养。但可在白天刺激同名经，也就是在 9:00~11:00 足太阴脾经当令的时段，对肺经进行刺激，以养护肺脏。

拍打手法： 张开手掌，对肺经循行路线进行拍打 3~5 分钟，以局部发热为宜。

功效： 疏通肺经、补肺气。

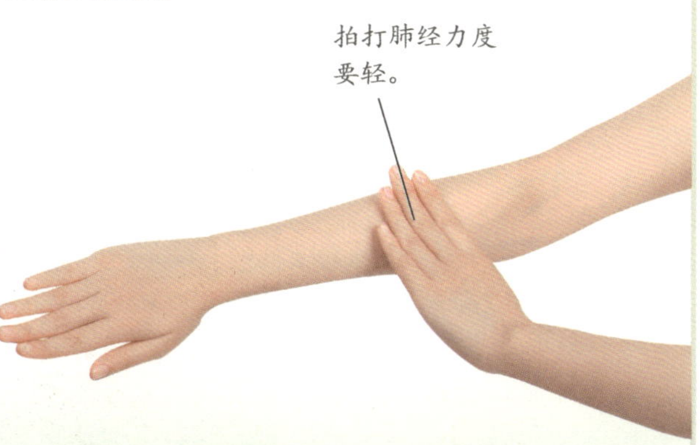

小知识大健康

疲倦是肺气不足的表现

有的人总是稍微做点事情就觉得很累，甚至不劳动时也经常感觉浑身没劲，总是很疲劳。这可能与肺气不足有一定的关系。肺气能推动血液流动全身，以滋养全身，为身体补充能量。一旦肺气不足，血液的流动性也会变差，这种情况下供给身体的能量一旦匮乏，人往往就比较容易疲劳。

情志调养肺脏

晚秋以后患抑郁症的人数会明显增多，据统计，北半球的这种抑郁症与季节有着明显的关系，大多数患者在每年 10~11 月发病，次年 3~4 月结束，过了发病季节，症状就会消失。所以，进入秋冬季后，要注意调控自己的情志，以减少抑郁症发作对肺造成的不良影响。

调整心态，从容度秋

在人与自然中，阳主动、阴主静；阳主升、阴主降，所以入秋以后，随着阴气转盛、阳气渐弱，人往往喜静而厌动、气少升而多降。再加上秋季的到来，使得体内金气浓重、肃降过度，也会导致肝木压抑、气失疏泄、郁而不升。此时，人就很容易产生悲观、抑郁的情绪，故《黄帝内经》中说“在脏为肺……在志为忧”“悲忧者，气闭塞而不行”。

秋季养生，一方面要扶阳抑阴，调畅人的气机，增强肝的疏泄功能，避免心情的过度压抑。更重要的还应按照《黄帝内经》中所说的“秋三月，此谓容平”，以一种宁静、从容、平和的心态，看待周围的人和事，维持好肺主气、主宣发与肃降等功能的正常运行，尤其是在五行中要注意肺金与肝木之间的平衡与协调。

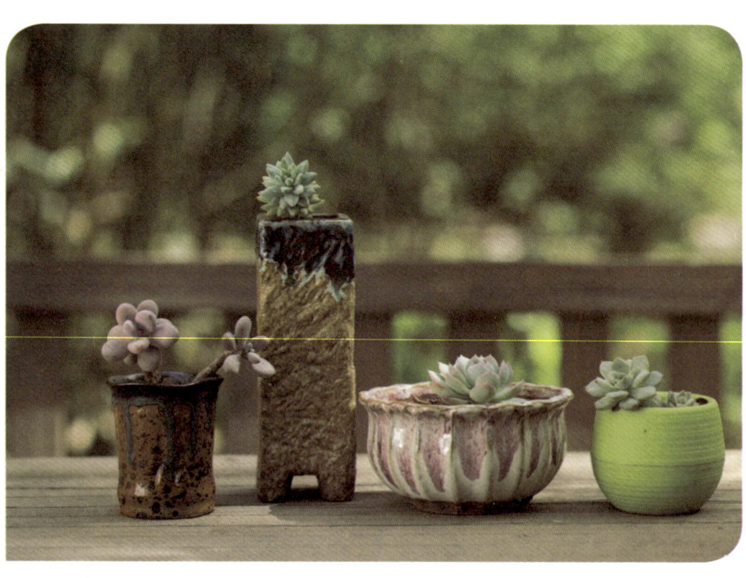

许多人在秋季容易“悲秋”，平时可以通过养花、种草等方式调节情绪，保持平和心态。

过度忧伤会损伤肺脏

悲与忧均属肺志，是与肺密切关联的情志。《黄帝内经》中言“悲伤肺”，意思是说人过分忧伤、悲哀就会严重损伤人体肺脏的功能，可引起呼吸气短、懒言等。“忧则气郁”，人在强烈悲哀时，因悲而忧，肺气宣降不利，会出现呼吸频率改变、干咳、气短、音哑等症状。反之，肺虚或宣降运动失调时，机体对外来的非良性刺激的耐受性就会下降，易产生悲忧的情绪变化。

根据《黄帝内经》的情志相胜法，喜胜忧，快乐开心的情绪能使人走出忧伤。常言道：“笑一笑十年少”，因此，建议在秋天或肺不适的时候可以多看看喜剧。保持心胸开阔，平时要重视思想修养及精神调养，客观对待周围事情的变化，尽量使自己经常处在乐观、愉快、安静、平和之中。遇到悲伤的事情，无法排解时，找高兴的事想一想，一喜之下，悲伤也就减轻了。另外，可以多做些运动，多参加集体活动，唱唱歌，打打球，转移一下注意力，多交朋友，让悲伤的情绪有倾诉和抒发的渠道。

小知识大健康

出汗能养肺吗

微微出汗即可。“肺主皮毛”，秋季养肺可以选择多运动，运动至微微出汗为宜。借助于皮肤出汗，能够促使身体排出毒素。身体出汗的过程，也是肺排出毒素的过程。所以，出汗是有养肺功能的。不过，出汗也要适当，如果做高强度运动导致大汗淋漓，反而容易损伤肺气。

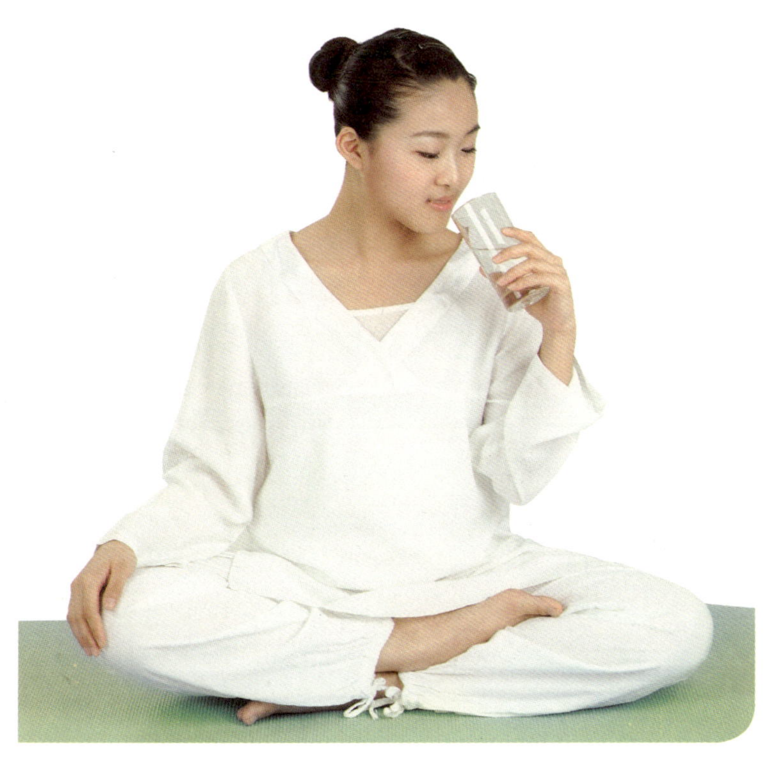

看书、弹琴、下棋、静坐都是缓解情志不舒、有助肺气运行的好方法。

顺时调养肺脏

秋燥重，养肺阴

秋季虽然云高气爽，但燥气较重。五脏中肺高居华盖，主气，可将水液与糟粕肃降于下。中医认为，秋与肺相合。随着秋季的到来，天地之间，阳气渐收、阴气渐长，所以秋冬养阴中的第一步就是养肺阴。

天气转凉，宜保管好肺中的津液

在这秋燥之中，又可以秋分为界。秋分节气之前，夏之余火未净，时寒时热，多为“温燥”。秋分节气之后，冬之阴寒已近，冷意逼人，多为“凉燥”。但无论是温是凉，其气为燥，损津耗液、易伤肺气的本质都是一样的，只是夹杂的病邪、病症的侧重点略有不同而已。

当秋燥袭肺之时，人首先要保护好的是肺中的津液。其一， 肺乃水之上源，如同长江源头的雪山冰川；其二，按五行中的相生关系，金生水，肺为肾之母。从这两点我们就可以得知，水对肺的重要性。秋季养生重在肺，而养肺的关键在于保津液、润燥气。

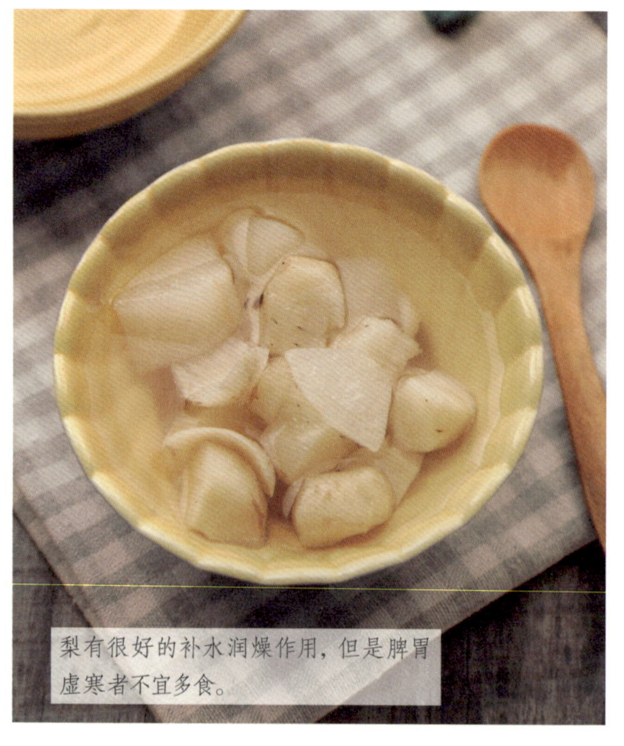

梨有很好的补水润燥作用，但是脾胃虚寒者不宜多食。

多喝水，让肺保持湿润

肺喜润而恶燥，因此，养肺要积极补充水分，让肺保持湿润。尤其是早上起来喝一杯水十分重要，因为一夜的睡眠消耗了体内很多的水分，人体已经处于缺水状态。这时候喝水，不但能滋润肺部，还能润肠通便，对身体十分有益。

秋天还可多食用一些具有补水滋阴作用的食物，如梨、香蕉、枇杷、芝麻、百合、银耳等。

寅时熟睡，养肺气

寅时（3:00~5:00）肺经当令，此时肺气开始给各器官重新分配气、血、津液，人一般也处在深度睡眠状态，若此时段人还未进入睡眠状态，会大大影响肺气的工作，影响一天的精神状态。

寅时熟睡

寅，演也、津也，寅与水的关系非常密切。而水在人体内不是血液便是津液，推动水运行的主要就是肺气与肝气。十二时辰中寅时之后就是卯时（5:00~7:00），卯时日照东方，人们从卧转起，开始一天繁忙的劳作运动，其消耗最大的就是气血、津液。所以寅时即黎明前夜，人体必须完成的重要准备工作，就是为新的一天分配好气血和津液。

肺作为“相傅之官”，它受心的委派和指令，主人身之气，宣发与肃降气机，因而此时肺会与肝的疏泄功能相配合，以助气血运行，如果气血运行不顺，身体就很容易出现异常。所以，一般人在寅时最好是熟睡休息以养肺气。老年人清晨易醒，在寅时可平卧于床，导引吐纳以安肺气。

适当晚起

都说早睡早起是好习惯，但也不宜过早，早起的时间一般来说在七点比较合适，尤其是老年人。一些心脏病患者易发病于凌晨三四点钟，这跟肺经在此时重新分配气血有关。肺有肃降的功能，肃降就是清肃下降之意，有向下、向内、收敛的特点。肺气以清肃下降为顺，通过肺气的肃降作用，才能保证气血和津液的输布，并使之下行，才能保证水液的运行，并下达于膀胱而使小便通利。如果凌晨 5 点就睡醒了，说明体内的气血太虚弱了，此时若起床活动，会大大加重肺脏的负担，所以凌晨 5 点前不宜起床活动。

生活小提示

多做深呼吸

深呼吸可以增加肺的通气和换气量，提高血氧饱和度，促进全身各器官、各系统充分发挥功能。另外，还可以促进肺部血液循环，有利于肺内代谢产物顺利排出。

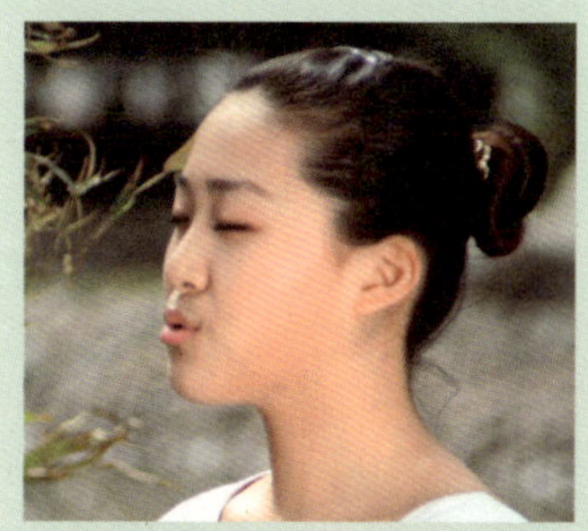

在空气新鲜的户外，有意识地多做深呼吸对身体十分有益，不但能放松身体，还能缓解紧张情绪。

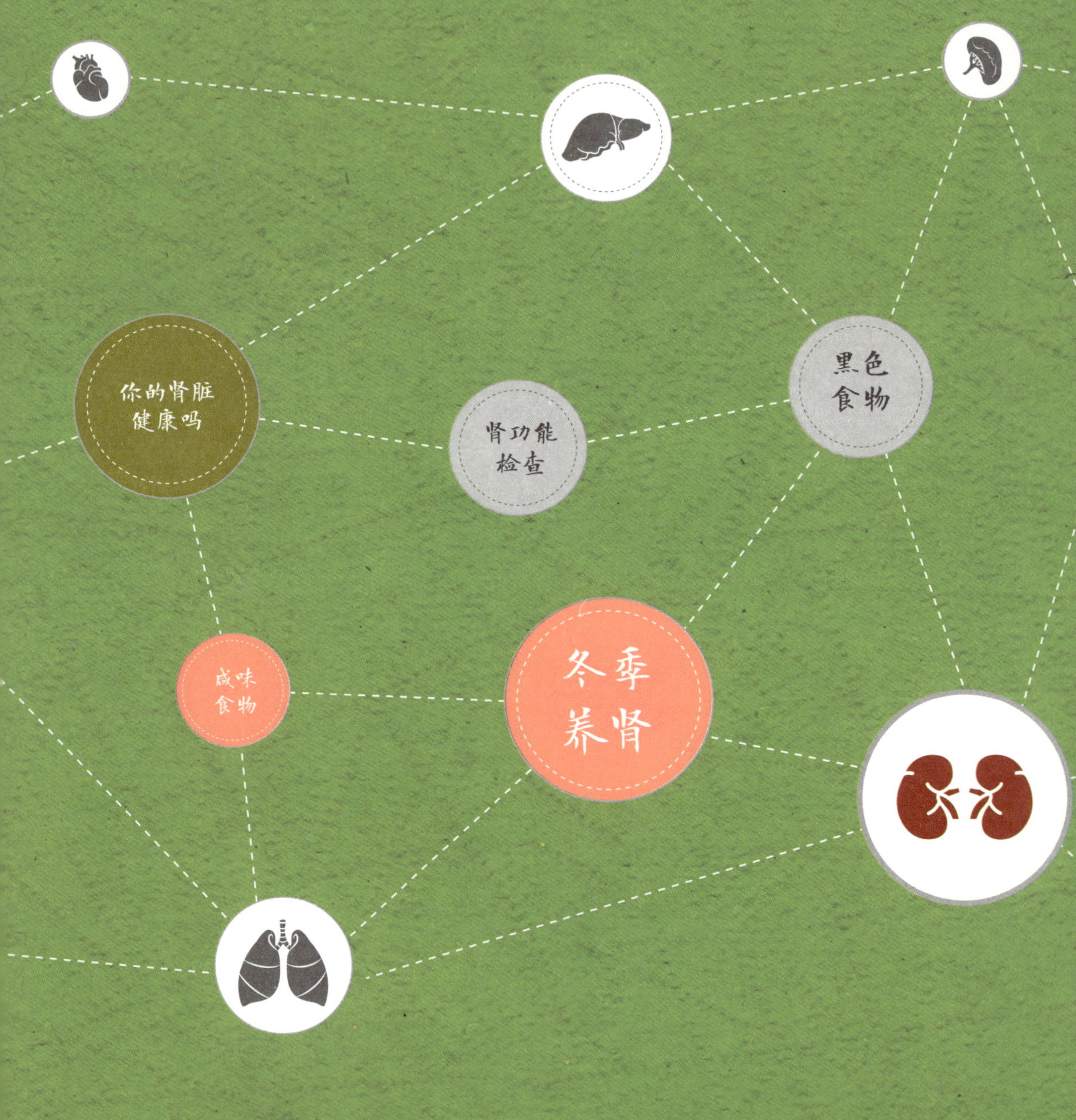

你的肾脏
健康吗
肾功能
检查
黑色
食物
咸味
食物
冬季
养肾

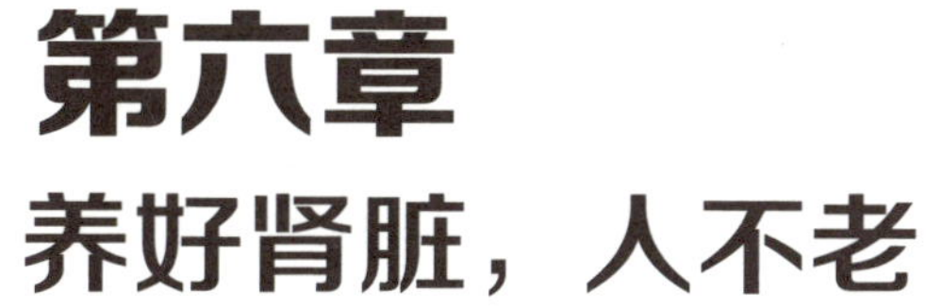

第六章 养好肾脏，人不老

人体的先天之精源于父母，后天之精是脾胃等脏器化生水谷精微所得，随后再滋养于肾，用于人的生长、发育、生殖。养肾最好的时机是冬季，生命也像自然界一样，需要适时地潜藏生机，养精蓄锐，才能厚积薄发。

你的肾脏健康吗

远离损害肾脏健康的生活习惯

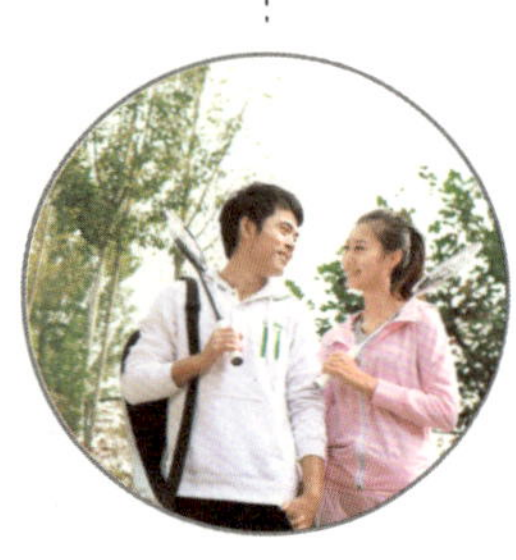

禁欲和纵欲有损肾脏健康

晋代葛洪在《抱朴子》一书中写道：“人复不可都绝阴阳，阴阳不交，则坐致壅郁之病，故幽闭怨旷，多病而不寿也；任情肆意，又损年命。惟有得其节宣之和可以不损。”意思是说，两性结合是必要的，如果一个成年人长期没有性生活，就易产生壅滞郁结之类的疾病。但如果性生活不节制，纵欲亦会损伤身体，缩短寿命。肾为“精之处也”，它“受五脏六腑之精而藏之，故五脏盛，乃能泻”。也就是说人的“作强”功能（性欲的满足），是以健康的身体（五脏盛）为基础的，只有身体强盛之时，精方可泻。

故中医认为，阴阳相合为人之本能，人不可绝阴阳，阴阳不交必生壅滞；但阴阳交合、释放性欲、宣泄精液，须适度有节，切不可纵欲。

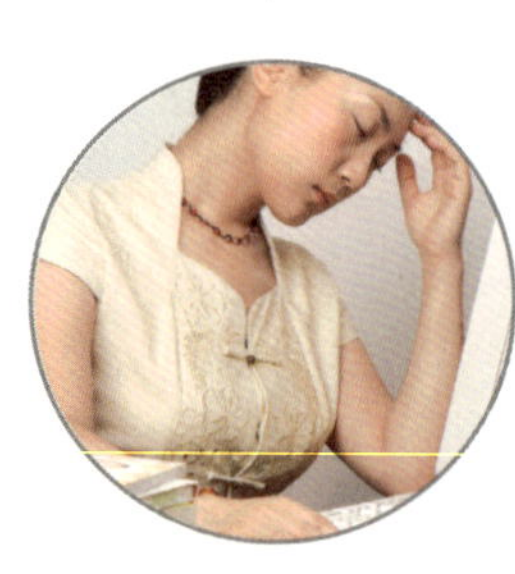

用脑过度消耗肾精

长期以来，中医一直将人的神智、思维、意识功能的主要部分归之于心，而现代科学则把它归属于大脑。其实这并不矛盾，因为中医认为“脑为髓海”，髓生于肾，神作为人体生命活动的最高形式，它的物质基础就是精和血。精归肾藏，血由心主，由精所化；因而精神是精在前、神在后，先有精后有神。况且人的心智和神明还需要心肾相交、水火既济，才能正常运行。所以，中医认为用脑过度除了可伤心耗血之外，对肾的伤害也非常大。

咸味益肾，但不可过食

现代研究发现，咸味食物中大都含有比较多的钠离子和钾离子，如食盐的主要成分就是氯化钠。人体中钠离子和钾离子的存在与平衡，对维持水液的渗透压、肌肉的收缩、心电和神经传导，具有十分重要的意义。

中医认为，五味中咸味入肾，因而摄入适量的咸味食物有助于增强人的肾气。但过食咸味，也会损伤人的肾气，甚至引发各种疾病。《黄帝内经》中记载“味过于咸，大骨气劳，短肌、心气抑”，这其中的大骨指的就是肾，因为肾主骨。人若过食咸味，会导致肾气、骨骼受损，出现肌肉萎缩无力、胸闷、心悸等症状。

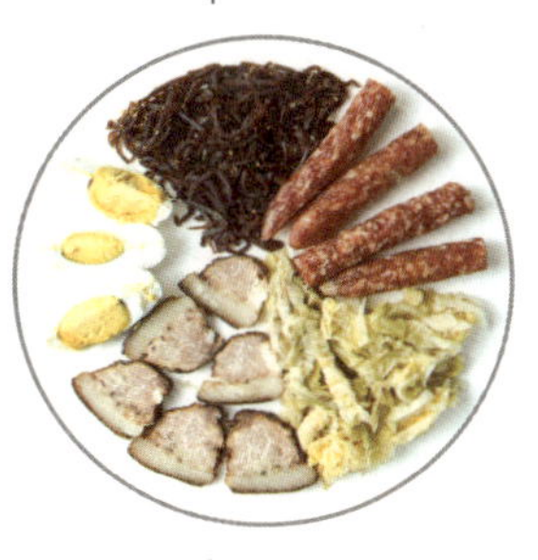

人如果大量进食高钠过咸食物，会导致体内的水钠滞留，出现血管硬化、高血压等一系列病症。中医认为，肾为水脏，人体的水液都必须依赖于肾与膀胱的气化功能，方可正常地代谢与排泄。若咸味过重，则会导致体内水液积聚，增加肾气的耗损。尤其是咸味属阴，为寒水之性，因此咸味过重，更容易损伤的是肾中的阳气，并冲克心中之火。

一旦人的肾阳受损、命门火衰，再加上心火受到压抑，气血、津液的循环就会出现紊乱与失调，引发疾病。所以此时，就应减咸增苦，以平衡肾、心两脏；或食辛热，以宣肺气，通调水道，充实肾气。

小知识大健康

脊为肾之路

脊髓所处的位置就是中医中督脉的主要循行路线。督脉将人的大脑这个“髓海”，与生命之本“肾”紧密相连，因而中医中有“腰为肾之府”“脊为肾之路”的说法。骨髓、脊柱受伤者，看似病在骨髓、颈胸腰脊，实际上受到伤害的还有人的肾气。

不控制慢性病

随着年龄的增长，身体的各个器官功能包括肾功能会慢慢衰退，再加上新陈代谢减慢，脂肪容易堆积，血脂、血压等容易升高，也会对肾脏产生损害，尤其是患有心血管疾病的老人，更需要小心肾脏疾病的发生。血糖升高会对血管产生严重的不良影响，而我们的肾小球主要就是由一团一团的毛细血管构成，一旦发生损伤，肾脏的滤过功能就会开始减退，而且这种损害往往不可逆转。据统计，在所有糖尿病患者中，接近一半的患者会发展成糖尿病肾病，尤其是糖尿病史超过5年的患者，患肾病的概率更大，因此糖尿病患者要多加注意自己的肾脏健康。血压升高后，血管会处于一种高压状态，时间一长就容易导致血管硬化，发生堵塞，一旦肾周血液流通不畅，肾功能就容易减退，甚至衰竭。

不规范用药

许多常见药物具有一定的副作用，抗生素、抗炎药，以及一些不良厂家生产的保健品，长期服用会对肾脏产生一定的损伤。如果滥用药物，就很有可能引起急性肾衰、肾功能不全。

长期摄入过量蛋白质

膳食中长期摄入过量蛋白质会增加肾脏负担，还会导致尿中白蛋白排出增加，这会增大患上糖尿病肾病的概率，成为糖尿病肾病的易患人群。在日常饮食上，应该控制蛋白质的摄入量。

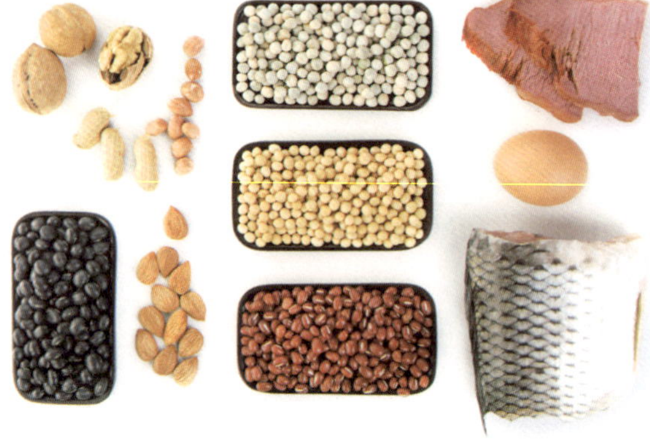

鱼、肉、蛋、奶、豆类和坚果等皆属于高蛋白质食物。肾功能异常的人，要控制蛋白质的摄入量。

长时间坐姿不良，伤脊又伤肾

五脏中肾藏精，精生髓，髓为骨之液。因而人的骨骼，特别是腰脊部位，均为肾气所养，肾气所管，《黄帝内经》中将此称为肾主骨。人体之所以能够长时间站立、行走、运动、工作，能维持重力的平衡，主要依靠的就是机体运动系统中的骨骼，尤其是脊柱的支撑。脊柱作为人体中最强大的骨性支柱，不仅承担着支持躯干负重，减少震荡，保护大脑、脊髓、内脏的作用，还能灵活地进行前屈、后伸、侧屈、旋转等运动功能。更为重要的是，在由脊柱各个椎管自上而下纵向排列所构成的管道内，还分布着人体最重要的神经组织——脊髓，人体体表和内脏的神经组织，大多是从脊髓的神经节延伸而出，随后再分布于四肢与躯体的。

人的骨脊均为肾精所化，其生长、发育、修复，没有一样离得开肾精的滋养。骨脊是肾气向外的自然延伸和扩展，若骨脊为外力、疾病所伤，其症必然顺势而入，伤及于肾。正常情况下，从侧面看脊柱呈S形，若长期姿势不正或因为某些疾病，可使脊柱发生异常弯曲，所以日常生活中应注意调整不良坐姿，防止驼背而伤及骨髓，波及肾脏。

生活小妙招

盐吃多了怎么办

如果感觉盐吃多了，首先要多喝水，最好是纯净水、柠檬水或淡豆浆，尽量不要喝含糖饮料或酸奶，因为过量的糖分也会加重口渴的感觉。另外，也可以吃黄瓜和梨等食物来缓解。黄瓜中钾、维生素和水分含量都很高，可以促进盐分排出；梨则有生津止渴的作用。

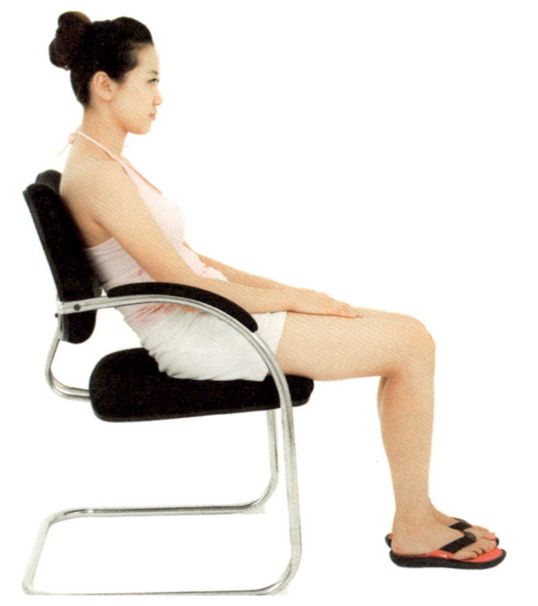

长时间坐姿不正，会出现驼背、颈椎关节酸痛、腰肌劳损等问题，因肾主骨，所以进而会影响到肾的功能，平时要注意调整座椅，挺直脊背。

及时检查，警惕肾脏疾病

中医讲肾藏精，如果不注意保养肾精，反而一味地损伤肾精，人的健康就没有保障。肾好，生命才有活力。日常生活中有许多人不注意养护肾，导致出现肾病综合征、肾衰竭、慢性肾炎、肾结石等肾脏疾病，一起来看看这些常见肾脏疾病的主要症状有哪些。

肾脏常见病及其主要症状

常见病	主要症状
肾病综合征	• 尿少，身体乏力，精神萎靡，易出现蛋白尿、低蛋白血症、高度水肿和高脂血症等
高血压肾病	• 良性高血压肾硬化症：早期有夜尿增多，伴微量白蛋白尿，继之出现蛋白尿，部分患者可出现少量红细胞尿 • 恶性高血压肾硬化症：恶性高血压，血尿，蛋白尿，甚至少尿无尿，尿毒症，常伴随恶性高血压出现其他脏器损害，如头痛、嗜睡、抽搐、昏迷、视力下降、心衰等
肾衰竭	• 肾衰竭早期：水肿、乏力、腰酸、贫血、口唇苍白、头晕、心慌等 • 肾衰竭后期：小便明显减少，水肿明显增加，夜尿次数增多，甚至全天无尿，皮肤颜色转变成暗黑色，开始脱屑、出现瘙痒等
膀胱炎	• 膀胱刺激征：尿频、尿急、尿疼（尿道、尿道口、小腹疼痛）等 • 疼痛：小腹疼痛、小腹两侧疼痛、会阴部疼痛、腹股沟疼痛等
肾盂肾炎	• 临床表现：乏力、食欲缺乏、腰酸痛，可有低热或无发热 • 晚期表现：头晕、头痛、恶心、呕吐等。亦可出现多尿、夜尿增多、低血钾、低血钠或慢性肾小管性酸中毒
慢性肾炎	• 蛋白尿、血尿、高血压、水肿
肾结石	• 腰腹部绞痛、恶心、呕吐、烦躁不安、腹胀、血尿等。如果合并尿路感染，也可能出现畏寒、发热等
糖尿病肾病	• 容易疲倦、乏力，脸色苍白，泡沫尿，尿量减少，水肿，高血压，肾性贫血

肾功能检查及其意义

什么是肾功能检查

肾功能检查一般是抽取手臂或指尖约2毫升静脉血，通过血液化验来判断有无肾炎等肾脏疾病。如有需要，也会做尿液检查或肾脏B超来辅助判断。

筛查早期肾脏病的方法

慢性肾脏病从轻到重分为1~5期，其中1~2期为早期，5期就是尿毒症了。早期患者的肾功能基本正常或轻度下降，在这个阶段如果能及时发现，并尽早治疗，完全可以治愈。

筛查早期肾脏疾病的简单方法是每年查尿常规。尿常规检查的项目包括红细胞、白细胞、蛋白质、酮体等，如果肾脏有轻微病变，大部分会在尿常规中有反映。

肾功能检查的三个指标

尿液筛查后，可以做血液检查，下面我们介绍其中比较重要的三个指标。

1. 血尿素氮：血尿素氮是蛋白质代谢的终末产物。正常成人血尿素氮数值应为1.7~8.3mmol/L。肾脏发生炎症、动脉硬化、结核、肿瘤等皆可引起血尿素氮值增高。但血尿素氮值受很多因素的影响，如食用肉、鱼、蛋，或患高热、败血症等均可使血尿素氮值升高，故不能单以此指标评价肾功能。

2. 血肌酐：肌酐是肌肉在人体内代谢的产物，主要由肾小球滤过排出体外。血肌酐有外源性和内源性两种，外源性肌酐是肉类食物在体内代谢后的产物，内源性肌酐是体内肌肉组织代谢的产物。血肌酐的正常值是44~123 μmol/L。血肌酐并不能反映早期、轻度的肾功能下降。血肌酐的浓度升高，肾脏多已发生实质性的损害。

3. 血尿酸：尿酸为体内嘌呤代谢的产物，经由肾脏排出。血尿酸的正常值是142~416 μmol/L。当嘌呤代谢异常，尿酸产生过多，肾脏排泄尿酸减少时，可导致高尿酸血症。血液中绝大部分尿酸或钠盐过高，超过血液中的溶解度，就会引起痛风。

生活小提示

长期坚持做肾功能检查

需要注意的是，即使从来没有得过肾病，也需要每年做一次检查，长期坚持。因为肾脏病变往往不能敏感地反映在某一次肾功能的检查上，长期坚持定期检查，有利于前后结果进行比较，动态变化比单次结果更能准确判断。

生活调养

饮食调养肾脏——黑色食物

五行中黑色主水入肾，因此常食黑色食物可以起到补肾养肾的作用。这是因为黑色食物具有很强的抗氧化能力，有助于清除人体内的自由基，改善肾功能。常见黑色食物有黑米、黑豆、黑枣、黑芝麻等。

黑枣

黑枣学名君迁子，是传统补肾食物之一。补肾就是补元气，身体也会随之强壮。此外，黑枣含有丰富的膳食纤维与果胶，可以帮助消化。黑枣富含钙和铁，对防治骨质疏松、贫血、血小板减少等有重要作用。

性味：性平，味甘。

功效：养血安神、补中益气、补肾养胃。

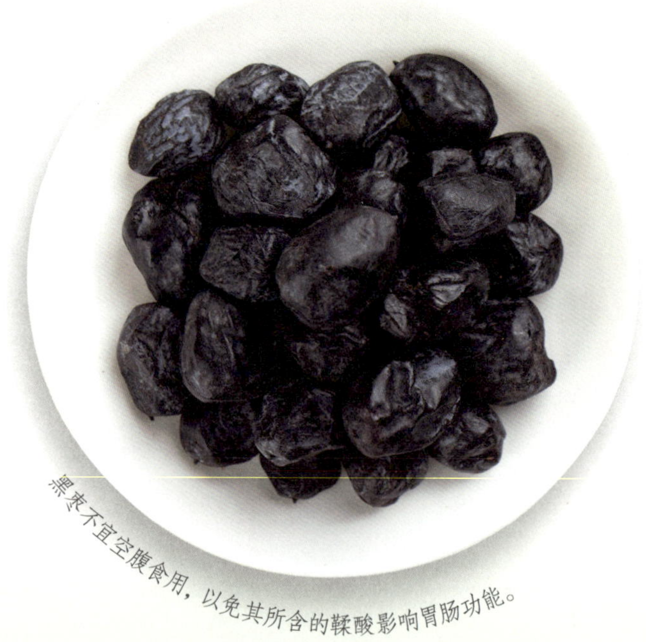

黑枣不宜空腹食用，以免其所含的鞣酸影响胃肠功能。

桑葚

桑葚含糖量高，一次不可食用过多。

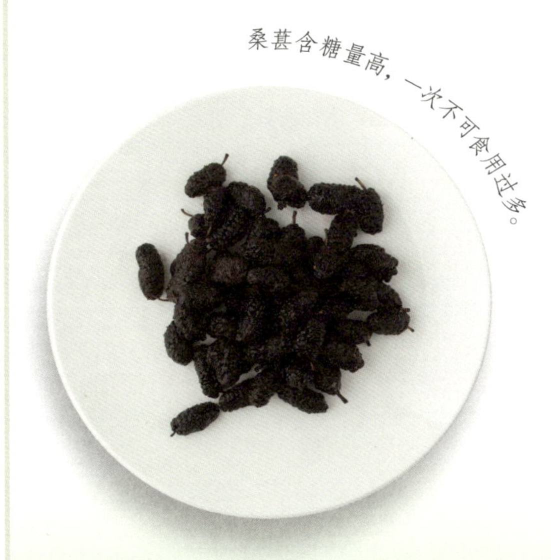

桑葚味甜汁多，营养物质含量高，常吃能缓解眼睛干涩，改善皮肤血液供应。中医认为，桑葚的主要功效为补肾生精、滋阴养血，可以改善肾阴虚导致的头晕目眩、腰酸、耳鸣、须发早白、失眠多梦、津伤口渴、肠燥便秘等症，是滋补肝肾的佳品。

性味：性寒，味甘、酸。

功效：补肾生精、滋阴养血。

黑米

黑米外表墨黑，营养丰富，有黑珍珠的美誉，是不可多得的滋补佳品，可开胃益中、滋阴补肾。黑米中还含有丰富的铁、锌等，可补血。

性味：性平，味甘。

功效：开胃益中、滋阴补肾。

若黑米未煮烂就进食，易引起急性肠胃炎。

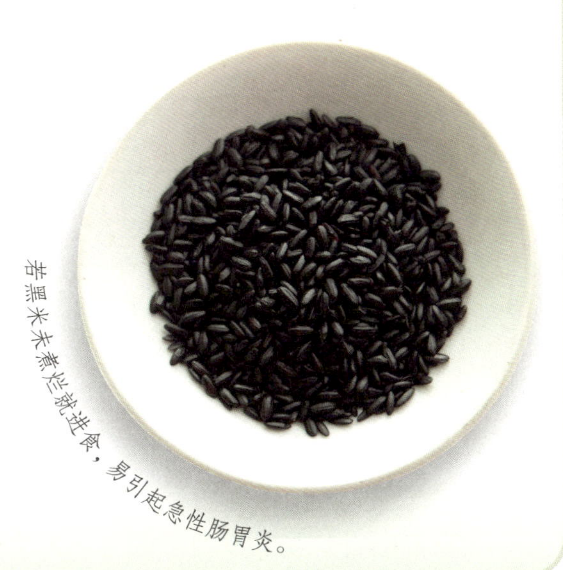

黑豆

黑豆被人赞誉为“肾之谷”，含丰富的营养物质，有补肾强身、活血利水、解毒、滋阴明目的功效。黑豆中还含有丰富的微量元素，能延缓机体衰老，降低血液黏稠度。

性味：性平，味甘。

功效：活血利水、补肾强身、滋阴明目。

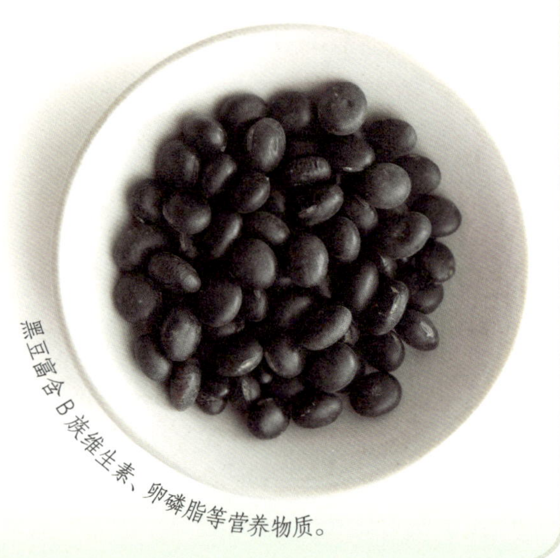

黑豆富含B族维生素、卵磷脂等营养物质。

黑芝麻

黑芝麻营养价值高，药食两用，具有补肝肾、滋五脏、益精血、润肠燥等功效，被视为滋补圣品。黑芝麻富含B族维生素、钙等，还具有补钙、乌发润发、养颜润肤、抗衰老等功效。

性味：性平，味甘。

功效：滋五脏、益精血、润肠燥。

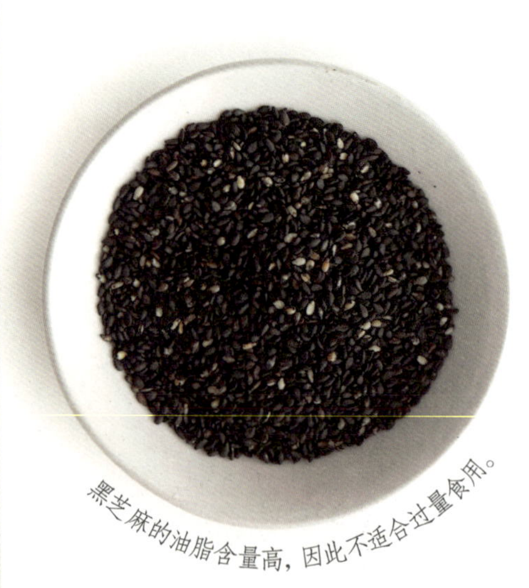

黑芝麻的油脂含量高，因此不适合过量食用。

乌鸡

乌鸡体型轻巧、营养丰富、成熟早。

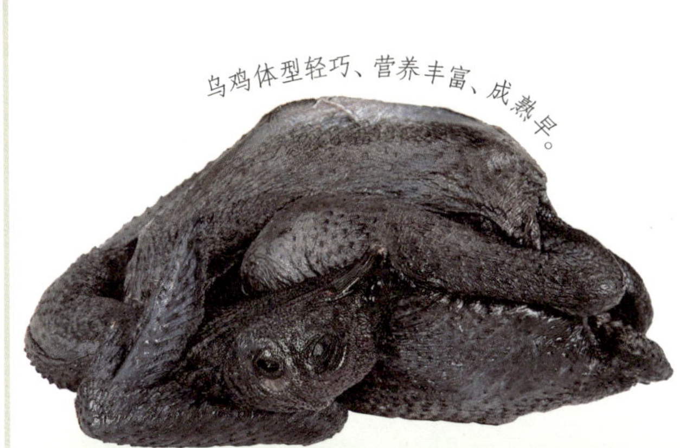

乌鸡又名乌骨鸡、武山鸡，所含的营养物质高于普通肉鸡，可做药用。乌鸡是补虚劳、养身体的上好佳品。食用乌鸡，可提高生理机能、延缓衰老、强筋健骨，对防治骨质疏松、佝偻病、缺铁性贫血等有一定功效。

性味：性平，味甘。

功效：补肝肾、益气血。

海参

海参富含氨基酸、维生素和胶原蛋白等多种营养物质，不仅是珍贵的食品，也是名贵的药材。海参能补肾益精、温补肾阳。用海参做药膳，可以改善肾虚所导致的阳痿、早泄、虚弱劳怯等症。

性味：性温，味咸。

功效：补肾益精、温补肾阳。

适量食用可以增强身体抵抗力。

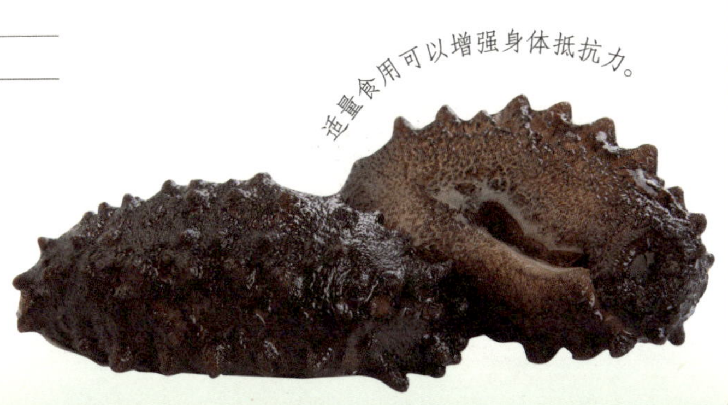

饮食调养肾脏——咸味食物

中医认为咸味入肾，具有软坚散结、滋养肾脏等作用。咸味食物的代表有海带、紫菜、猪肉、螃蟹、海蜇、墨鱼、虾等。

需要注意的是，中医认为冬季肾气偏旺，易心气衰弱，所以饮食上宜省咸增苦，少吃咸味食物，适量吃苦味食物以养心气。长夏时节，可适量吃咸味食物。

猪肉

猪肉又名豚肉，含有丰富的钙、铁、磷等营养成分，是人们日常生活中主要的肉食来源之一，具有补虚强身、滋阴润燥、丰肌泽肤的作用。凡病后体弱、血虚、面黄肌瘦者，皆可用猪肉作营养滋补食品。

性味：性平，味甘、咸。

功效：补肾养血、滋阴润燥。

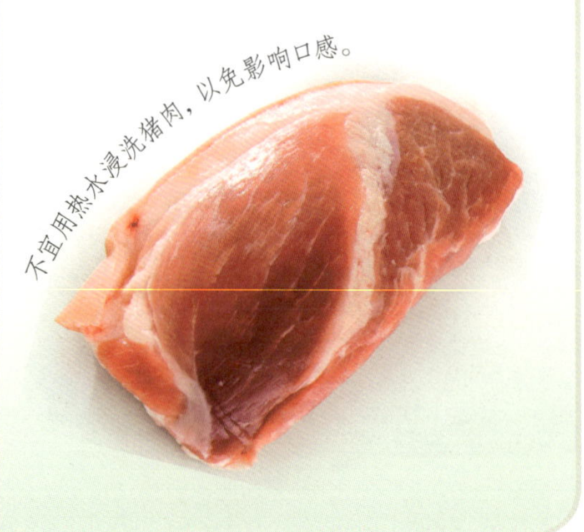

不宜用热水浸洗猪肉，以免影响口感。

紫菜

紫菜富含膳食纤维、多种维生素及钙、钾、镁等微量元素，具有很高的营养价值，有抗衰老、抗凝血和降血脂的作用。紫菜可以缓解因肾虚引起的耳鸣、水肿等。紫菜还能够为机体补充丰富的碘元素，进而促进甲状腺素的合成，调节体内代谢。

性味：性寒，味甘、咸。

功效：软坚散结、清热利湿、补肾气。

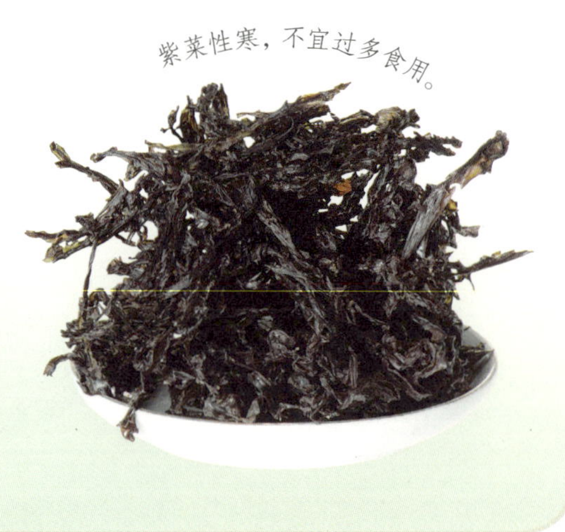

紫菜性寒，不宜过多食用。

海带

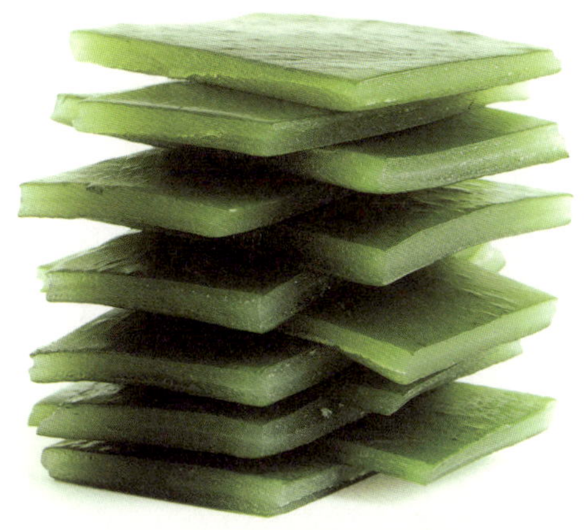

海带含有丰富的碘，有助于促进智力发育。

适量进食海带有助于降血压、血脂、血糖。此外，海带可消肿利尿，有助于缓解肾功能衰竭、老年性水肿、药物中毒等。海带富含硒，有助于清除体内自由基，以起到延缓衰老的作用。

性味： 性寒，味咸。

功效： 利水消肿、消痰散结。

海蜇

海蜇含磷、钙、铁和多种维生素，营养丰富，入肾经、肝经，可清热解毒、化痰软坚、补肾气，还有降压消肿的作用。

性味： 性平，味咸。

功效： 清热化痰、软坚散结、补肾气。

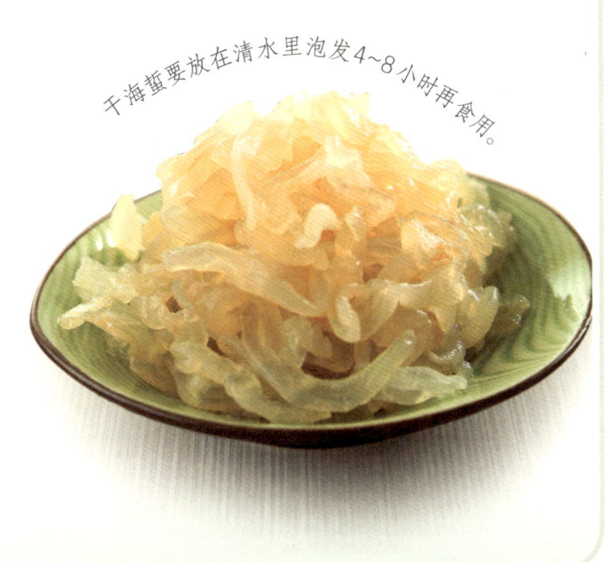

干海蜇要放在清水里泡发4~8小时再食用。

螃蟹

螃蟹富含微量元素等营养成分，对身体有很好的滋补作用。螃蟹清热解毒、活血通络、滋阴养肾，对于血瘀、损伤、黄疸、腰部酸痛等疾病有一定的食疗效果。

性味： 性寒，味咸。

功效： 清热解毒、活血通络、滋阴养肾。

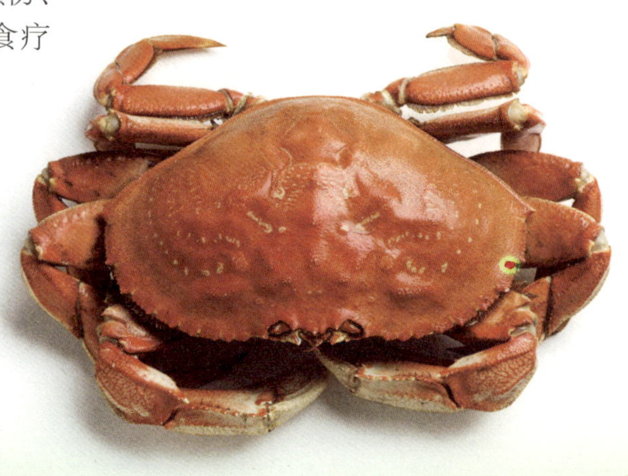

螃蟹性寒，一次不要吃太多。

墨鱼

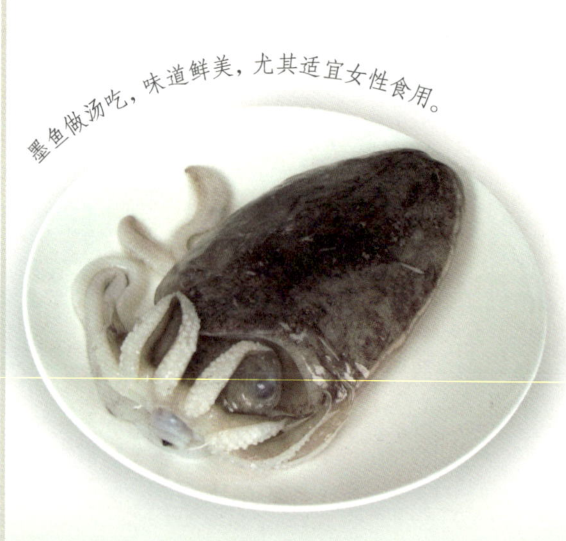

墨鱼做汤吃，味道鲜美，尤其适宜女性食用。

墨鱼具有养血通经、补肾气、调经止带之功效，可缓解经血不调、水肿等症。李时珍称墨鱼为“血分药”，是治疗女性贫血、血虚闭经的良药。

性味： 性平，味咸。

功效： 补肾气、滋阴、调经止带。

虾

虾能补肾壮阳，对肾虚阳痿、脾虚食少者颇有益。此外，虾皮含有大量的钙和优质蛋白质，可预防骨质疏松。

性味： 性温，味甘、咸。

功效： 补肾壮阳。

适量吃虾可增强人体免疫力。

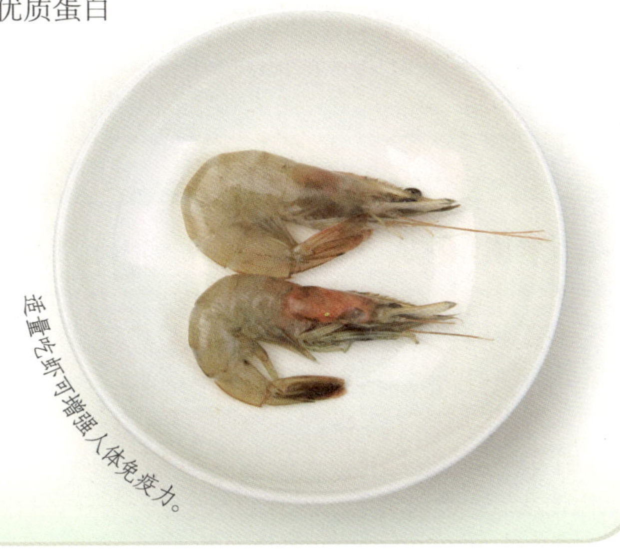

鱿鱼

鱿鱼含有钙、铁、磷、镁等元素，有利于骨骼发育和造血，缓解贫血，还有滋阴补肾的作用。此外，鱿鱼具有排毒的功效，可以改善肝脏功能。

性味： 性平，味咸。

功效： 滋阴养肾、补虚。

鱿鱼需煮熟后食用，以免导致肠运动失调。

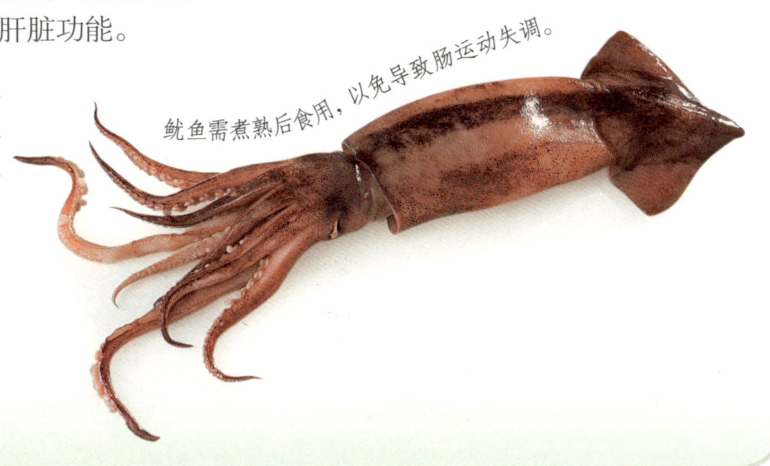

饮食调养肾脏——茶饮

肾好了，人就有精气神，看着就不显老。若是肾气不足、肾虚，人就会长白头发，眉毛的颜色也开始变淡，面色显老。此外，还会出现黑眼圈范围逐渐增大、经常腰酸、走路没劲、小便异常等症状，这些都是肾不好或肾需要排毒的表现。适量喝补肾茶，对肾脏保养很有好处。

菊花枸杞子茶

肾开窍于耳，肾精充足则耳聪目明、精力充沛。肾精亏损，精气就不能上达头面部，耳窍失去滋养，轻则耳鸣，重则耳聋，这也是老年人经常“耳背”的原因。这类耳鸣耳聋和肾精不足、肝阳上亢有关，因此可喝菊花枸杞子茶，有补肾填精、清肝明目的作用。

原料：菊花3朵，枸杞子2克。

做法：将菊花和枸杞子一同放入杯中，倒入开水，闷泡5分钟后即可饮用。

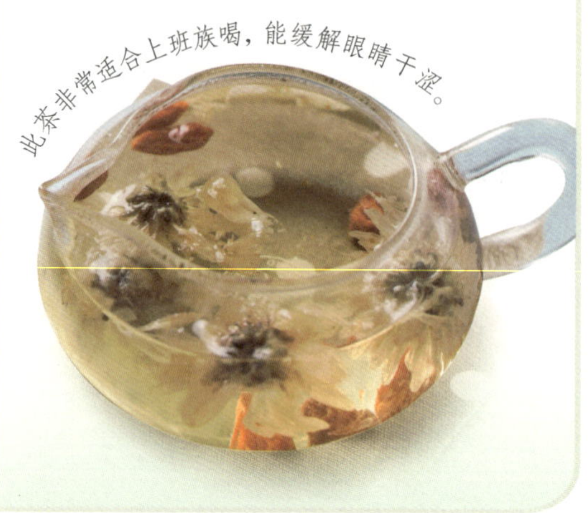

此茶非常适合上班族喝，能缓解眼睛干涩。

银耳茶

银耳能清热滋阴、健脾益胃、补肾强精，可以提高机体免疫力；菊花能清热祛风、明目解毒，缓解视力模糊；枸杞子有清心明目、补肝益肾的功效，对肝脏以及肾脏皆有很好的滋补作用；此三味材料合用，有滋补肝肾、养肝明目、缓解疲劳的作用。

原料：水发银耳3朵，菊花2朵，枸杞子、冰糖各适量。

做法：将枸杞子、银耳、菊花放入锅中，加适量水，小火煮20分钟，出锅前将冰糖放入锅中熬化即可。

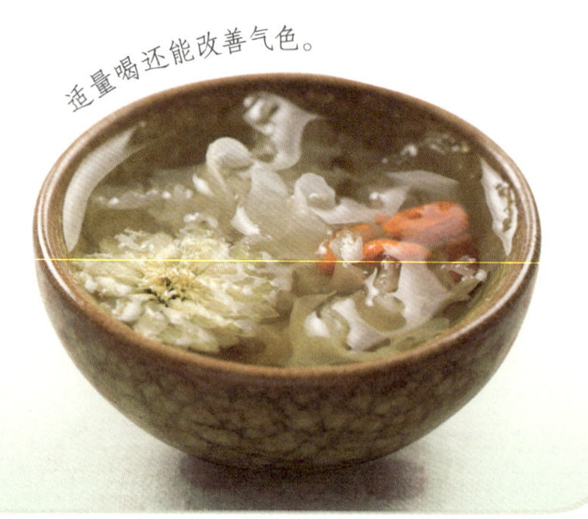

适量喝还能改善气色。

菟丝子茶

便秘期间不宜服用此茶。

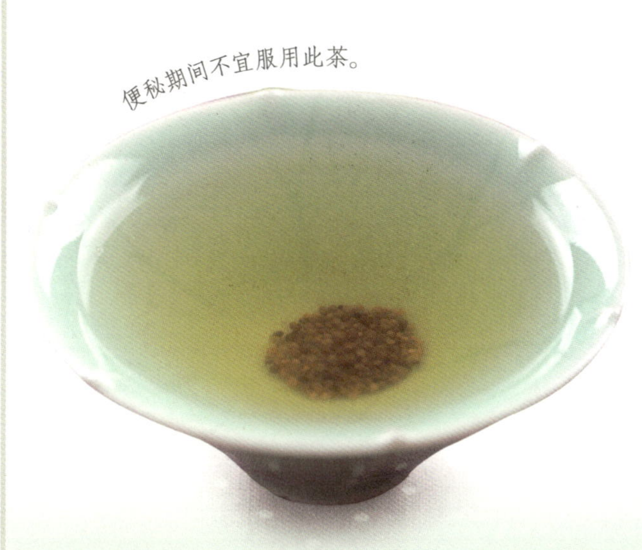

菟丝子是一味中药，具有养肝明目、补肾益精的功效，内服常用于肝肾不足、腰膝酸软、阳痿遗精、遗尿尿频、目昏耳鸣、脾肾虚泻。外用具有消风祛斑之功效。

原料：菟丝子 5 克。

做法：将菟丝子捣碎，倒入开水，加盖，闷泡 15 分钟后即可饮用。

红糖菟丝子茶

经常对着电脑、手机等电子产品，会出现眼睛干涩疼痛的现象，若再加上熬夜更会加重肾脏负担，无法将毒素及时排出。平时喝些菟丝子红糖茶能有效缓解这些症状。

原料：菟丝子 5 克，红糖适量。

做法：将菟丝子捣碎，和红糖一同放入杯中，倒入开水，加盖，闷泡 15 分钟后即可饮用。

此茶也适宜肝虚目昏者饮用。

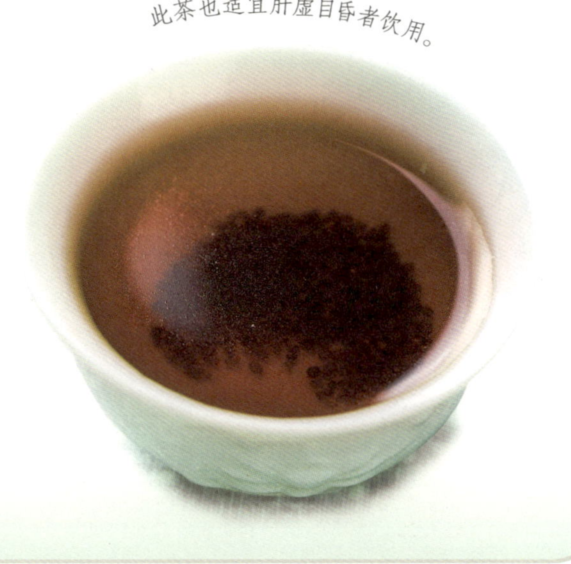

黑芝麻杏仁茶

经常食用黑芝麻能补肾益精，延缓衰老。李时珍在《本草纲目》中说："服至百日，能除一切痼疾。一年身面光泽不饥，二年白发返黑，三年齿落更生。"

原料： 黑芝麻5克，甜杏仁5个，绿茶3克，冰糖适量。

做法： 将黑芝麻、甜杏仁分别捣烂。所有材料一同放入杯中，倒入开水，闷泡5分钟后，搅拌均匀即可饮用。

腹泻期不宜多饮。

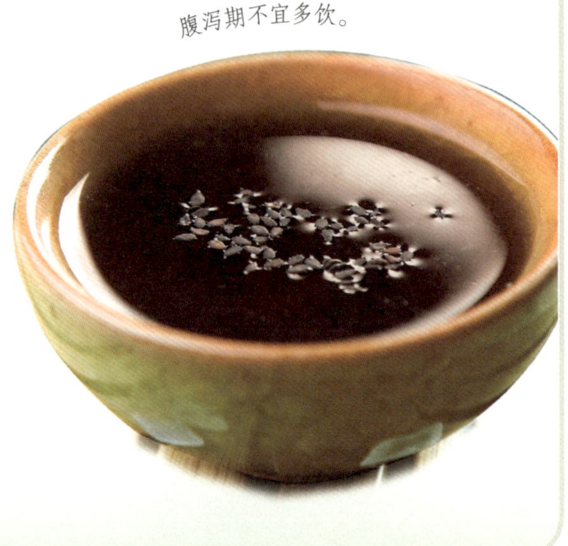

桑叶茶

桑叶还可润肠通便，改善便秘。

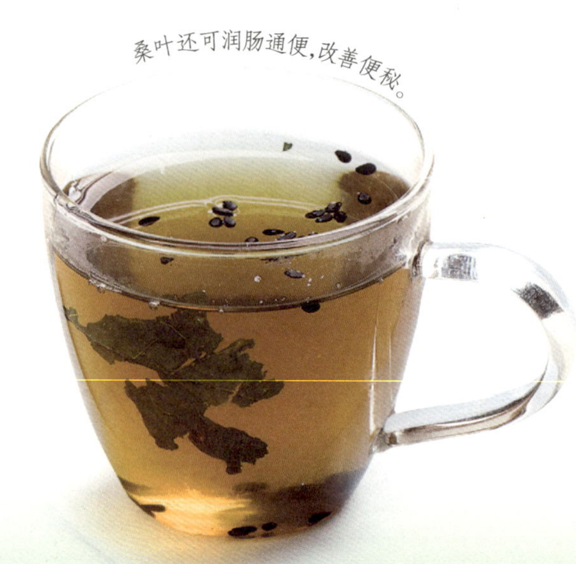

大量脱发不仅影响美观，更是肾脏不堪重负的信号之一。肾毒积累过多时，肾精生血不利，无法濡养毛发，导致脱发。此茶能补肾益精，有利于肾脏排毒，帮助头发恢复生机。

原料： 黑芝麻2克，桑叶3片。

做法： 将黑芝麻、桑叶一同放入杯中，倒入开水，加杯盖，闷泡15分钟后即可饮用。

五味子大枣茶

不喜欢酸味的人可以减少乌梅的用量。

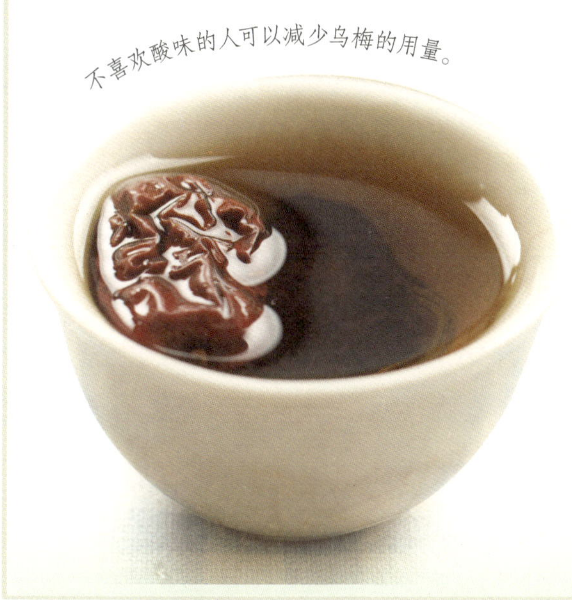

五味子以酸味为最，苦次之，咸更次之。酸能收敛，苦能清热，咸能滋肾，既能益气生津、补肾养心，又能敛肺气归肾，而收止咳平喘之功。还具有很强的消炎作用，能修复肝脏损伤，帮助人体解毒、排毒，过滤有毒物质。经常食用五味子，不仅能养肝，还能补肾，促进气血运行。

原料： 乌梅、大枣各 1 颗，五味子、绿茶各 2 克。

做法： 将所有材料放入杯中，倒入开水，加盖，闷 15 分钟后即可饮用。

刺五加茶

经常外出应酬、喝酒的人，是肾需排毒的主要人群。适量喝刺五加茶能促进胆汁分泌，加速酒精等有害物质的排泄，减轻肝、肾负担。

原料： 五味子 2 克，刺五加根 5 片，大枣 1 颗。

做法： 将五味子、刺五加根一同放入锅中，倒入开水，煮 10 分钟后倒入杯中，再放大枣即可饮用。

常饮此茶可以补肾安神、强壮筋骨。

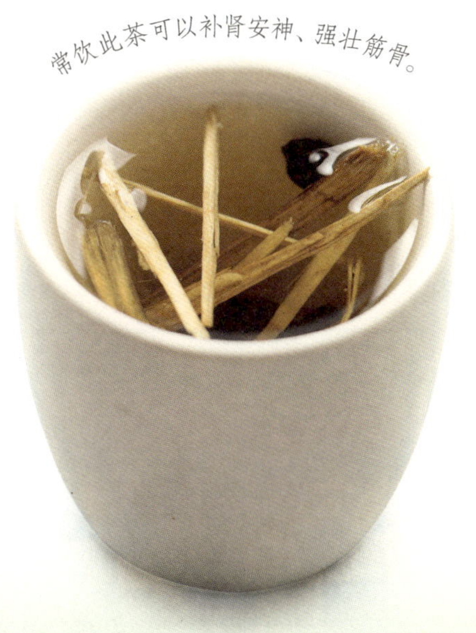

运动调养肾脏

肾脏作为五脏之一，对于清除体内的代谢废物等起着非常重要的作用。另外，肾主骨，肾好，才能肌肉丰满、骨骼强壮。为了能更好地养肾，可以掌握几种在家就能做的益肾运动。

三元式站桩

三元式站桩动作强度小，非常适合老年人或身体素质不好的人练习。刚开始练时每次站桩时间不必过长，5~15 分钟为宜，等体力增进时再延长至 30~50 分钟，可每天早晚各练一次。常做能使肾元充沛、筋骨强劲。

动作要领：两脚分开，与肩同宽，两手由身体两侧向前合抱于腹前；同时两膝微屈，重心下沉，两膝关节微微向两旁打开。背略弓形，胸要含，背要拔，腰背部略向后拱。这样前后、左右、上下都是圆，整个人显得十分圆融。

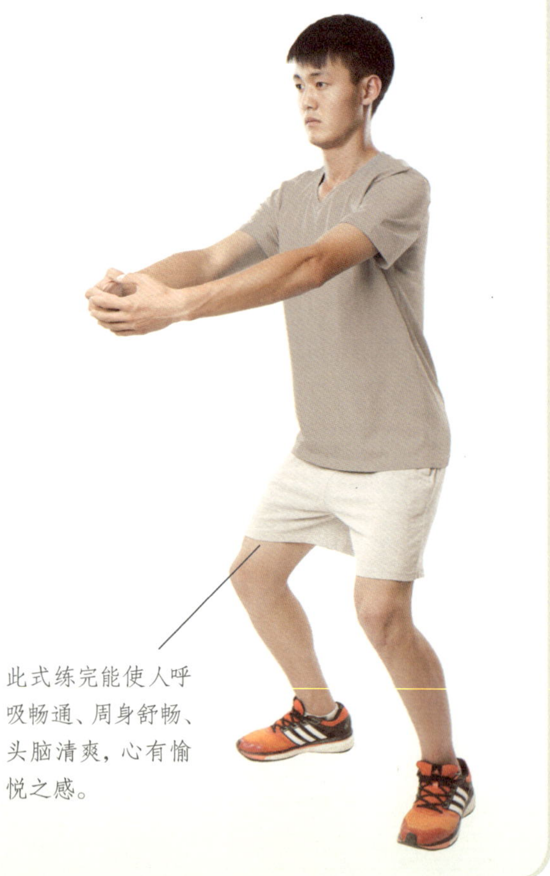

此式练完能使人呼吸畅通、周身舒畅、头脑清爽，心有愉悦之感。

高抬腿

高抬腿是针对腿部的训练，可以有效地增强腿部的肌肉力量，经常作为减肥人士的运动项目之一，不仅燃脂效果明显，还有提臀瘦腿塑型的效果。高抬腿刚开始做时会气喘吁吁，越坚持越轻松，能提高心肺功能。高抬腿还能强健骨骼，而肾主骨，所以对肾也有一定的好处。做高抬腿时频率要由慢至快，循序渐进。

动作要领：身体直立，双脚距离与肩同宽，双手垂于身体两侧。将右膝抬起至腰部高度。将右脚放回地面，然后将左膝抬起至腰部高度。双腿交替重复动作。

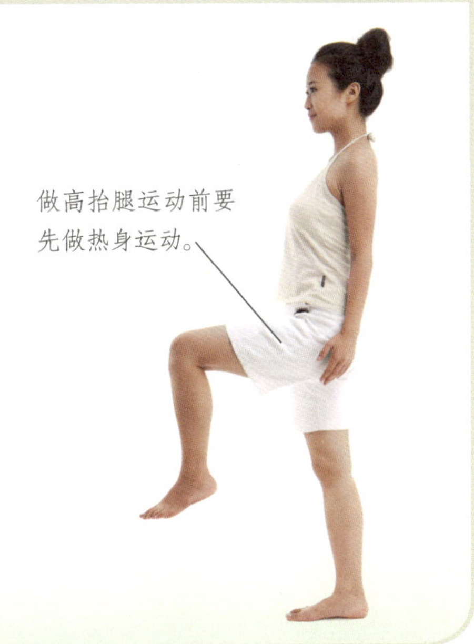

做高抬腿运动前要先做热身运动。

踮脚

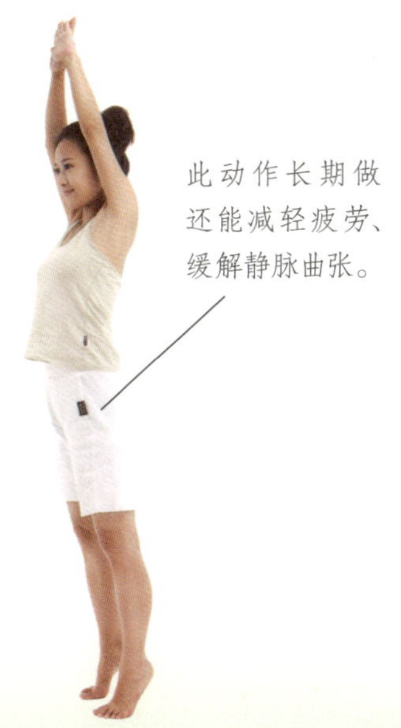

此动作长期做还能减轻疲劳、缓解静脉曲张。

每一次踮脚的过程中，当立起脚尖，再放下脚跟的时候，不仅能刺激到足底的涌泉穴，还能活跃肾经，起到补肾益气的作用。而且，坚持每天踮脚，还能改善因肾虚引起的手脚冰冷、精力不足等症状。此外还能改善腿脚血液循环不畅，有效缓解下肢水肿，使腿部纤细紧致。

动作要领：两脚平行，脚距同肩宽，目视正前方，两臂向上伸展，两掌相交于头顶。提起脚跟，深呼吸，停留 3~5 秒后放下，连续做 5 次，每天坚持 15 分钟。

长跑

冬季进行长跑锻炼，不仅能促进血液循环，养护肾脏，还能增强体质和提高机体的耐寒能力。长跑结束后，全身上下得到活动，这时可进一步做基础锻炼，能取得良好的健身效果。

注意事项：长跑前要根据气温增减衣物，尤其要注意腹部的保暖。

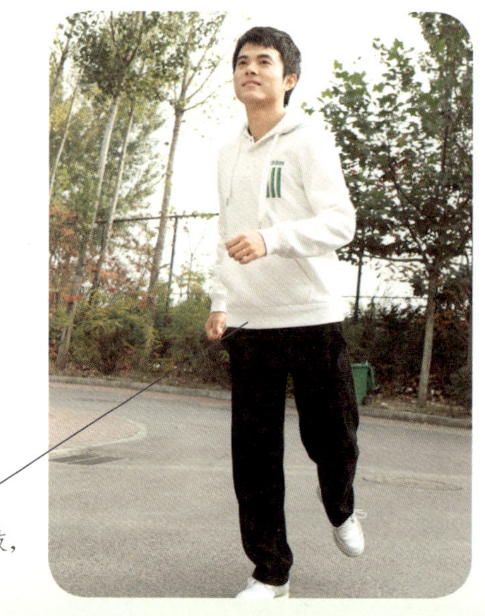

长跑前要活动四肢，做好热身运动。

踮脚走

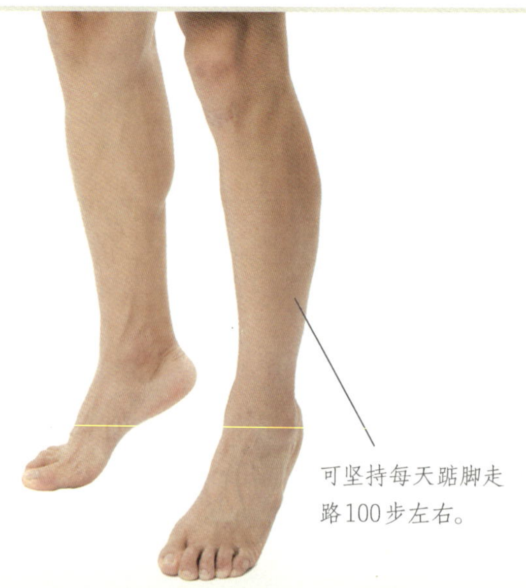

可坚持每天踮脚走路100步左右。

在人体的大腿内侧，有三条阴经通过，分别是足太阴脾经、足厥阴肝经、足少阴肾经。经常踮脚走路，通过脚尖着力，拉伸腿部肌肉，可对这三条阴经形成刺激，促进这三条经脉的气血运行，从而有利于激发或升发中气，发挥补肾固元、填髓益精的作用。另外，踮脚走还可促进下肢血液循环，保证气血循行顺畅，使肾脏得到充足的滋养，从而增强盆底肌肉的强度。

动作要领：踮脚走时，背部要挺直，前胸挺起，提臀，同时提起脚跟，用前脚掌行走。

踩鹅卵石

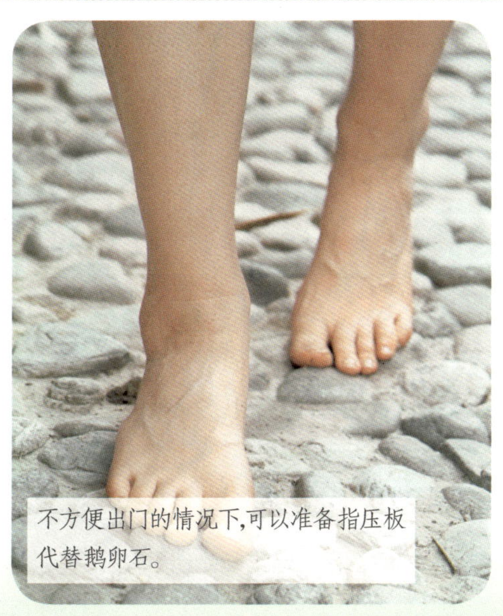
不方便出门的情况下，可以准备指压板代替鹅卵石。

足跟为足少阴肾经起源之地，人若想要身体健康、延年益寿、养肾护肾，就要从“动足”开始做起。应多外出运动，可以在铺设着鹅卵石的健身小道上，赤脚迈步行走以激发体内的肾气。

注意事项：脚部有损伤、炎症等还未痊愈的人，不宜踩鹅卵石。

晃动腰身

很多人说腰好肾就好，这是有一定道理的。因为腰为肾之府，若长期出现腰酸症状，就要考虑是不是肾出现了问题，比如肾虚。因此，护腰就是护肾，活动腰身也可以刺激到肾。晃动腰身的时候幅度要小，动作要缓慢，以免扭伤腰。

动作要领：自然站立，双手叉腰，呼吸自然，缓慢向左划圈晃动腰身 30 次，再向右划圈晃动 30 次，头部亦随之而缓慢晃动，一般早晚各练 1 次。

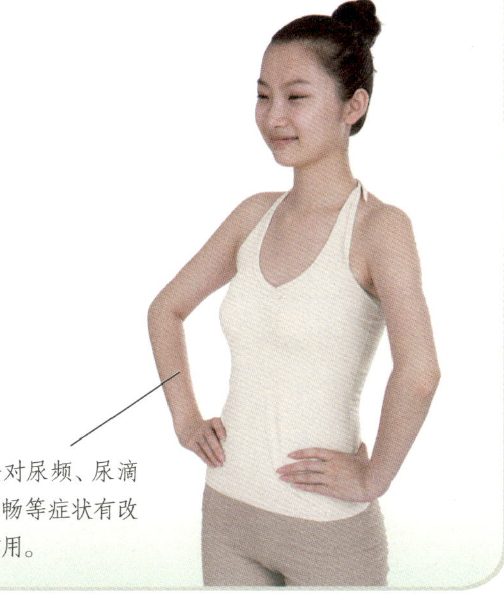
此法对尿频、尿滴沥不畅等症状有改善作用。

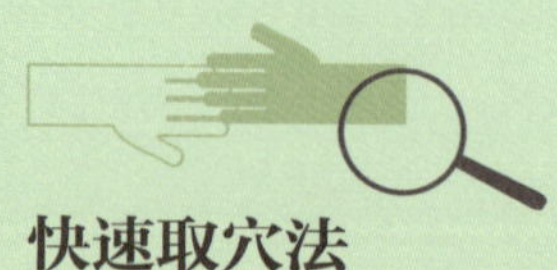

快速取穴法

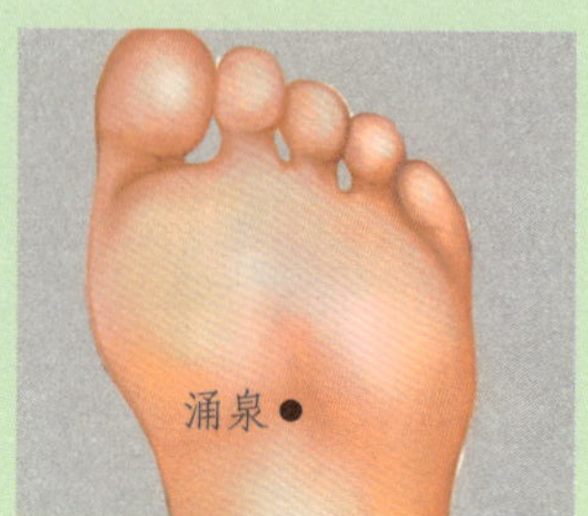

▲ **涌泉穴** 足底前1/3处可见有一凹陷处，按压有酸痛感处即是。

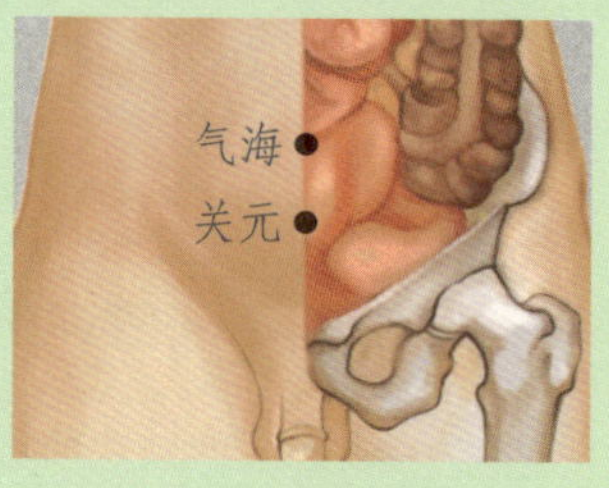

▲ **气海穴** 在下腹部，正中线上，肚脐中央向下2横指处即是。

▲ **关元穴** 在下腹部，正中线上，肚脐中央向下4横指处即是。

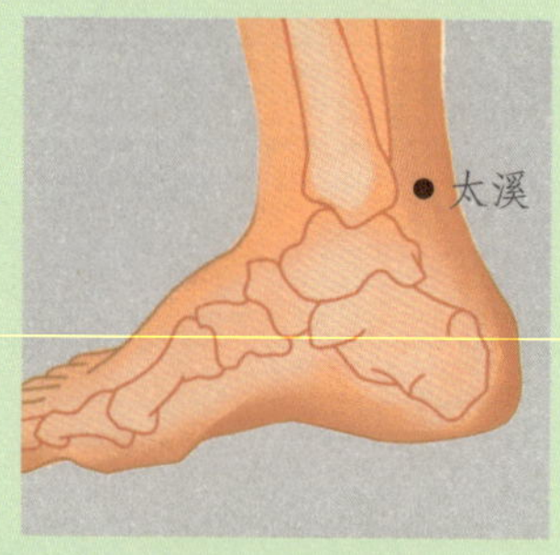

▲ **太溪穴** 坐位垂足，由足内踝向后推至与跟腱之间凹陷处即是。

扫码看
穴位保健视频

经络穴位调养肾脏

肾作为人的先天之本、阴阳之本，直接维系着体内的阴阳平衡，因而人体养生保健的关键就是固肾保精。补肾气，不一定要服用名贵药材，也不一定要大补、猛补，人体自身就可以补肾气，找几个有补肾功效的穴位，长期坚持刺激，就可以起到很好的补肾效果。

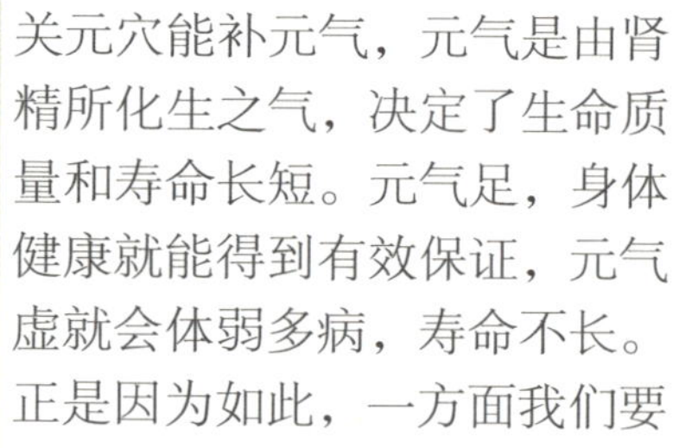

艾灸关元穴

关元穴能补元气，元气是由肾精所化生之气，决定了生命质量和寿命长短。元气足，身体健康就能得到有效保证，元气虚就会体弱多病，寿命不长。正是因为如此，一方面我们要减少对元气的耗损，另外一方面要适当补充耗损的元气。为了防止元气不足，可以适当对关元穴进行刺激来补充元气。

艾灸手法： 点燃艾条，温和灸关元穴5分钟。

功效： 补中益气、温肾壮阳。

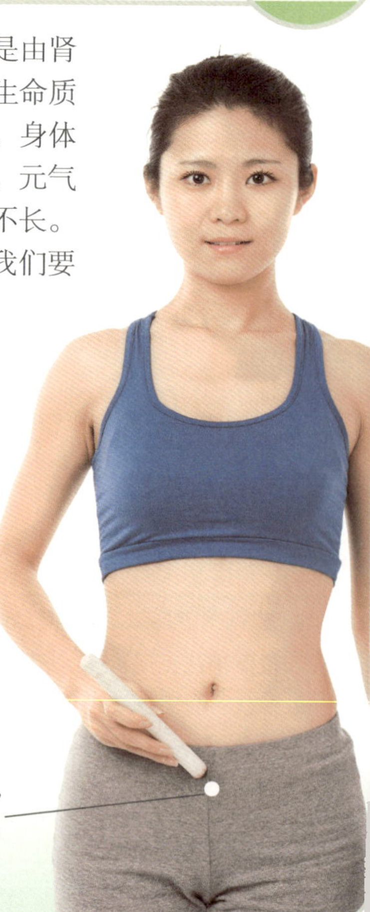

此图仅为示意，艾灸时不隔衣。

艾灸太溪穴

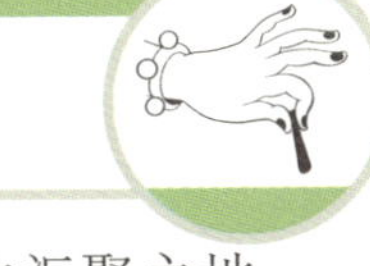

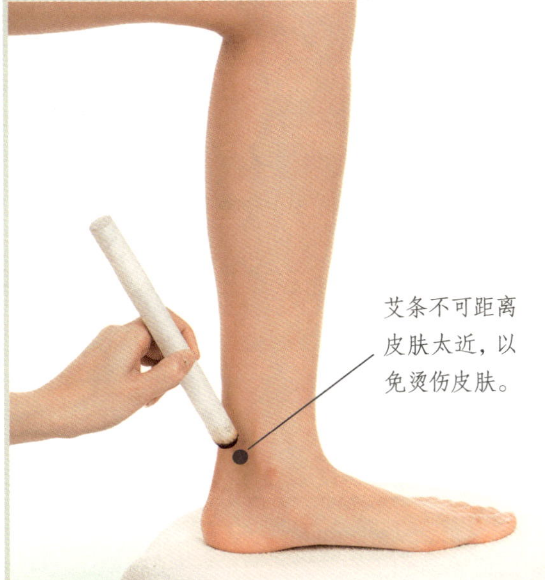

艾条不可距离皮肤太近，以免烫伤皮肤。

太溪穴，肾经之气流注汇聚之地，调动生命原动力，为肾经源头。此处肾经经气最旺，为大补穴。肾主水，刺激太溪穴能够发挥“补水”作用，也就是滋阴的作用。寒凉体质的人，可时常艾灸太溪穴，让温暖的生机进入寒体之内。

艾灸手法： 点燃艾条，温和灸太溪穴 3~5 分钟。

功效： 温肾助阳。

按揉气海穴

气海穴是人体先天元气汇集之处，是元阳之本，具有培补元气、回阳固脱的作用。肾阳足了，自然生命力也会强大起来。体寒者、精神不振者可以经常对气海穴进行刺激。

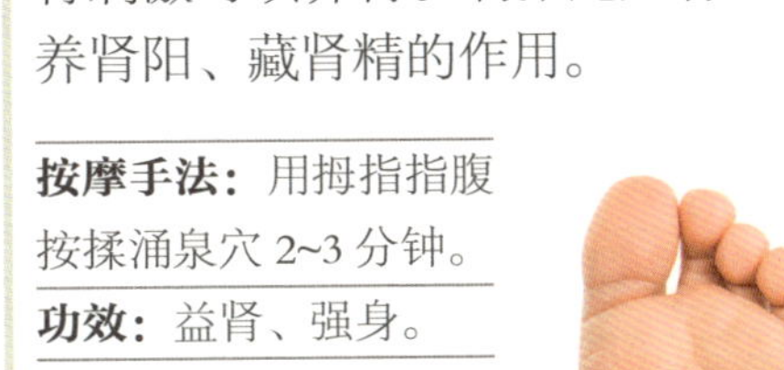

按摩手法： 用食指指腹按揉气海穴 1~2 分钟。

功效： 补中益气、涩精止遗。

每天按揉 1~2 次。

按揉涌泉穴

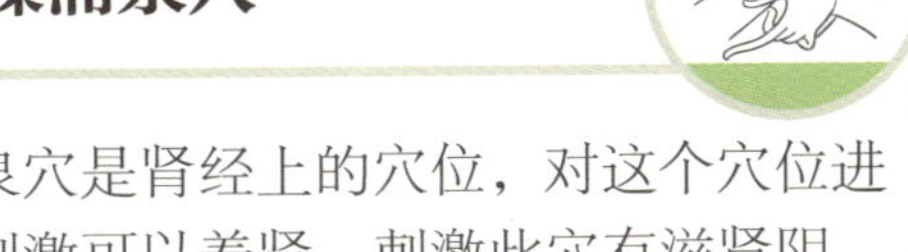

涌泉穴是肾经上的穴位，对这个穴位进行刺激可以养肾。刺激此穴有滋肾阴、养肾阳、藏肾精的作用。

按摩手法： 用拇指指腹按揉涌泉穴 2~3 分钟。

功效： 益肾、强身。

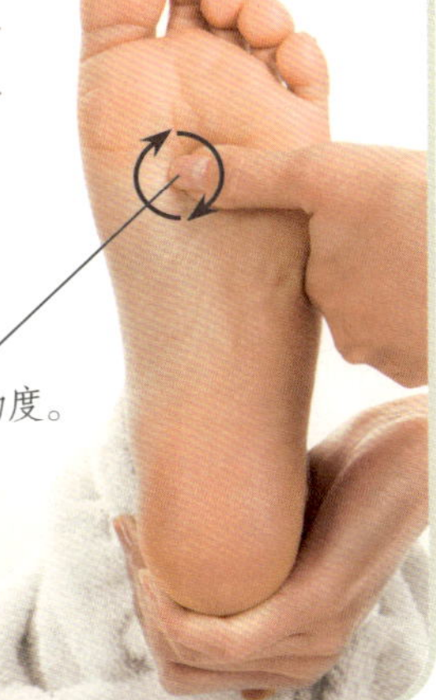

以有酸胀感为度。

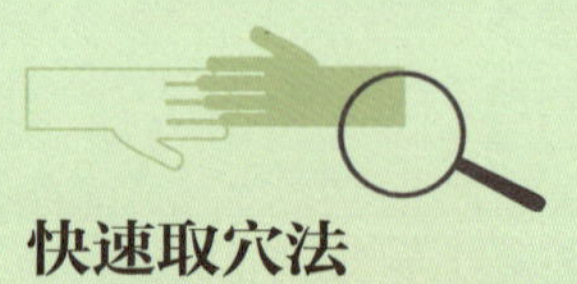

快速取穴法

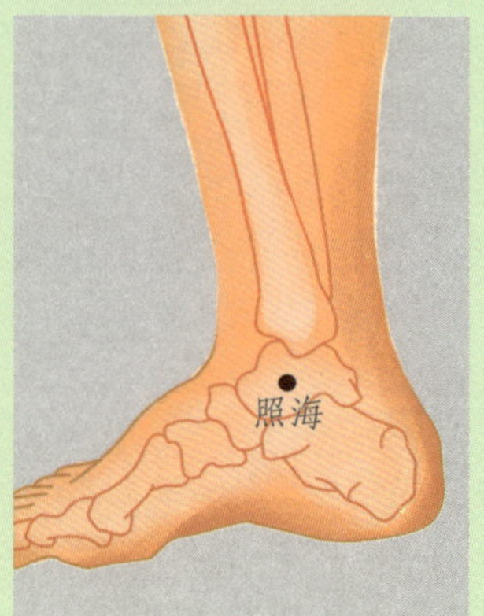

▲ **照海穴** 坐位垂足，由内踝尖垂直向下推，至下缘凹陷处，按压有酸痛感处即是。

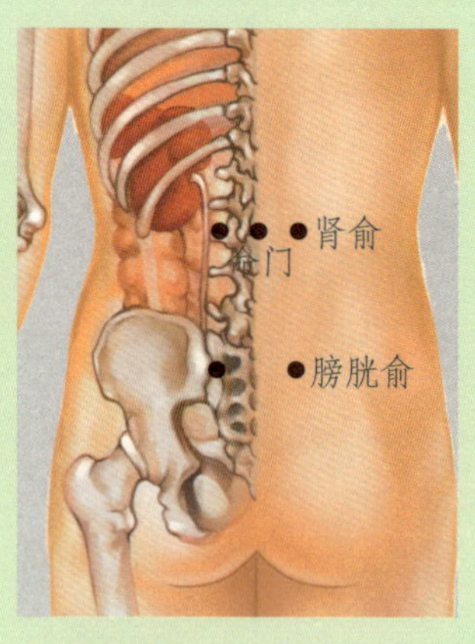

▲ **命门穴** 肚脐水平线与后正中线交点，按压有凹陷处即是。

▲ **肾俞穴** 肚脐水平线与脊柱相交椎体处，正中线旁开2横指处即是。

▲ **膀胱俞穴** 两侧髂嵴高点连线与脊柱交点，往下推3个椎体，旁开2横指处即是。

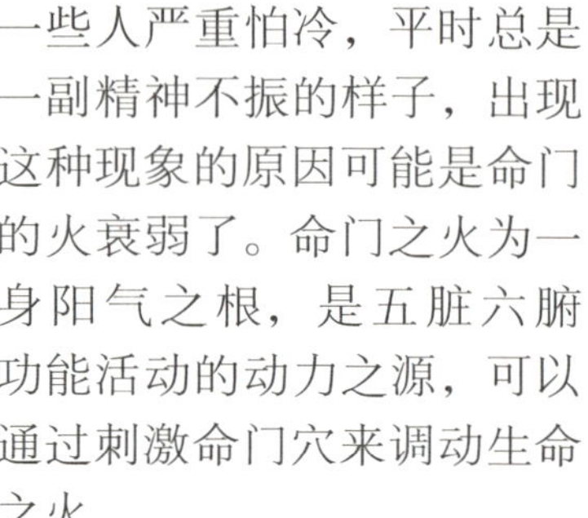

艾灸命门穴

一些人严重怕冷，平时总是一副精神不振的样子，出现这种现象的原因可能是命门的火衰弱了。命门之火为一身阳气之根，是五脏六腑功能活动的动力之源，可以通过刺激命门穴来调动生命之火。

艾灸手法： 点燃艾条，用艾条温和灸命门穴5分钟。

功效： 补肾壮阳、调经止带。

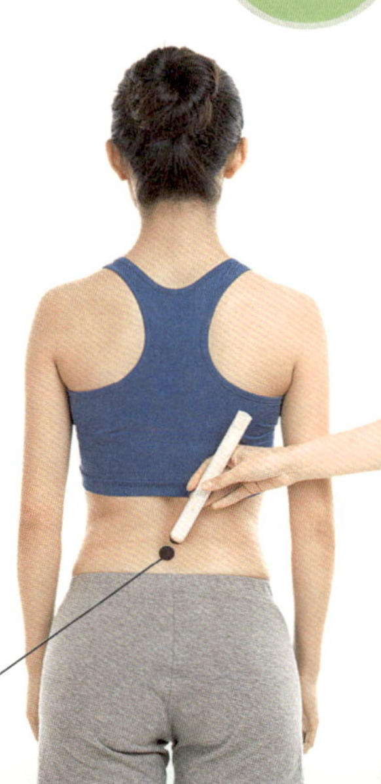

注意艾条距离皮肤不要太近，以免烫伤。

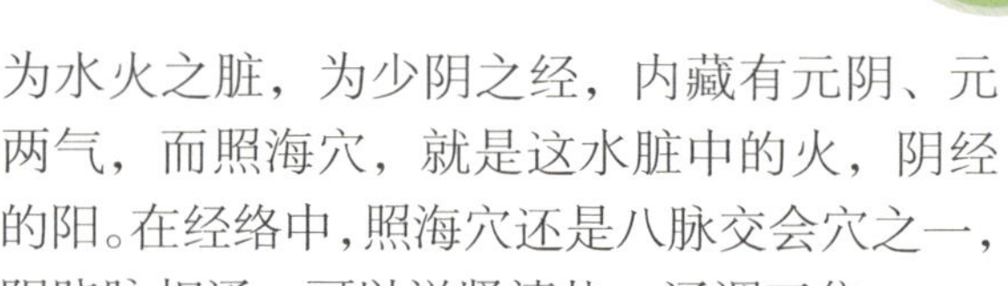

按揉照海穴

肾为水火之脏，为少阴之经，内藏有元阴、元阳两气，而照海穴，就是这水脏中的火，阴经中的阳。在经络中，照海穴还是八脉交会穴之一，与阴跷脉相通，可以滋肾清热、通调三焦。

按摩手法： 用拇指指腹按揉照海穴1分钟。

功效： 补肾养阴、清热利咽、养心安神。

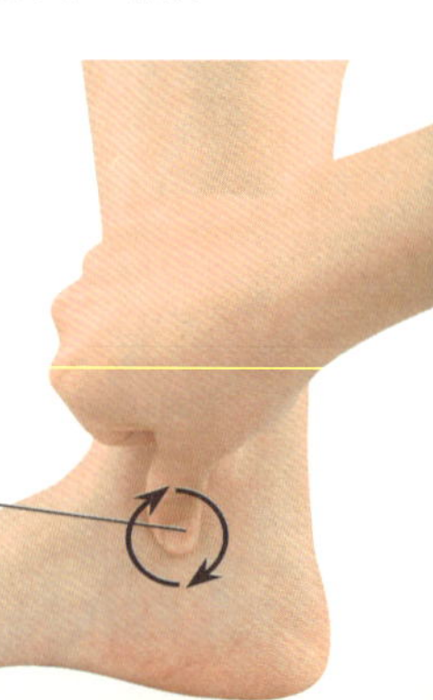

以感觉温热舒适为宜。

按揉肾俞穴

“肾”，肾脏也；“俞”，输也。肾俞穴意指肾脏的寒湿水气由此外输膀胱经。常按此穴，可补肾助阳，调节生殖功能。有缓解腰痛、肾脏疾病等作用。

按摩手法： 用双手掌根按揉两侧肾俞穴 3 分钟。

功效： 温肾助阳、生精益髓。

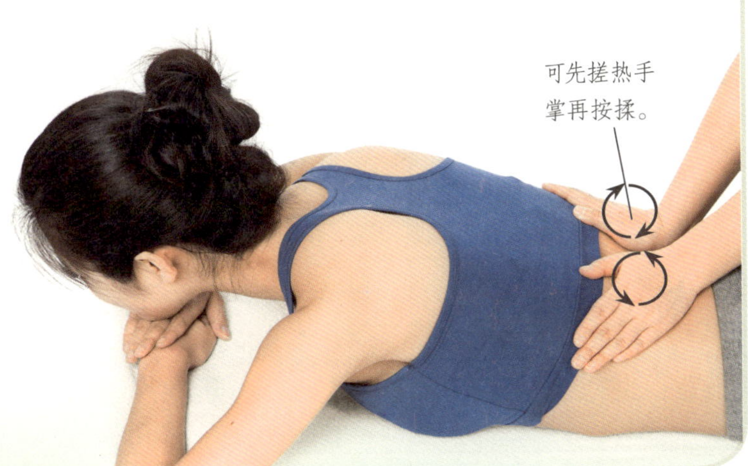

按揉膀胱俞穴

膀胱俞穴可以起到通淋利水的作用，经常刺激按摩该穴可以利尿、通小便。适用于小便不利、遗尿、泄泻、便秘、腰脊强痛等症。

按摩手法： 用拇指指腹按揉膀胱俞穴 2~3 分钟。

功效： 温肾固摄、补益脾肾。

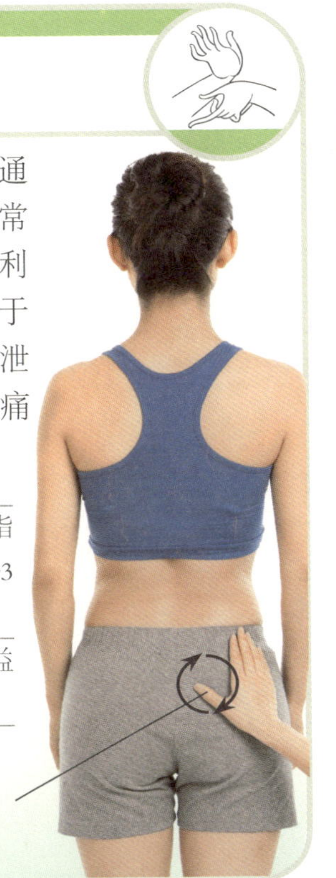

拍打肾经

肾经是人体协调阴阳能量的经脉，也是维持体内水液平衡的主要经络。休息时可通过刺激肾经来养护肾脏。

拍打手法： 用手掌或按摩槌对肾经循行路线进行拍打。

功效： 温肾固摄、补益脾肾。

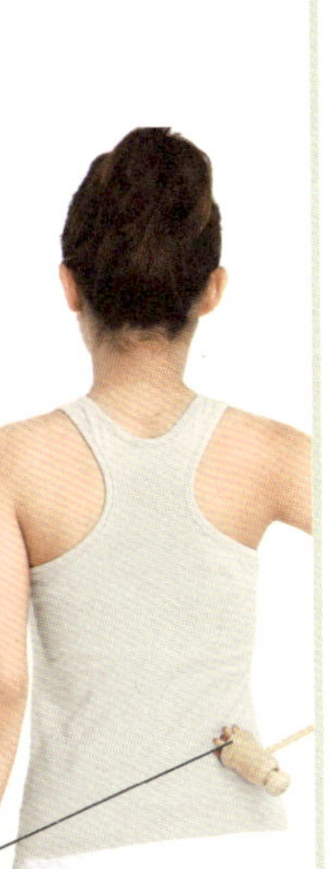

小知识大健康

肾虚引起脱发

肾气亏虚是引起脱发的常见原因之一。此类脱发者，可适量食用具有滋补肝肾功效的食物，如黑豆、黑芝麻、黑米等。

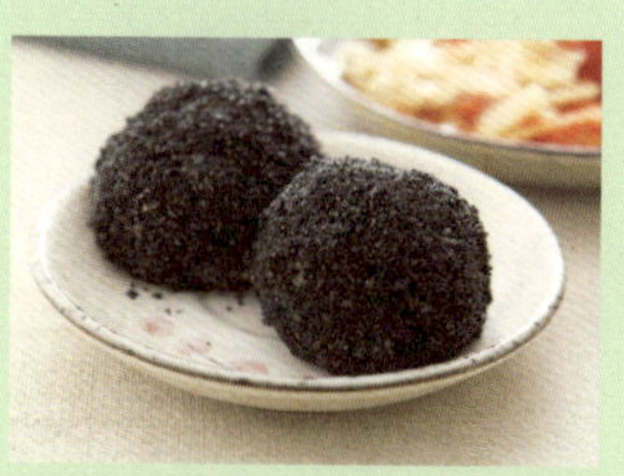

需要注意的是，导致脱发的原因有很多，内分泌性脱发、感染性脱发等需要及时就医。

情志调养肾脏

情志失调对肾脏的损害也是很大的，既会直接影响肾的功能，也会影响其他脏腑而后累及于肾，导致肾脏出现异常症状。

肾养生防惊恐

《黄帝内经》中说“在脏为肾……在志为恐”，肾在志为恐，肾气不足则恐，肾气足则有志。恐是一种恐惧、害怕的情志活动，是一种本能，有畏惧之心是人格健全的表现。惊与恐相似，但惊为不自知，事出突然而受惊吓。

“恐惧不解则伤精，精伤则骨痠痿厥，精时自下”，这说明惊恐的刺激，对机体气机的运行会产生不良影响。恐惧太过，就会损伤健康，甚至危及生命。长期的恐惧或突然意外惊恐，可导致肾气受损，令人惶惶不安、提心吊胆，出现心神不安、夜不能寐、大小便失禁、遗精、腰膝酸软等症状。

“惊则气乱”，机体正常的生理活动因惊慌而产生一时性的扰乱，出现心神不定等现象。“恐则气下”，人在恐惧状态中，导致肾气不固，上焦气机闭塞不畅，气陷于下，表现为坐卧不安、频繁上厕所，甚至大小便失禁。

思考能够战胜恐惧

按照五行相生相克理论，恐在肾，属水；思在脾，属土；而土克水，所以思胜恐。思是一个认知过程，能约束各种感情的思维活动。当人感到恐惧时，静下来思考，或周围人为其开导、分析，能使人神志清醒、思维正常，消除恐惧心理，或制约恐惧过度所导致的身体不良病变。所以，思考可以很好地抑制恐惧，缓解患者的心理压力。

《续名医类案》就记载了这样一个病例：某人得了心理疾病，看见什么都以为是狮子，害怕得不得了，于是向大哲学家邵雍求助。邵雍就教他壮起胆来，伸手去捕捉。患者每次抓到的都不是狮子，错愕间不禁思索。久而久之，他潜意识里也明白了是自己的幻觉，病也就渐渐好了。

有些恐惧是凭空产生的，比如我们熟知的杞人忧天，这时通过思考了解到真相，可以起到缓解的作用，这就是思胜恐的一个方面。当然，生活中难以避免会受情绪刺激，也不必过度担心惊恐对身体的影响。

生活小提示

经常尿频怎么办

有些人老想上洗手间，可是每次尿量又特别少，原因可能在于肾气不足，需要从补肾气来着手进行调理。

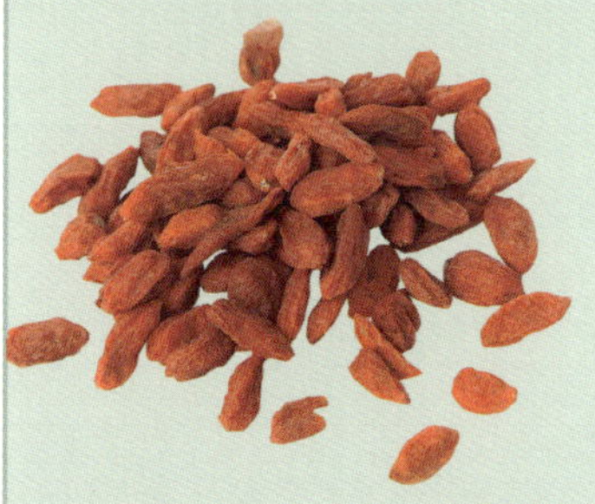

平时尿频的人可以适当吃一些补肾的食物，如山药、枸杞子等。

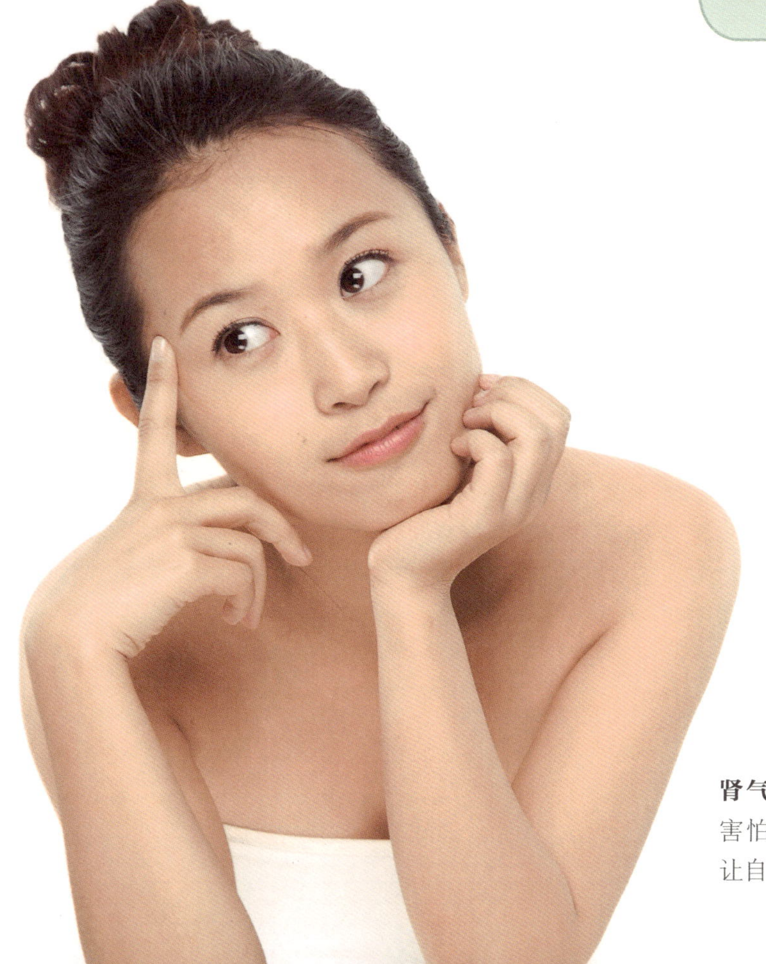

肾气不足容易惊恐，遇到害怕的事情多思考，就能让自己慢慢平复下来。

生活小妙招

搓腰眼

搓腰眼是一种中医按摩方法，不管是肾阴虚还是肾阳虚，用此法皆可以取得良效。

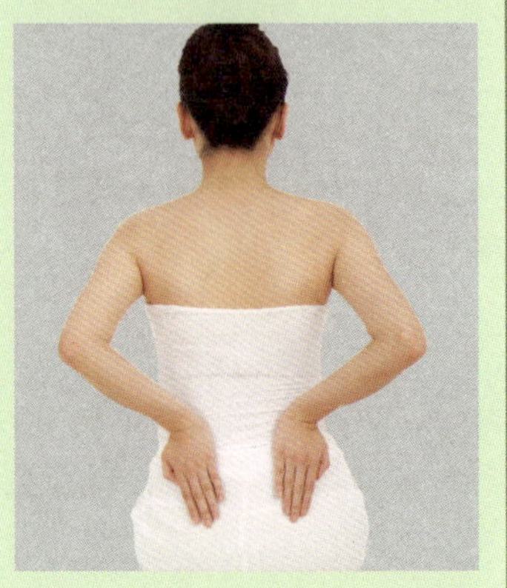

可先将双手搓热，置于腰两侧，然后从上到下来回摩擦约2分钟，以皮肤微红、有热感为宜。

顺时调养肾脏

冬闭藏，养肾藏精

冬季闭藏，万物休整，神志深藏于内。人在这时要遵循冬藏养生之道，做到多“储蓄”、少“透支”，以减少疾病的发生。

冬季是养肾好时节

冬季天地闭藏，水冰地坼，主太阴寒水，为阴盛阳衰、万物闭藏之季，故与五脏中属水、主收藏的肾相合。特别是冬季中的冬至节气，冬为阴，至即极也、顶也，凡阴之顶端乃阴寒之极，必是阳的起始，冬至过后更是进入了一年中最为寒冷的时段。

冬季自然界中阴寒强盛，可导致人体内真阳闭藏、气血内敛，机体很容易因阳气不足、卫气受遏，被严寒所伤，而诱发疾病、露出危象。所以在此时节，人们务必要潜藏真阳，固护精气。而潜藏真阳、固护精气者，在人体之中非肾莫属。

冬至前后宜补肾气

冬至为阴阳转换之枢纽，这时候阴气已达最盛，阳气开始萌发，所以选择冬至前后补益肾气，一方面有助于调整人体阴阳气血的平衡。另一方面，冬季属水、春季为木，而水能生木，故冬水足才能春木旺，所以民间一直流传着冬令进补的说法。冬令补肾，一可补昔日肾之虚，二能壮未来肝之力。再者，冬为封藏之时，肾乃封藏之脏，两者都有一个“藏”字，一年四季之中，以冬令补肾最为适宜。

冬季穿衣原则

冬季养生的基本原则是要避寒就暖，敛阴护阳，以藏为本。在衣着方面也要多注意，穿衣适当也是一种养生方法。虽然冬季可以适当多穿衣服，起到保暖的作用，使得人体的热量得以保存，但是衣服不宜穿得过厚。如果衣服穿太厚，甚至捂出汗，是不符合冬季养生原则的。尤其是做户外运动的时候，穿衣以感觉不冷为宜。当然，对于老、弱、患病者适当多穿还是有必要的。

吞津养肾

中医认为，唾液是人体重要的津液之一。肾为水脏，主一身的津液，而唾液是肾的精气所化，一般来说，唾液分泌正常的人身体比较健康。日常的唾液不要随意吐出去，而要吞咽下去。李时珍指出："人能终日不唾，则精气常留，颜色不槁；若久唾，则损精气，成肺病，皮肤枯涸。"这句话是说，珍惜唾液能养颜养精气，不珍惜唾液容易引起肺病，皮肤也会干燥。

这里给大家介绍一个日常养肾的好方法——叩齿咽津。每天洗漱后：1. 中间上下牙齿轻轻叩击 5 次，然后左侧上下牙齿轻轻叩击 5 次，右侧上下牙齿轻轻叩击 5 次。2. 用舌头贴着上下牙搅动，顺时针 5 次，逆时针 5 次。3. 将口中积聚的津液分三次缓缓咽下。可以养肾精。

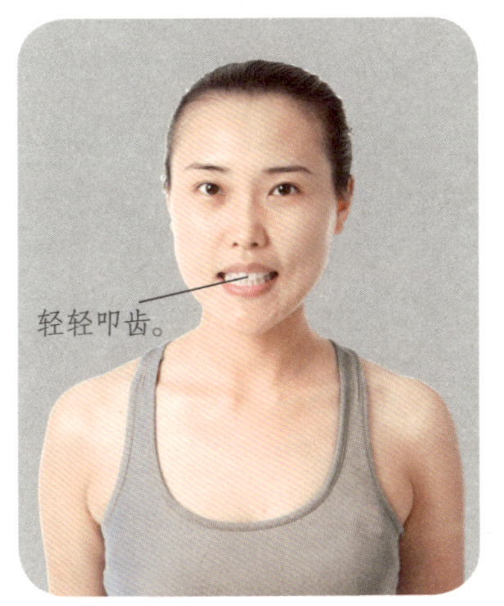

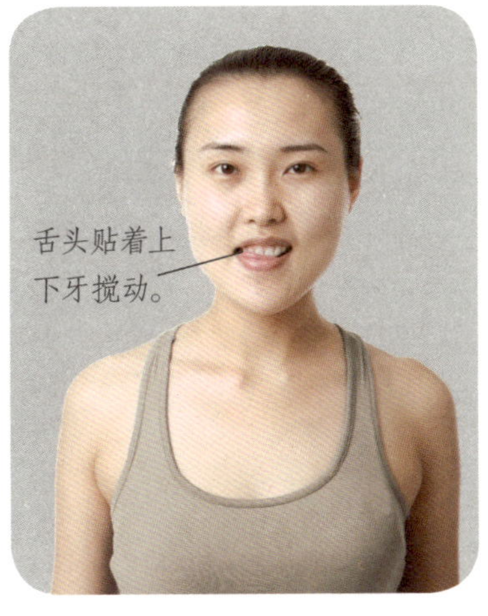

在吞咽时，要注意守丹田，好像把唾液送到丹田一样。

生活小妙招

拉耳垂

肾开窍于耳，耳朵与肾有着千丝万缕的联系，在耳朵上有对应肾的反射区，经常刺激耳朵可以疏通经络，增强肾功能，提高人体免疫力。

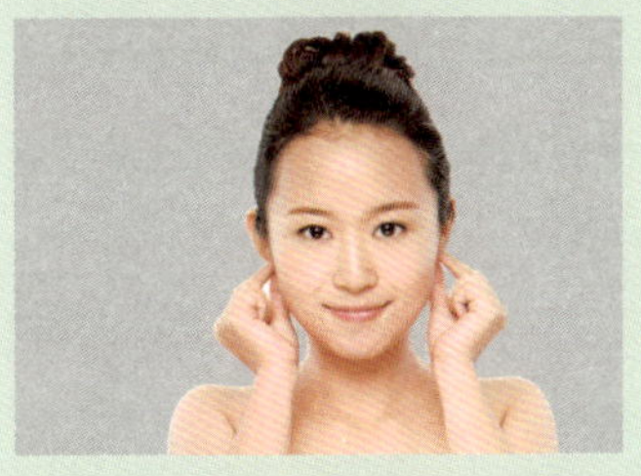

拉耳垂的具体动作为：双手拇指、食指分别捏住同侧耳垂，然后向下牵拉，再放手，使耳垂有上弹的感觉。

小知识大健康

一次喝水不宜过多

人在大量喝水后，身体必须将多余的水分排出，易造成血液中的盐分减少，吸水能力降低。一些水分会被吸收到细胞内，使细胞水肿，严重的还会造成水中毒，出现头晕、眼花、昏倒等症状。所以，喝水也不要过量。

酉时收敛，守住肾气

酉时（17:00~19:00）又称日落、日沉，酉是指万物到了此时皆会收敛，和肾的收敛作用相契合，所以酉时适合养肾。

守住肾气不外泻

在不少人的养生观念中只关注“补”，却忘记了“守”。如果只是一味地进补，却毫不珍惜已有的精气，挥霍无度，那么即使补得再多，也是一个无底洞。就拿肾中所藏之精来说，其来源有二，一是来自于父母给的先天之气，随着岁月的流逝会越来越少；二是来自于脾胃由水谷精微化生的后天之气，即便它可源源而来，也得脾胃运化正常、肾气收藏才行。因而人的身体除了补之外，还需要守，还需要藏。

酉时喝水

酉时肾经当令，在此时喝水，可以清理膀胱，能减少尿液中的垃圾在肾脏的沉积，达到同时清理肾脏和膀胱的双重作用，保护我们的身体。

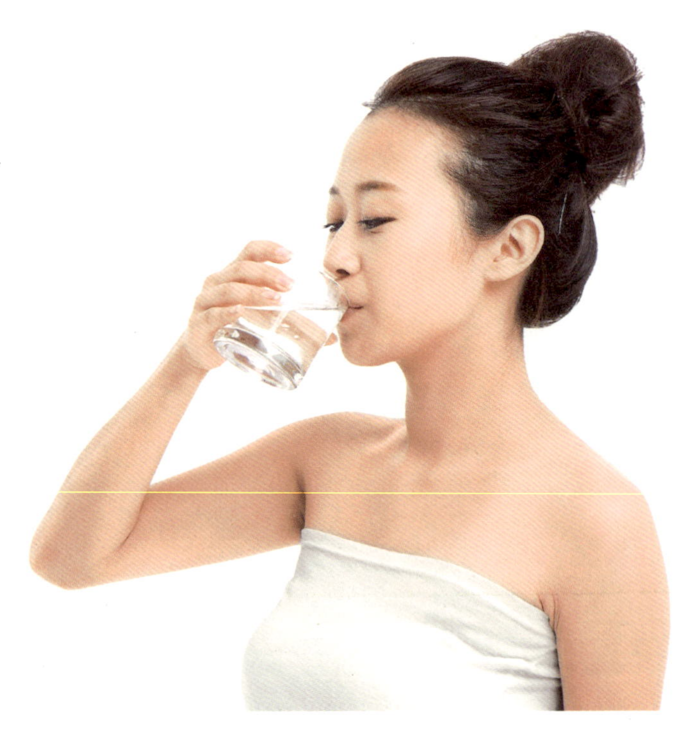

酉时适量喝水，有助于肾脏排毒，但也要注意一次不宜喝水过多。